Os Segredos das suas
CÉLULAS

Sondra Barrett, Ph.D.

Os Segredos das suas
CÉLULAS

Guia Prático para Descobrir a Inteligência
do seu Corpo e Promover a Cura
e a Transformação Interior

Tradução
Martha Argel
Humberto Moura Neto

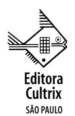

Editora
Cultrix
SÃO PAULO

Título do original: *Secrets of Your Cells.*

Copyright © 2013 Sondra Barrett.

Copyright da edição brasileira © 2016 Editora Pensamento-Cultrix Ltda.

Texto de acordo com as novas regras ortográficas da língua portuguesa.

1ª edição 2016.

Todos os direitos reservados. Nenhuma parte desta obra pode ser reproduzida ou usada de qualquer forma ou por qualquer meio, eletrônico ou mecânico, inclusive fotocópias, gravações ou sistema de armazenamento em banco de dados, sem permissão por escrito, exceto nos casos de trechos curtos citados em resenhas críticas ou artigos de revistas.

A Editora Cultrix não se responsabiliza por eventuais mudanças ocorridas nos endereços convencionais ou eletrônicos citados neste livro.

Editor: Adilson Silva Ramachandra
Editora de texto: Denise de Carvalho Rocha
Gerente editorial: Roseli de S. Ferraz
Preparação de originais: Marta Almeida de Sá
Produção editorial: Indiara Faria Kayo
Editoração eletrônica: Fama Editora
Revisão: Nilza Agua

Dados Internacionais de Catalogação na Publicação (CIP)
(Câmara Brasileira do Livro, SP, Brasil)

Barrett, Sondra
    Os segredos das suas células : guia prático para descobrir a inteligência do seu corpo e promover a cura e a transformação interior / Sondra Barrett ; tradução Martha Argel, Humberto Moura Neto. — São Paulo : Cultrix, 2016.

    Título original: Secrets of your cells.
    ISBN 978-85-316-1372-2
    1. Células 2. Espiritualidade 3. Medicina alternativa 4. Saúde I. Título.

16-07743   CDD-571.6

Índices para catálogo sistemático:
1. Células : Biologia 571.6

Direitos de tradução para o Brasil adquiridos com exclusividade pela EDITORA PENSAMENTO-CULTRIX LTDA., que se reserva a propriedade literária desta tradução.
Rua Dr. Mário Vicente, 368 — 04270-000 — São Paulo, SP
Fone: (11) 2066-9000 — Fax: (11) 2066-9008
http://www.editoracultrix.com.br
E-mail: atendimento@editoracultrix.com.br
Foi feito o depósito legal.

Para Alvaro e Paulo, que queriam ver e saber
o que havia dentro do corpo humano, e cujas vidas
ajudaram a iluminar meu caminho sagrado

e

para meus filhos, Ted e Heather,
que iluminam meu coração e minha alma,
enchendo-me de amor.

A melhor forma que tenho de honrar a Deus é compreender os caminhos da natureza.

— DOUTOR MICHIO KAKU, físico teórico

Sumário

Ilustrações 11

Prefácio 13

Introdução 25

CAPÍTULO 1 Santuário — Abraçar 31

CAPÍTULO 2 EU SOU — Reconhecer...................................... 51

CAPÍTULO 3 Receptividade — Ouvir...................................... 77

CAPÍTULO 4 A trama da vida — Escolher 99

CAPÍTULO 5 Energia — Manter... 127

CAPÍTULO 6 Propósito — Criar 151

CAPÍTULO 7 Memória — Aprender 175

CAPÍTULO 8 Guardiões da sabedoria — Refletir......................... 201

CAPÍTULO 9 Conexão — Celebrar 219

Agradecimentos.. 237

APÊNDICE 1 Gráfico de mapeamento de energia 243

APÊNDICE 2 Séries de preces corporais do *qigong* 245

Notas 253

Referências 257

Leituras sugeridas 271

Ilustrações

Figuras

P.1	Células humanas vivas de leucemia mieloide	16
P.2	Pictograma de "DNA" nas ruínas de Palakti	20
1.1	Membrana celular	38
1.2	Dois neurônios	42
1.3	Hemácias (ou glóbulos vermelhos) do sangue humano	42
1.4	Leucócitos detritívoros movendo-se na direção de contas de plástico	42
1.5	A arquitetura básica de uma célula	44
2.1	A célula como "eu"	54
2.2	A célula como o outro, "não eu"	54
2.3	Tipos de hemácia	55
3.1	Diagrama de uma célula com marcadores do "eu" (triângulos) e diferentes receptores (as outras formas)	78
4.1	Teia de aranha ilustrando um padrão similar ao do citoesqueleto celular	100
4.2	O domo geométrico de Buckminster Fuller, Toronto, Canadá	101
4.3	Tensegridade (citoesqueleto) em uma célula real	102
4.4	Representação da trama do citoesqueleto	103
4.5	Dois centríolos; note a estrutura regular dos nove conjuntos de três microtúbulos	118
5.1	Mitocôndria	133
5.2	O ATP e suas ligações de alta energia	136
5.3	Gráfico de energia com uma amostra de dados	141
6.1	Fotomicrografia do DNA de timo de vitelo	152

6.2 Quarenta e seis cromossomos humanos, com os telômeros
aparecendo como pontos brilhantes na ponta de cada um 156

6.3 A espiral do DNA 157

6.4 Os oito trigramas que fazem parte do *I Ching* 161

8.1 Galáxia espiral M81 209

8.2 Muitas coisas crescem em espirais, como plantas, caracóis e galáxias .. 210

8.3 O Sri Yantra hindu 215

Pranchas coloridas

1. A primeira fotografia de célula: leucócito — ou glóbulo branco — do sangue humano ao descobrir e reconhecer células menores de outra espécie

2. Vitamina B12

3. **a.** Terra, arredondada, feminina — fosfato de cálcio, associado com Capricórnio

   b. Água, fluida, feminina — fluoreto de cálcio, associado com Câncer

   c. Ar, linear, masculino — fosfato de sódio, associado com Libra

   d. Fogo, iluminação, espírito, masculino — sílica, associada com Sagitário

4. Pictograma da Roda da Medicina

5. Imagem do DNA gerada por computador

6. Sacarose, sabor doce

7. Ácido málico, sabor azedo

8. Adrenalina

9. Cafeína, sabor amargo

10. A molécula do ATP — trifosfato de adenosina

11. Fosfato de creatina — armazena energia em nossas células

Prefácio

Todo aquele que está seriamente comprometido com o cultivo da ciência chega a convencer-se de que em todas as leis do universo manifesta-se um espírito infinitamente superior ao homem, diante do qual nós, com nossos poderes, devemos nos sentir humildes.

— ALBERT EINSTEIN

A viagem que me levou a transpor a ponte entre o reino da célula biológica e o reino da alma foi uma jornada que exigiu a desconstrução repetida do meu ego e das minhas crenças. Ela teve início há mais de quarenta anos, quando obtive meu doutorado em bioquímica. Naquela época, eu estava intrigada com as substâncias químicas da vida. Elas eram identificáveis, objetivas, passíveis de quantificação; além do mais, eu acreditava que, se pudéssemos localizar as anomalias químicas, poderíamos consertar qualquer coisa no corpo humano. Mais tarde, aprofundei-me no estudo da imunologia e da hematologia, o que me levou ao universo celular.

À medida que eu explorava as células ao microscópio, minha experiência passava a ser mais do que cerebral — fiquei *encantada* com o que via. Comecei a fotografar aquele mundo mágico e microscópico das células humanas vivas (veja minha primeira fotografia na prancha 1 do encarte colorido).

Enquanto o mundo das células me cativava de uma maneira misteriosa que eu ainda não compreendia por completo, meu envolvimento era sobretudo intelectual. Para mim, nada era real se não pudesse ser medido e comprovado. Era uma ilusão — talvez até um delírio. Em minha mente, análise e estatística contavam a verdadeira história; não podia haver ambiguidade nas conclusões. No entanto, quanto mais experiência eu adquiria por meio de minhas pesquisas, mais rupturas apareciam nas convicções que eu mantinha de forma tão rígida. Vi morrerem pessoas que, de acordo com suas medições biológicas, "não deveriam" ter morrido. Encontrei crianças portadoras de células de leucemia agressiva (câncer no sangue) cuja doença contradizia o curso previsto e que viviam muito mais do que "deveriam". As pessoas não se encaixavam de forma exata nas categorias estatísticas e nos prognósticos. Elas não podiam ser mensuradas com a mesma facilidade de um tubo de ensaio contendo substâncias químicas definidas.

Marjorie, uma mulher de 84 anos com leucemia aguda, parou de responder à quimioterapia. Seus médicos lhe deram apenas mais alguns meses de vida. Marjorie, porém, tinha outros planos: uma neta ia se formar na faculdade e seu aniversário de sessenta anos de casamento se aproximava. Ela precisava sobreviver para participar desses eventos. E sobreviveu — sem a quimioterapia. Na verdade, ela permaneceu com as pessoas mais importantes de sua vida por mais dois anos.

Aquilo não fazia sentido para mim. Sentia-me frustrada. O que a manteve viva? Minha concha se abriu só o bastante para que eu compreendesse que cura, vida e morte não cabiam simplesmente em um quadro analítico, e que eu não podia mais depender apenas do conforto das medições científicas e da previsibilidade.

Então, para auxiliar na prática da visualização, o pai de um garoto com leucemia pediu-me que fotografasse as células cancerosas do filho. O garoto imaginaria cada célula de cura como uma espécie de Pac-Man que procurava e destruía as células cancerosas, do mesmo jeito que comia as bolinhas no jogo eletrônico. Na época, o uso da visualização e de imagens mentais mal encontrava espaço na medicina convencional, mas o conceito se fixou em minha imaginação. Ocorreu-me que, se as crianças pudessem ver que aparência tinham as células saudáveis — e como eram maiores e mais fortes do que as células cancerosas —, talvez pudessem usar a mente para curar o corpo. Às vezes eu sugeria que imaginassem suas células cancerígenas como poeira, e seu sistema de cura como um aspirador de pó.

Logo comecei a fazer, na clínica, apresentações semanais de *slides* sobre o "espaço interior". Eu apenas mostrava as células saudáveis e as anormais, e como eram as moléculas, sem dar maiores informações. Ficou claro, para mim, que para as crianças não importava o significado que as imagens tinham para um cientista. *Havia algo inerente às imagens que agradava a pessoas de todas as idades, e que para muitas delas a experiência era transformadora.*

Criei um vínculo especial com um garoto de 5 anos chamado Alvaro que me pedia muitas vezes para ver os *slides*. Às vezes, eu o convidava — e também a sua irmã — para passar o final de semana comigo e com meus filhos, e nos sentávamos para desenhar células ou íamos ao parque. Então, sem mais nem menos, a saúde de Alvaro começou a declinar, depois de ele estar em remissão por mais de um ano. Sua voz começou a falhar, e ele passou a ter dificuldade para andar. O que eu poderia fazer por ele agora?

Lembrei-me de uma estratégia de psicologia da Gestalt que eu havia aprendido em minhas próprias sessões de terapia, para expressar sentimentos difíceis (como esmurrar um travesseiro, gritar), e tive a inspiração de tentá-la com Alvaro. Perguntei se ele estava aborrecido com alguma coisa e fiquei surpresa quando ele respondeu, de imediato, que estava muito bravo com o padrasto. Ele me contou que achava que seu pai biológico havia sido expulso de casa por aquele homem. Em minha inocência — sem qualquer formação em Gestalt-terapia —, pedi a ele que me mostrasse o quanto estava bravo, batendo no sofá. Ele não hesitou — bateu nas almofadas do sofá durante um bom tempo.

Alguns dias depois, Alvaro começou a melhorar. A causa da mudança poderia ter sido a medicação nova que ele tinha passado a tomar, mas para mim aquilo pareceu um milagre. Eu já não podia mais ter certeza *absoluta* de que o *único* responsável por reverter o quadro da enfermidade fora o medicamento. Aquilo marcou outra grande reviravolta no meu modo de pensar e nas minhas crenças na medicina. Foi nessa época que, temendo a morte de Alvaro, procurei a ajuda de um psicólogo clínico. Durante a primeira sessão de terapia, o psicólogo queimou um pouco de sálvia para purificar o espaço, algo que eu nunca tinha visto antes. De imediato, senti uma clareza e uma tranquilidade que havia muito tempo não sentia. Estava evidente que aquele homem era muito mais do que aparentava ser; na verdade, ele era um xamã. Ele me levou a um profundo estado de confiança, e compreendi que precisava de sua orientação em relação aos grandes problemas com que eu estava me confrontando, e para os quais minha formação científica não fornecia um contexto. Ele foi meu terapeuta durante muitos anos, antes de eu passar um ano como aprendiz de xamanismo.

Para mim, o trabalho com esse xamã foi um verdadeiro ponto de transformação. Ele me ajudou a reestruturar meus conceitos sobre a cura e sobre as dimensões mental e espiritual que a propiciam. Mergulhei fundo em minha própria jornada de cura e explorei meu papel como agente de cura. Durante aquele ano de aprendizado intenso, assumi que o trabalho de minha vida seria construir uma ponte entre a ciência e o espírito no processo de cura.

Em laboratório, minha pesquisa clínica mais significativa consistiu na investigação do reconhecimento das características celulares que propiciassem um diagnóstico mais preciso da leucemia e tratamentos mais bem-sucedidos. Ao usar o microscópio para distinguir a identidade e o comportamento das células, descobri que os leucócitos, ou glóbulos brancos, mudam de forma à medida que crescem e amadurecem. Ao mudarem de forma, mudava também o que eram capazes de fazer. Em comparação com as células normais, de forma organizada e regular, a expressão das células leucêmicas era caótica. Eis uma fotomicrografia de células de leucemia mieloide; cada uma delas apresenta um formato diferente e anormal (veja a figura P.1), que contrasta com o formato regular das células mieloides normais.

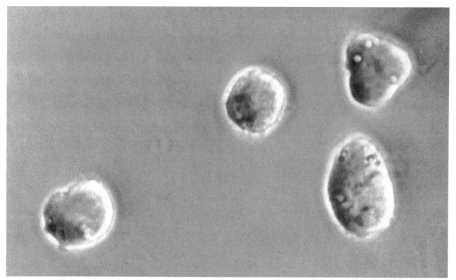

Figura P.1 Células humanas vivas de leucemia mieloide.

Durante muitos anos, minha equipe e eu realizamos pesquisas que levaram a resultados bem-sucedidos: um maior número de diagnósticos definitivos das diferentes formas dessas que são as leucemias mais agudas e fatais. Foi um notável avanço científico, mas para mim pareceu um fracasso. Teria eu me equivocado ao concentrar a atenção no diagnóstico? Na época, não havia opções de tratamento para essas doenças — meu trabalho não melhoraria as condições de nenhum doente. Pensei em desistir da pesquisa de laboratório.

Ainda assim, meu trabalho de examinar células vivas ao microscópio havia me afetado de maneira profunda. Em um dos primeiros experimentos, observei que, ao detectarem minúsculas contas de plástico inerte, os leucócitos humanos vivos entravam em ação imediatamente. Eles deslizavam e mudavam de forma enquanto se moviam com rapidez rumo às esferas plásticas, na tentativa de eliminar sua invasão. Havia ali um mistério, que se desenrolava diante de meus olhos. Seria possível que os leucócitos fossem tão astutos por um mero acidente? Ou por um capricho da biologia?

Sob a influência de meus estudos xamânicos, ao testemunhar o esforço heroico com que as células vivas se defendiam do perigo, comecei a enxergá-las como algo mais do que um tecido pré-programado. Elas eram sagradas. Eram a evidência do trabalho de Deus, de um projeto divino. Passei a aceitar que o mundo invisível fosse além das células e moléculas que eu havia estudado em livros e que achava que conhecia; esse mundo abrangia o espírito, o milagre e a alma.

Não muito tempo depois da morte de meu amiguinho Alvaro, fui diagnosticada com hepatite. Na época, durante todas as manhãs, no hospital, eu era a "moça dos balões". Eu entregava balões para as crianças, que elas enchiam para em seguida desenhar neles. Quando não conseguiam encher os balões, elas os devolviam — reluzentes de saliva — para que eu fizesse isso. Quem poderia imaginar que encher balões colocava em risco a minha saúde? Naquela época, poucas precauções eram tomadas com relação ao sangue (que eu manipulava o dia inteiro em meu trabalho) e a saliva.

Perplexo com a forma como a hepatite se agravava, o médico me comunicou, sabiamente ou não, que existia a possibilidade de que eu entrasse em coma e de que, ocorrendo isso, eu morresse em 24 horas. Tal prognóstico assustador mudou o curso da minha vida. Ponderei que, se era para morrer jovem, o ideal seria que eu reorganizasse as prioridades. Passei a ficar mais tempo com meus filhos e mudei-me de São Francisco para o litoral. Lá, conheci pessoas que estavam em um caminho de cura alternativa, muito diferente da medicina acadêmica convencional. Curandeiros e yogues, agricultores orgânicos, médicos holísticos e poetas prolíficos visitavam minha nova casa para compartilhar ideias. Com eles, aprendi mais sobre a cura — e como salvar minha própria vida.

Pela primeira vez, experimentei terapia corporal, acupuntura e jejum. Procurei limpar meu corpo dos vírus e minha mente das decepções. Por meio de minha própria experiência pessoal, convenci-me da utilidade das estratégias de curas "alternativas", mesmo que a ciência ocidental ainda não tivesse conseguido comprovar sua eficiência. Passei a aceitar que não é só o corpo que precisa de cura — a mente, as emoções e o espírito, cada um desempenha seu papel. Vi que decepções emocionais e profissionais podiam ter contribuído para que meu ambiente interior se tornasse mais suscetível à doença.

Em troca, meus novos amigos e vizinhos começaram a me fazer perguntas que os ajudariam a compreender biologia e química. Foi a primeira vez que dei aulas, e isso me levou a aprofundar meu próprio conhecimento científico. Eu precisava simplificar os conceitos para poder explicá-los. Em outras palavras, eu mesma tinha que entender melhor a ciência.

Uma vizinha extravagante e muito persistente, que afetuosamente chamávamos de "Princesa de Argisle", descobriu que eu gostava de tirar fotos ao microscópio e insistiu para que eu fotografasse os minerais relacionados à astrologia. *Astrologia?* Eu havia aberto a mente a muitos novos campos do conhecimento, mas a astrologia ainda era algo em que eu não via nenhum sentido. No entanto, como os minerais que ela queria que eu fotografasse também estavam presentes nas células humanas, e como eu sabia que poderia usar as imagens resultantes para ensinar as crianças sobre o próprio corpo, por fim concordei.

Minha curiosidade foi atiçada quando percebi que as fotos dos doze minerais revelavam apenas quatro formatos distintos. Parecia haver de fato uma conexão entre aqueles padrões moleculares e os signos da astrologia. Com uma rápida pesquisa, descobri que aqueles quatro formatos correspondiam aos quatro elementos da astrologia: Terra, Água, Ar e Fogo. Veja quatro fotos de minerais — representando os quatro elementos — no encarte colorido. Aprendi, ainda, que essa correspondência entre forma física e significado simbólico tinha raízes na antiga medicina, na linguagem e na psicologia junguiana.

Continuei cética, mas estava intrigada. Seria possível que os padrões da moderna microscopia concordassem com antigos preceitos ocultos e com a sabedoria ancestral? Estaria eu desvelando outro exemplo de "assim embaixo como em cima"? Teria eu descoberto um significado metafísico em nossas moléculas, para além de seu significado químico? Acabei por compreender que *nossas células e moléculas têm um projeto divino, que segue leis universais sagradas da natureza.*

> *Detectar projetos e padrões onde antes nenhum projeto ou padrão estava aparente pode produzir arroubos de fé. [...] Até onde a ciência contemporânea pode dizer, quase tudo no Universo — seu pendor para a auto-organização; a sintonia fina de sua potência para originar galáxias, vida, consciência; sua própria existência — é altamente improvável. Isso parece sugerir que estamos aqui por conta de um projeto sobrenatural proposital.*
>
> — HERBERT BENSON, M.D., *Timeless Healing*

Eu estava bem longe de qualquer laboratório ou microscópio quando fiz outra descoberta significativa. Estava no sudoeste dos Estados Unidos, fotografando pinturas indígenas em cavernas. Padrões e conexões começaram a emergir, e logo interpretei uma Roda da Medicina dos nativos norte-americanos, de mil anos de idade, como uma versão estilizada de uma célula. Veja na prancha 4 no encarte colorido o pictograma de uma Roda da Medicina das ruínas de Palakti. Ela tem a mesma estrutura que uma célula: o círculo central é como o núcleo; as linhas no círculo externo poderiam representar receptores celulares e marcadores de identidade. Os quatro conjuntos de três raios apontam nas quatro direções, um conceito central da cosmologia dos nativos norte-americanos; a célula também tem estruturas em tríade que apontam na direção dela. E foi assim que vislumbrei a possibilidade de que a pintura pudesse representar mais do que se imaginava.

Na mesma caverna, vi outro pictograma que poderia facilmente ser interpretado como um desenho do DNA (veja a figura P.2) — quer dizer, caso você estivesse pensando em termos celulares.

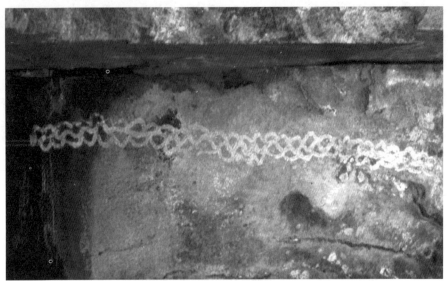
Figura P.2 Pictograma de "DNA" nas ruínas de Palakti.

Depois dessa experiência, passei a tentar descobrir de que forma o microambiente humano pode estar refletido em outros símbolos antigos. Os antropólogos podem apenas tecer hipóteses sobre o significado dessas figuras antigas; assim, para mim, elas poderiam muito bem ter surgido a partir da imaginação ou de uma visão interior. Xamãs e povos indígenas, buscadores espirituais e estudiosos dos sonhos, todos trazem para a realidade cotidiana descrições de imagens vistas em sonhos. Portanto, e se tais formas, em vez de constituírem a representação de alguma coisa visível ao olhar, resultassem da imaginação ou da "visualização" de nosso mundo interior?

Na época em que contemplei as pinturas nas cavernas, ao longo de minha busca da cura por meio de estados alterados — sobretudo meditação profunda — eu já havia vivenciado as poderosas imagens mentais xamânicas, e sabia que diferentes estados de consciência podiam fazer a informação vir à tona. Não estou dizendo que os povos antigos chamavam de *célula* ou de *DNA* o que viam; os cientistas precisaram de centenas de anos de estudo para dar nome a essas realidades e mostrá-las a nós. No entanto, há indícios abundantes de que a visão interior pode levar a manifestações exteriores.

Este tema — a arquitetura de nossas moléculas e células como um arcabouço para o ensinamento espiritual e a arte sagrada — permeia minha jornada. Às vezes, chamo a isso de *antropologia celular*. Se a antropologia é o estudo das culturas humanas, a antropologia celular é, então, a exploração de como nossa arquitetura celular influenciou a cultura humana. Se atentarmos para o modo como as tradições antigas contribuíram para o conhecimento moderno, o mundo invisível poderia de fato ter sido parte do conhecimento antigo. Por exemplo, há séculos as pessoas têm se servido da forma da mandala para centrarem-se em si mesmas, para acessar o sagrado. A imagem criada pelo doutor Robert Langridge, mostrada na prancha 5 do encarte colorido, pode parecer a mandala de um artista, mas na verdade é um produto da tecnologia moderna, uma imagem de computação gráfica de uma molécula de DNA vista de cima. É uma mandala ou uma molécula? Arte ou ciência? Antiga ou moderna?

As raízes do conhecimento vêm de muitas esferas. Eu passei a me considerar uma "descobridora de códigos", cujo caminho inesperado é revelar mensagens secretas ocultas nas próprias estruturas da vida que nos constroem, assim como nas nossas tradições sagradas. Vejo uma geometria sagrada em nossas moléculas e vejo uma história da Criação, da forma como ela é contada por nossas moléculas. Pode parecer que as células e as moléculas são o foco do meu trabalho, mas na verdade tento mostrar o panorama de como mente e corpo se combinam e influenciam nosso terreno invisível. Ao ensinar sobre o campo recente da medicina corpo-mente, ou psiconeuroimunologia (PNI), convenci-me de que todos os sistemas de cura do ser humano estão conectados. Meus alunos me perguntavam quais práticas funcionavam melhor para reduzir o estresse e para a cura corpo-mente. Por exemplo, as imagens mentais funcionam de fato? Para descobrir, comecei a atender pacientes em uma clínica no condado de Marin.

Em pouco tempo, além de dar aulas, passei a orientar grupos de cura. O trabalho em grupo nos levava aos domínios da psicologia, que estavam fora de minha especialidade e de minha experiência — eu era uma cientista voltada para o aspecto físico, sem formação ou "qualificação" para auxiliar com a condição humana. No entanto, ao longo dos anos, desenvolvi o que chamei de *grupos psicoeducativos* para adultos com câncer, enfermidades autoimunes e doenças cardíacas. Eu dava aulas sobre o que se sabia da biologia desses problemas e fornecia soluções práticas para lidar com a doença e com o estresse a ela relacionado. Praticávamos o uso de imagens mentais, do *qigong*, de sons (usando cantos e entonação) e de inúmeras estratégias de relaxamento. Sendo uma das primeiras professoras de PNI para o público leigo, fui convidada por uma organização para ministrar programas de educação continuada para profissionais de saúde. Viajei pelo país dando aulas sobre a rede imunológica, energia e controle do estresse.

Duas semanas depois que as torres gêmeas do World Trade Center desabaram em Nova York, o Pentágono foi atingido e um avião pilotado por terroristas caiu em um campo na Pensilvânia, viajei de avião para os mesmos lugares. Minha missão, agendada meses antes, era dar aula sobre redução do estresse e práticas de gestão de energia para profissionais de saúde — pessoas que, de repente, viram-se em plena frente de batalha.

Quando cheguei, havia um cenário de guerra. Eu estava aterrorizada, e queriam que eu ensinasse profissionais de saúde a equilibrar sua energia... agora em meio a uma catástrofe. Como poderia ajudar enfermeiras e psicólogos que trabalhavam na linha de frente a se reestruturarem e às pessoas que tentavam ajudar, pessoas que agora viviam um medo tão profundo e até então inimaginável?

Rezei por orientação, e uma resposta emergiu: *Leve sua sabedoria espiritual xamânica a essas pessoas.* Hesitei. Eu deveria estar ensinando ciência, para créditos em educação continuada. Mais uma orientação surgiu: *Dê-lhes as duas coisas — palavras que amparem o intelecto e habilidades interiores para acessar o âmago da inteligência espiritual deles.* Como nunca antes, precisei recorrer a tudo que já havia aprendido sobre a cura da mente, do corpo e do espírito, e sobre a ponte entre ciência e alma. Ensinei àqueles enormes grupos um exercício simples de *qigong* para melhorar a saúde e uma meditação guiada que havia me ajudado em meus períodos mais estressantes — incluí a ambos neste livro.

Em tais condições desfavoráveis (gente desconhecida em grandes salões de hotéis, com os quais não estava familiarizada) e depois da experiência psíquica arrasadora pela qual todos havíamos passado, eu não esperava que as pessoas mergulhassem fundo em seus sentimentos ou que estivessem dispostas a compartilhar. Tive uma grande surpresa. Várias pessoas disseram que era a primeira vez que conseguiam chorar depois da tragédia — nenhum daqueles heróis tinha sido capaz de se soltar até então. Tal prova de fogo me convenceu de que eu tinha mais a ensinar além da ciência. Eu podia compartilhar métodos práticos com plena aplicação no processo de cura.

O livro que você tem em mãos é o resultado da minha longa jornada para reunir os mundos da ciência e do espírito. Eu o escrevi porque sei que tenho uma perspectiva única a oferecer sobre células e moléculas e sua relação com sabedorias ancestrais. Quero oferecer uma nova perspectiva a pessoas que anseiam por uma conexão espiritual e que buscam conhecer a melhor forma de cuidar de si mesmas. Desejo demonstrar o sagrado que carregamos dentro de nós e a ponte que existe entre a ciência e a cura. Encaro isso como um manual de funcionamento da vida: as lições oferecidas por nossas células.

Os portões da ciência conduzem a descobertas emocionantes. O reino do espírito revela verdades profundas. Neste livro, vamos explorar a relação entre ciência e espiritualidade e descobrir formas práticas de cura, à medida que transformarmos e permearmos a mente e as moléculas com o sagrado. A própria célula será nosso guia.

Introdução

O homem é uma colônia de células em ação. São as células que realizam, por meio dele, o que ele tem a ilusão de ter realizado por si próprio. São as células que criam e mantêm em nós [...] nosso desejo de sobreviver, buscar e experimentar.
— ALBERT CLAUDE, Prêmio Nobel de medicina de 1974

Você está prestes a embarcar em uma viagem extraordinária. Ao mergulhar nos capítulos deste livro, vai assumir a identidade de um novo tipo de aventureiro: um *citonauta*, um "navegante do interior da célula". Como Alice, que ao descer pela toca do coelho subitamente ficou pequenina, você penetrará em um misterioso mundo novo, onde vai explorar a estrutura e o funcionamento dos trilhões de diminutas células que compõem *você*. Você vai entender que a célula viva, o recipiente perfeito para a centelha divina da vida, contém mais do que os cientistas podem estar dispostos a admitir — mais do que núcleo e membrana; receptores e marcadores genéticos; fluido, filamentos flexíveis e túbulos. Vai descobrir que a célula também contém lições importantes sobre como viver uma vida mais plena e saudável. E vai encontrar a noção fascinante de que as formas e os movimentos da célula, visíveis somente com o auxílio do microscópio, têm sido intuídos há milênios por videntes e xamãs, e estão presentes na arte antiga ao redor do mundo. *Os Segredos das suas Células* abre a porta para a inteligência celular e para a sabedoria ancestral, a magia e a grandiosidade que residem dentro de você.

Sobre a célula

Neste livro você terá uma ampla oportunidade de investigar a natureza da célula. A título de introdução, permita-me dizer que nossas células são os nossos mais antigos ancestrais vivos, compartilhados por todas as formas de vida desde sua criação. Todos nós contemos os mesmos elementos constituintes, as mesmas moléculas e os mesmos princípios bioquímicos. Escritos na biografia da célula estão os mistérios da vida, do crescimento e da transformação. A cada momento de cada dia, nossas células orquestram milhões de sinfonias moleculares, guiadas pela inteligência celular em um sistema refinado de controles e equilíbrios, de tração e de tensão, de colaboração e comunicação. Fundamental para o funcionamento celular é o *abraço molecular*, no qual os elementos da célula se encaixam um no outro como a mão em uma luva, para concretizar seus destinos conjuntos; a conexão é, em si, um dos componentes da vida.

Quando examinamos a vida da célula, testemunhamos genialidade pura. Do meu ponto de vista, baseado em muita experiência e estudo, existe com muita clareza uma inteligência em ação. Quando você tiver completado essa jornada, e virar a página para o capítulo final, concluindo por ora sua própria investigação sobre as complexidades e a dinâmica da vida celular, talvez descubra que também adotou tal visão.

As células e o sagrado

Este livro trata de duas dimensões de nossa experiência humana: a investigação científica e a exploração espiritual — aqui fazemos uma ponte entre a ciência e o sagrado. Quando procedemos à busca de fatos científicos, empregamos nosso cérebro intelectual, aquele que requer dados, análises, provas e medições. O cientista quer saber por quê e como. Se você também quer saber os *porquês* e os *comos* físicos e palpáveis, que explicam o funcionamento da célula, veio ao local certo; dei plena liberdade à cientista que existe dentro de mim.

Costuma-se dizer que a experiência sagrada e espiritual não tem lugar na ciência, mas, para conhecer e apreciar plenamente a vida e o lugar que nela ocupamos, eu acredito que ambas as dimensões devem estar presentes. Nosso conhecimento interior, intuitivo e natural, que às vezes chamo de o lado feminino da ciência, leva em conta a experiência como um todo, e não apenas seus componentes mensuráveis. As células podem ser apreciadas por seus ensinamentos filosóficos, bem como por suas capacidades fisiológicas, e este livro aborda ambos os aspectos. Nossas células são pequenos cadinhos de interações bioquímicas discerníveis e mensuráveis que também contêm em si as sementes da divindade. Existe poesia nos processos bioquímicos da vida; os códigos moleculares têm muito a nos contar. Assim, peço-lhe que abra a mente e o coração enquanto investiga o mundo celular, pois as células guardam verdades profundas que vão além da fascinante realidade científica. Somos constituídos por um vasto número de pequenos receptáculos individuais de energia — em minha concepção, guardiões da alma — que contêm a sabedoria das eras e as chaves para os Mistérios.

Um manual de jogos e um guia

Planejei este livro para ser tanto um manual prático de jogos como um guia para o universo celular. Ele vai encorajar você a interagir com suas células de um modo bem prático, para revigorar seu corpo e estimular sua imaginação. Quero que você se apaixone por suas células e desfrute uma relação íntima com elas.

Você está irritado? Suas células recebem as mensagens tensas que você envia e então se contraem. Está tranquilo e em paz? Assim também estão suas células, movendo-se com facilidade e eficiência. Nossas escolhas influenciam a experiência de vida delas e a nossa; as células respondem ao que lhes damos. Quando lhes proporcionamos ar puro, elas são capazes de produzir energia com mais eficiência. Se as nutrimos com amor, risos e música, as endorfinas que induzem o prazer nos enchem de felicidade. Quando nos preocupamos, nossa farmácia interior bombardeia as células com hormônios do estresse que podem causar danos a elas — e a nós. Espalhei por todo este livro informações e explorações que ajudarão você a lidar com seus trilhões de pequeninos componentes básicos — e também consigo próprio — de maneira afetuosa e positiva.

Entre as explorações que você encontrará neste livro estão o que chamo de *preces corporais*; tomei esse termo emprestado de uma amiga e colega que certa vez realizou para mim uma dança ritual maravilhosa a que chamou de prece corporal. Uma prece corporal é um movimento sagrado, no qual a própria alma se expressa. Muitas das preces corporais aqui contidas são exercícios de *qigong*; esses exercícios foram adaptados com base em práticas ancestrais taoistas e combinam concentração mental, respiração, meditação, movimento e imagens mentais. O objetivo dessas preces é fazer você se mover, e se executadas com empenho, elas vão energizar seu corpo e transformar sua consciência. Elas o ajudarão a criar uma conscientização diária que propicia as condições de mudança, inspira o compromisso e transmite um saber sagrado.

Lendo este livro

Cada capítulo apresenta uma característica celular específica e ao mesmo tempo explora seu potencial espiritual e oferece atividades para a mente e para o corpo. À medida que você avançar na leitura, seu conhecimento científico se ampliará, e você aprofundará sua experiência sobre a vida de suas próprias células.

O Capítulo 1, "Santuário — Abraçar", explora a ideia de *santuário*, enquanto revela a história da criação de nossas células, apresenta a célula como um santuário e um receptáculo para a vida e expõe as características de nossa membrana celular. O Capítulo 2, "EU SOU — Reconhecer", trata das capacidades de reconhecimento por parte da célula, que é capaz de distinguir o eu do outro e porta marcadores de identidade, exibindo ainda a maravilhosa complexidade da resposta imune. A principal lição sobre o eu que este capítulo traz corresponde à antiga máxima: EU SOU O QUE SOU. Ele mostra, ainda, como fazer as células produzirem o som *hum*. No Capítulo 3, "Receptividade — Ouvir", viajamos do "eu" para o "nós" — são abordados a comunicação celular e o ouvir. Aprendemos sobre a natureza dos receptores da membrana celular e como as células sintonizam a vasta gama de sinais de informação que recebem. Descobrimos que nossas células sempre vivem *no agora* e somos encorajados a imitá-las.

No Capítulo 4, "A trama da vida — Escolher", o conceito do "cérebro" da célula, descrito de forma tão brilhante pelo cientista pioneiro doutor Bruce Lipton, é expandido para incluir uma inteligência ainda mais abrangente contida em nossas células: o citoesqueleto. Veremos que é provavelmente no *"arcabouço"* e *na trama* do citoesqueleto que ocorre a cura energética e reside a consciência. Há também lições para nós sobre os apegos e desapegos. O Capítulo 5, "Energia — Manter", faz uma análise da energia: como as células a utilizam, criam e conservam, e como nós — o organismo maior — podemos sustentá-la e mantê-la. O Capítulo 6, "Propósito — Criar", nos faz penetrar mais a fundo nas moléculas espiraladas de nosso DNA e na expressão gênica, e aborda o que pode dar errado com nosso DNA, bem como nossas capacidades de autocorreção. Nesse ponto, também começaremos a dar uma olhada em símbolos metafísicos que ecoam os ritmos e padrões encontrados dentro da célula.

O Capítulo 7, "Memória — Aprender", nos leva em uma exploração da ressonância celular e da memória holográfica da célula e aborda também o papel de nossos sentidos no ato de lembrar. Vivenciamos como criar redes celulares para reiterar e fortalecer o aprendizado e a memória, e investigamos como criar hábitos novos e romper com os antigos. O Capítulo 8, "Guardiões da sabedoria — Refletir", mostra como as características das células estão refletidas em mitos e símbolos de civilizações ancestrais. Por fim, no Capítulo 9, "Conexão — Celebrar", recordamos a viagem que fizemos, destacamos algumas de suas lições fundamentais e externamos gratidão por tudo que compartilhamos.

Fiz aqui um esboço rápido da jornada que você está a ponto de empreender. Desejo-lhe uma viagem gratificante, cheia de surpresas, inspiração e descobertas.

E agora, senhoras e senhores, apresento-lhes suas células...

Capítulo 1

Santuário — Abraçar

Cada um de nós traz dentro de si 15 bilhões de anos de existência, de modo que, quando nos encontramos uns com os outros, deveríamos ficar assombrados com essa experiência. E quando encontramos a nós mesmos [...] cada átomo de hidrogênio em nossos corpos já existe há 14 bilhões de anos — imagine quantas histórias eles têm para nos contar.

— Matthew Fox, *One River, Many Wells*

Alguma vez você já pensou a respeito de como a vida começou ou como a Terra foi criada? Já li sobre mitos das origens da vida e analisei experimentos científicos que buscam determinar como tudo começou. Mas foi só quando uma garotinha me perguntou para onde seu irmão iria depois de morrer que comecei a pensar mais a fundo sobre o que eu sabia quanto à Criação, à vida e à morte. Depois daquela conversa, desenvolvi uma imagem para refletir sobre minha visão dessa questão, abrangendo ambas as dimensões que abordo neste livro: ciência e assombro, moléculas e mistério. Vamos tratar desses tópicos no início deste capítulo.

Então seguiremos para além dessas questões e examinaremos a vida como a temos agora. Veremos como nossas moléculas formam um receptáculo para a vida e como a inteligência inerente a essas células nos capacita a sobreviver e prosperar. E, como este livro abarca dois mundos — a ciência e o sagrado —, ao aprender sobre nossas células e as moléculas que as formam, teremos a oportunidade de fazer descobertas tanto pessoais quanto espirituais.

Neste capítulo nós descobrimos o *santuário*.

Origens: mitos da Criação

"No princípio..." É assim que muitas histórias da origem da vida começam. Mas o que era o princípio? Antes que houvesse vida, o que havia lá? Vazio, o abismo, um vácuo? Rochas e água? Terá sido a Criação física apenas um acidente ao acaso da natureza ou houve uma orientação divina? São questões que têm existido ao longo das eras.

Mitos e histórias nos oferecem um modo de pensar sobre a vida e sobre o nosso lugar no Universo, e cada cultura tem um mito precioso que explica de maneira simbólica como a vida começou. A maioria das religiões e tradições espirituais também traz relatos da Criação e de como nós, humanos, passamos a existir. O Antigo Testamento, que embasa as crenças judaico-cristãs, contém duas histórias da Criação: os sete dias da Criação e a história de Adão e Eva. O Novo Testamento traz a ideia adicional de que "no princípio era o Verbo" e que o Verbo estava com Deus: o som teria criado o Universo.

O som é uma força primordial que, estudado por meio da ciência da cimática, demonstra-se capaz de organizar a matéria física.[1] Experimentos cimáticos usando vibrações variáveis têm revelado uma espantosa gama de formas que são criadas em partículas amorfas de areia ou em água fluida pelos sons. Uma vez que é possível demonstrar que as vibrações dos sons levam a matéria a adquirir forma, não é um salto tão grande imaginar que o som tenha tido algum papel em moldar a vida. Na verdade, de acordo com escrituras hindus, budistas e sufis, foi o som e até mesmo uma energia mais sutil — a vibração do pensamento — que criou o Universo.

O mito de criação da ciência moderna é o *big bang*, uma explosão colossal que deu início a tudo. Aqui de novo encontramos o som no centro da história de nosso princípio.

Eu trago essa ideia para a realidade dos dias de hoje ao reconhecer as formas pelas quais o som — incluindo a música e o "ruído" dos pensamentos e de nossas crenças — molda nossa realidade e nossa vida, momento a momento.

No mito científico da criação, o princípio ocorreu em um vácuo no qual nenhum som podia ser ouvido, e é claro que criaturas capazes de ouvir ainda não existiam. Então o Universo irrompeu em existência. O renomado musicólogo e baterista Mickey Hart se expressa da seguinte maneira: "Quinze ou vinte bilhões de anos atrás, a página em branco do universo explodiu, e teve início a batida".[2] O que emergiu do caldo primordial de neutrinos, fótons, *quarks* e cordas cósmicas foram vibrações rítmicas que serviram de base para a formação de galáxias, sistemas solares, planetas, nós mesmos. As vibrações do *big bang* reverberaram através do espaço, organizando os átomos dos elementos em gases simples e depois em moléculas cada vez mais complexas, até que os elementos mais pesados e remanescentes dessa época primitiva da formação do Universo se desdobraram no fenômeno que entendemos como vida e consciência. Embora essa história da origem incorpore fatos científicos das disciplinas de astronomia, física quântica, química e biologia, no fundo ela ainda não pode ser provada, de modo que, assim como suas similares religiosas, ela jaz no domínio das conjecturas míticas temperadas com crenças culturais.

> *As estrelas que morreram têm uma ligação estreita com nossa existência como organismos vivos na Terra. Todos os elementos necessários para a vida — carbono, nitrogênio, oxigênio, ferro etc. — são fabricados nas fornalhas nucleares do interior das estrelas. É da morte das estrelas e da liberação desses componentes por elas que nasce a vida.*
>
> — MICHAEL DENTON, M.D., PH.D. *Nature's Destiny*

Eu costumava pensar que as pessoas que diziam que nós vínhamos das estrelas estavam apenas exercitando uma licença poética. Porém, na história evolutiva da humanidade, os céus e as estrelas, bem como nosso próprio Sol, estiveram presentes muito antes das coisas vivas. Na verdade, hoje sabemos que a Terra contém minerais que foram liberados pela expansão e explosão das estrelas. A combinação desses elementos criou tanto formas estáveis quanto instáveis. As formas que sobreviveram uniram-se a outras e construíram estruturas cada vez mais complexas. Nós, talvez a mais complexa de todas as estruturas, somos o intrincado produto desses constructos moleculares. Literalmente, nós personificamos o mito científico da criação.

Uma história alquímica da criação: o abraço molecular

Minha interpretação quanto à forma como a vida começou neste planeta é a seguinte: moléculas simples vagueavam e conviviam em águas quentes e turbulentas. Átomos de carbono e de hidrogênio, nossos mais antigos ancestrais moleculares, formavam cadeias — você pode visualizá-los como pérolas, ou contas grudadas umas às outras. Esses filamentos moleculares organizaram-se em lâminas e em formas que se contorciam. Então, em algum ponto do caminho rumo à criação celular, alguma perturbação significativa ocorreu: um raio, a queda de um meteorito, uma tremenda explosão, uma onda de choque. Eventos dramáticos, de importância transcendental, aproximaram entre si as cadeias de hidrocarbonetos; as moléculas flutuantes encontraram umas às outras. Elas rodopiaram, se juntaram e se abraçaram, circundadas pelas águas salgadas nas quais flutuavam. E se fundiram formando *um receptáculo para a vida*. A vida necessita de um receptáculo dentro do qual existir!

Assim que capturei com clareza essa cena em minha mente, escrevi o poema apresentado a seguir. Não mudei nenhuma palavra dele, mesmo depois de saber que o doutor David Deamer, professor da Universidade da Califórnia, que há trinta anos pesquisa as origens da vida, acredita que a reunião das moléculas ocorreu em poças tépidas e não em mares quentes e turbulentos.

> *Muito tempo atrás, antes que houvesse a vida,*
> *o mundo era composto de águas quentes turbulentas e moléculas flutuantes.*
>
> *Uma perturbação no ar! Raio! Fogo! Um big bang!*
>
> *De repente, moléculas se abraçam, criando*
> *um santuário para diminutas gotas de mar.*
>
> *Ao longo das eras, a gotícula invisível, faiscante, coberta de óleo,*
> *lentamente dá origem a uma célula repleta*
> *de promessas e a centelha divina da vida.*

De acordo com o padre jesuíta e geopaleontólogo Pierre Teilhard de Chardin, em seu livro *The Phenomenon of Man,** é devido à própria natureza de nossas moléculas e a sua capacidade de se abraçarem que nós também abraçamos uns aos outros.[3] Embora possa ser difícil imaginar moléculas em um abraço romântico, como se fossem conscientes, inteligentes ou carinhosas, por meio do abraço sua sabedoria molecular cria todas as formas corretas. As moléculas se fundem e formam um invólucro com uma superfície resistente, flexível, que protege, defende e define o eu da célula.

A vida precisa de um lugar — A célula como santuário

Sem um receptáculo... não pode haver vida.

— CARL ZIMMER, "First Cell", revista *Discover*

Parte da definição da vida é que ela está em um lugar.

— DAVID DEAMER, entrevistado em "First Cell"

Quaisquer que sejam as ideias que tenhamos sobre como a vida começou, não pode haver dúvida de que nós, humanos, somos um mar de moléculas. Somos feitos de uma vasta coleção de substâncias químicas; mas as substâncias químicas não são suficientes para a vida. Se misturássemos todos os ingredientes essenciais — açúcares, gorduras, aminoácidos, DNA, RNA, minerais e vitaminas —, ainda assim não teríamos vida. A centelha de energia, nossa força vital e espírito essencial, é alguma coisa diferente de nossa química. Somente quando a centelha divina *encontra um santuário na forma* a vida pode ter início. O santuário onde a vida reside é a célula.

Há mais ou menos trezentos anos, o cientista inglês Robert Hooke olhou ao microscópio um fino corte de cortiça e viu espaços definidos e estruturas porosas, e chamou-os de células. As células vivas, entretanto, são bem diferentes da cortiça porosa e morta. Hooke não considerou as estruturas que viu como as unidades básicas da vida; em vez disso, ele as viu como receptáculos "que continham sucos vivos".

---

* *O Fenômeno Humano*, publicado pela Editora Cultrix, São Paulo, 1988.

Pense nisto por um instante: a célula é o lugar onde a vida é capturada e onde ingredientes vitais são armazenados e protegidos — ela é um santuário para a vida. Dentro de cada um de nós, portanto, há 100 trilhões de células — 100 trilhões de santuários.

DEFINIÇÕES

Célula, do latim *cella:* uma despensa ou câmara. Esta é uma das definições de "cela". Outra definição é: um pequeno aposento em um mosteiro ou convento. Há também a cela de prisão, espaço que ninguém é encorajado a chamar de lar.

Santuário, do latim *sanctuarium, sanctus:* santo. Um santuário é um lugar de reflexão e um lugar onde se honra o sagrado. É um lugar onde a vida microscópica pode existir — a célula — e também um lugar onde o ser humano reflete sobre o que é sagrado. Os dois tipos de santuários, o físico e o sagrado, coexistem dentro de nós, e quando compreendemos isso e vemos tal conexão, esse conceito tem o potencial de mudar nossa vida — foi o que aconteceu comigo. Tendo adquirido tal compreensão sobre o santuário, comecei a ver minhas células — e, portanto, a mim mesma — como algo sagrado. Comecei a pensar nelas como parte integrante da minha vida e me lembrei de cuidar delas. Eu podia decidir, por exemplo, realizar de forma consciente o simples ato de levar minhas células para caminhar, energizando-as e, consequentemente, a mim como um todo. Ao lembrar-me de cuidar de minhas células, fiquei motivada a transformar padrões que não eram saudáveis e a reconhecer que elas e eu estamos juntas na vida.

Sagrado: consagrado. Devotado ou dedicado a uma divindade ou a um propósito religioso. Santo. Merecedor de reverência e respeito. Sinônimos: reverenciado, venerado, divino, numinoso, abençoado, imune, pio, espiritual.

REFLEXÃO

Reserve um instante para refletir sobre a maneira pela qual você é um santuário. O que é que cria em você uma sensação de paz e segurança? Há alguma parte de você que dá mais a sensação de santuário do que outra?

EXPLORAÇÃO

De dentro para fora — Seu santuário

Depois de ler as instruções a seguir, feche os olhos e faça uma viagem imaginária para desfrutar seu santuário pessoal, de toda a vida.

Reserve de cinco a dez minutos em um lugar onde não será perturbado. Preste atenção em sua respiração. Traga a respiração para o ponto que você considera seu centro. Então expanda a respiração para seus limites externos. Sinta a conexão entre seu centro mais profundo e seus limites exteriores. Em cada respiração, você se enche de vida. Em cada respiração, sinta o santuário de seu universo celular. Permita-se experimentar a profunda conexão entre seu centro e as porções externas: todo esse corpo é seu santuário. Você pode ir para esse lugar a qualquer momento — não precisa ter hora marcada. Permaneça nesse abraço de sua respiração e de suas células até estar pronto para partir. Então, quando estiver pronto, abra os olhos, sacuda as mãos e sorria para suas células. Agradeça a elas por darem forma ao engenhoso receptáculo que é você.

Criação do santuário: a arquitetura da membrana celular

Para ter acesso aos mistérios da vida, começaremos explorando o funcionamento de nosso receptáculo celular. A superfície externa das células dos humanos e dos outros animais é chamada de *membrana plasmática* ou *celular* (veja a figura 1.1). Ela é flexível, maleável. (As células vegetais, por outro lado, no lugar de membranas têm paredes mais rígidas.) A membrana plasmática, composta de cadeias auto-organizadas de moléculas de hidrocarbonetos (gorduras) com um "tempero" generoso de proteínas, constitui a fronteira onde a célula se encontra com o mundo em que vive. Tais gorduras têm qualidades únicas: uma das pontas da molécula adora a água, enquanto a outra repele a água e é chamada *hidrofóbica*. A membrana é formada por duas camadas de gordura; as "caudas" hidrofóbicas conectam-se entre si no interior da membrana, enquanto as "cabeças" que gostam da água ficam voltadas tanto para o ambiente externo aquoso quanto para o conteúdo interno da célula. A superfície desse invólucro gorduroso, altamente inteligente e resiliente, tem muitas funções:

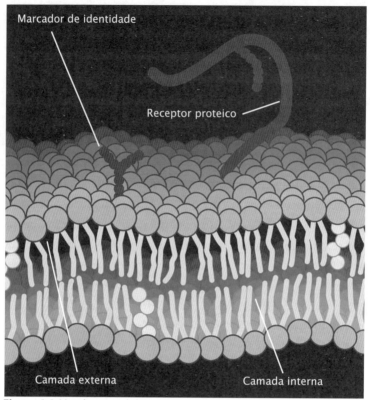

Figura 1.1 Membrana celular.

- Proteger e isolar o que está contido do lado de dentro.
- Proporcionar uma barreira fluida e semipermeável.
- Selecionar o que pode entrar e sair.
- Conter as senhas de identificação e os sítios receptores de informações essenciais.

Em geral, a membrana plasmática de uma célula torna-se mais flexível à medida que a célula amadurece. Também aumenta sua capacidade de reconhecer outras células, de responder ao ambiente, de mover-se e de mudar de forma.

Ampliadas ao microscópio, nossas células parecem bem sólidas. Mas quando observamos mais a fundo a membrana plasmática, descobrimos que esse invólucro protetor, semelhante a uma maionese, é moderadamente aberto, com as moléculas que o compõem movendo-se dentro dele. O bom funcionamento de nossas células depende da fluidez das membranas celulares, que em parte é influenciada pelo que comemos.

A dieta e as membranas celulares

Os componentes químicos principais das membranas de nossas células são gorduras, proteínas e colesterol. As propriedades físicas das gorduras e do colesterol controlam a forma, a função e a fluidez das membranas. Segundo uma teoria corrente, o excesso de gorduras trans, gorduras saturadas e colesterol na dieta torna as membranas mais rígidas. Quando as cadeias longas e retas de gorduras saturadas ou trans são incorporadas à membrana celular, tornam-na menos flexível. Carne, manteiga e produtos animais são fontes de gorduras saturadas; as gorduras trans estão presentes em óleos hidrogenados e margarinas. As gorduras insaturadas, por outro lado, têm dobras e curvas que deixam espaços dentro das membranas, permitindo mais movimento e flexibilidade. Fontes de gorduras insaturadas incluem o azeite de oliva, as frutas oleaginosas e outros óleos vegetais. Outro componente da membrana celular, o colesterol, seja ele produzido por nossas células ou obtido a partir da dieta, também pode influenciar a rigidez da membrana.

Por que a fluidez e a flexibilidade da membrana celular são tão importantes? Porque elas determinam a facilidade com que os nutrientes podem entrar na célula, a rapidez com que os receptores celulares podem responder a informações e, no caso das células do sistema imunológico, a eficiência com que podem eliminar patógenos (agentes causadores de doenças).

REFLEXÃO

Quão fluida é sua dieta? Você consome alimentos ricos em gorduras insaturadas, como abacate, nozes e peixe? Está ingerindo em excesso comidas prontas repletas de gorduras trans? Pense na possibilidade de escolher alimentos que beneficiem suas células, seus santuários de vida.

As proteínas, o terceiro componente importante das membranas plasmáticas, são moléculas grandes e assumem posições específicas no interior da membrana ou através dela. Algumas proteínas cruzam de um lado a outro a membrana gordurosa de camada dupla, chegando ao interior da célula a partir do exterior, enquanto outras flutuam na superfície. As gorduras e o colesterol da membrana constituem o ambiente no qual as proteínas se movem e atuam. As proteínas são as moléculas que executam as ações, conferindo capacidades e identidade à célula. Elas agem tanto como antenas receptoras de informação quanto como marcadores diferenciados de identidade. Você vai aprender mais sobre ambas as funções nos próximos capítulos.

A membrana celular carrega em sua superfície as "senhas" de identificação da célula, bem como aparelhos de escuta para comunicação rápida.

EXPLORAÇÃO
Personificando o recipiente: autodescoberta

Ao aprender a personificar a célula, podemos chegar a um conhecimento prático e profundo sobre sua natureza. Sejamos francos; embora sejamos constituídos por trilhões de células, para a maioria de nós, a célula é um conceito abstrato, quase uma ficção. Esse exercício ajuda a tornar as células mais reais e tangíveis. Uma das primeiras coisas que faço nos *workshops* "As Células e o Sagrado" quando trabalho com adultos é encorajar os alunos a se "transformarem em um recipiente celular". Veja como é esta prática:

Reúna ao menos quatro pessoas; sentem-se no chão formando um círculo. Fiquem de costas para o centro, voltados para fora do círculo, com os ombros tocando-se. Juntos, vocês estão formando um recipiente, que protege o espaço sagrado que está em seu interior. Fechem os olhos e prestem atenção ao que ouvem e sentem. Depois de alguns minutos, abram os olhos e de novo prestem atenção ao que veem, ouvem e sentem ao redor de vocês.

Depois de vários minutos olhando para fora, voltem-se para dentro, para o centro de sua "célula", e fechem os olhos de novo. Escutem com atenção durante alguns minutos e então abram os olhos e fixem o olhar no espaço do centro. A seguir, discuta a experiência com os demais integrantes de sua "célula", durante dez ou vinte minutos.

O que você aprendeu sobre você e suas células? O que notou quando olhava para fora? Foi diferente de olhar o centro?

Veja como dois participantes do *workshop* vivenciaram o exercício.

Agindo como uma célula, devíamos apenas observar o que estávamos sentindo. Olhar para fora foi surpreendente para mim. Senti que precisava proteger o que estava dentro do círculo, como se estivesse montando guarda. Ao mesmo tempo, eu estava receptiva ao que estava diante de mim. Senti que me abria e me expandia. — MP

O exercício de criação de uma célula foi uma aula sobre sistemas auto-organizados e uma experiência sobre o sentido dos limites. De olhos fechados, nós nos viramos para encarar o que estava do lado de fora da célula que acabávamos de criar. Alguns membros sentiram que precisavam proteger o grupo ao ouvirem ruídos que se aproximavam. Outros sentiram medo de sua responsabilidade na manutenção da união. Cada um de nós fez uma conexão diferente com o mundo exterior, de acordo com nossa perspectiva individual. Eu fiquei intrigado com a capacidade que nossas células têm de receber informação. — JM

O modo de vida de uma célula

Agora que você vivenciou a célula como um recipiente e tem uma ideia mais concreta do que ela é, pense nesta questão: o que a torna viva? Para criar a vida e mantê-la, a natureza usa alguns elementos básicos: átomos de carbono, moléculas de água e códigos genéticos que contêm uma imensa variedade de histórias de vida.

A célula é a menor unidade funcional da vida — e, acredite ou não, os cientistas nem sempre estão de acordo no que se refere à definição de "vida". Sabemos que toda vida é baseada em moléculas muito grandes e complexas que contêm carbono. A vida, na verdade, existe porque o átomo de carbono tem propriedades excepcionais de ligação e é capaz de se conectar com outros átomos de diversas maneiras. Os sistemas vivos são altamente organizados, e apresentam atributos espaciais e limitações de formato bem específicos. Para que alguma coisa esteja viva, ela deve ser capaz do seguinte:

- Ter a capacidade de crescer e de se reproduzir (produzir mais de si mesma).
- Herdar e passar adiante informação genética.

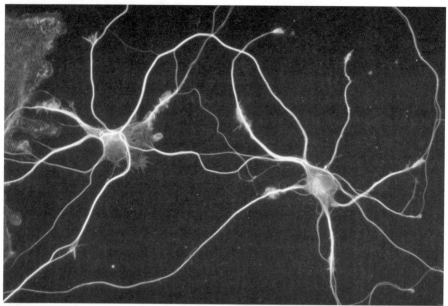

Figura 1.2 Dois neurônios; imagem de Dieter Brandner e Ginger Withers.

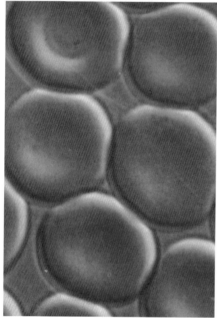

Figura 1.3 Hemácias (ou glóbulos vermelhos) do sangue humano.

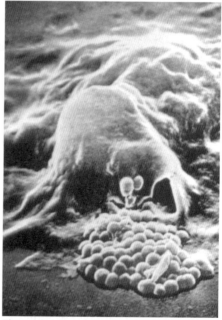

Figura 1.4 Leucócitos detritívoros movendo-se na direção de contas de plástico.

- Encontrar e processar alimento — metabolizar (transformar alimento em energia e matéria-prima).
- Eliminar resíduos.
- Receber estímulos e responder a eles.
- Adaptar-se ao ambiente.
- Manter e reparar sua integridade estrutural.

Tudo de que necessitamos para a sobrevivência física é mantido pela vida de nossas células, isoladamente ou com a ajuda de outras células e comunidades celulares próximas. Cada célula executa milhares de reações bioquímicas por segundo para dar continuidade à vida. Enquanto pensamos a respeito de nossas células diminutas, podemos traçar paralelos com nossa vida: tudo que elas fazem para manter a vida é o que também nós precisamos fazer para sobreviver. Nós e nossas células respiramos, comemos, assimilamos e eliminamos, reciclamos (nós reciclamos as coisas que usamos; as células reciclam átomos) e recompomos nossa energia (as células fazem isso ao reciclarem a energia gasta; no nível do eu, nós o fazemos quando descansamos e nos alimentamos). Embora cada uma de nossas células tenha individualidade e independência, todas cooperam como uma comunidade, formando um corpo humano em estado constante de recriação, equilíbrio e comunicação. As células precisam de outras células para prosperar; quando isolada em uma placa de Petri, uma célula não consegue sobreviver sozinha — ela então programa sua própria morte. Moléculas e células são continuamente removidas e substituídas, ao mesmo tempo que são mantidos o padrão geral e a arquitetura daquilo de que fazem parte — isso é a vida.

As células somos nós

O corpo humano contém trilhões de células originadas a partir da dança íntima em que o espermatozoide e o ovo se juntam em uma só célula fertilizada. Durante o desenvolvimento embrionário, essa célula se transforma em muitas, e cada célula se especializa e assume características e responsabilidades únicas. As células têm diferentes formatos e tamanhos, que influenciam e determinam sua função. As células da pele, de forma cúbica, justapõem-se para revestir nossos corpos; são necessárias cerca de 1 milhão de células epiteliais para cobrir um único milímetro

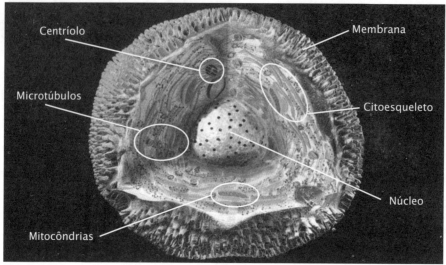

Figura 1.5 A arquitetura básica de uma célula.

quadrado. Nos sangue humano, as hemácias ou glóbulos vermelhos têm formato de disco (veja a figura 1.3) e percorrem nossos vasos sanguíneos levando oxigênio para onde ele for necessário, enquanto os leucócitos ou glóbulos brancos, células de aparência ameboide cuja função é remover detritos (veja a figura 1.4), podem se espremer por entre os tecidos em busca de invasores perigosos. Uma gota de sangue humano normal contém por volta de 3 milhões de hemácias e 5 mil leucócitos.

Embora as células variem em tamanho, formato e funções nas quais estão especializadas, elas compartilham algumas características e funções essenciais. Sua estrutura básica, mas ainda assim revolucionária (veja a figura 1.5) possibilita as funções da vida física.

A superfície externa da membrana celular fornece uma barreira seletiva, resiliente e protetora; o centro da célula (núcleo) contém informações genéticas codificadas; e a trama da célula (o citoesqueleto) provê uma estrutura flexível e também a capacidade de coordenar informações, escolhas e movimento. A produção de proteínas fica a cargo de duas estruturas complexas, o aparelho de Golgi e o retículo endoplasmático. Os geradores de energia são as mitocôndrias, com seu formato de nave espacial; os minúsculos grãos chamados *lisossomos* desmontam e reciclam os materiais usados e perigosos.

Pense nas habilidades de sobrevivência da célula como lições que vêm do interior. Cada célula está em um estado constante de manutenção de integridade, equilíbrio e fluidez. Nossas células nos levarão até o fim; de que modo *nós* as levaremos?

EXPLORAÇÃO
Prece da célula: seu eu celular

Este é um exercício fácil, que permite a você descobrir seu senso dos limites e aprofundar-se em sua experiência como célula. Leia as instruções a seguir e então permita-se seguir as sugestões oferecidas.

Sente-se em silêncio, feche os olhos e respire de modo natural. Agora traga a respiração para o ponto que sente como seu centro de equilíbrio, penetrando fundo dentro de si a cada inspiração. A seguir, volte sua atenção para seus limites mais externos, suas margens exteriores. Onde estão esses limites? Estão à flor de sua pele? Vão além de suas bordas físicas? Note a aparência desse limite; ele é sólido, irregular, fragmentado ou retalhado? Agora imagine que você está dentro deste universo celular, em uma porção central protegida por limites bem definidos, uma barreira inteiriça e íntegra, receptiva a tudo o que é bom para você. Se quiser, você pode até entoar um cântico ou produzir o som *hum*, em voz alta, para conectar todas as partes do seu eu celular. Vocalizar um som com cada exalação por alguns minutos ajuda suas células a ressoar juntas. O som *hum* é particularmente poderoso, e você vai aprender mais sobre esse som e suas células no próximo capítulo.

Por fim, reserve um momento para sintonizar-se e expressar sua gratidão por esse projeto divino que constitui você.

Santuário: um olhar mais profundo

Em sua definição mais ampla, um santuário é um refúgio, um porto seguro. De uma perspectiva espiritual, há uma dimensão adicional de significado: um santuário é um local santo, uma área santificada ou um lugar que contém um altar — um lugar permeado de espírito e imbuído com a centelha da vida.

Na Europa, as igrejas cristãs com frequência eram construídas em solo considerado sagrado, por exemplo um local onde teria ocorrido um milagre ou onde uma pessoa santa tivesse sido enterrada. A área em volta do altar passou a ser chamada de santuário. Na maioria das sinagogas modernas, a sala principal de oração tem o mesmo nome. Santuário é a parte mais secreta ou mais sagrada de qualquer lugar onde as pessoas se reúnam para fazer suas preces.

Assim como nossas células, nós, humanos, construímos tipos variados de "receptáculo" para criar espaços seguros e sagrados. No mundo físico, buscamos refúgio em círculos de conhecimento, grupos de apoio, círculos de oração e grupos de tricô. Encontramos refúgio em nossa casa e às vezes até em nosso carro. Em tradições indígenas, círculos de cura incluem toda a comunidade, e no círculo tribal sagrado em volta do Avô Fogo, nós nos reunimos para orar, curar-nos e buscar sabedoria.

> *Quando nos juntamos a um círculo, damos as boas-vindas ao amor em nossa vida.*
> *Quando tocamos um ao outro, ou nos damos as mãos,*
> *recriamos os abraços moleculares e o santuário, em uma escala grandiosa.*

Crie um "santuário" para seu eu

Podemos explorar melhor os segredos da célula quando entramos no santuário da nossa própria vida. Nosso santuário mais secreto é o interior de nossas células. Quando sintonizamos com nossa natureza sagrada, conseguimos perceber que levamos tal refúgio dentro de nós, e podemos criar uma manifestação externa dele onde quer que estejamos. Por exemplo, quando viajo, levo uma vela, incenso e uma toalha especial para tornar "meu" o quarto do hotel. Em casa, meu jardim é um santuário aonde vou, nas manhãs cálidas, para fazer minha prática diária. Dentro de casa, crio altares que constituem lembretes adicionais do santuário. Sempre há uma vela acesa. Mesmo nos menores espaços podemos criar lembretes que nos ajudem a recordar o sagrado. E no espaço de nossa imaginação, podemos sempre imaginar que dentro de cada célula há um altar dedicado à vida.

EXPLORAÇÃO
Crie um altar e um santuário

Se você ainda não tem um altar ou um lugar que considera seu santuário, reserve alguns instantes de reflexão para encontrar um local assim e pense no que gostaria de colocar nele. Velas, pedras, cristais, incenso, plantas, fotos de sua família, de antepassados ou de mestres espirituais são alguns itens que você pode incluir. Uma simples toalha e uma vela são mais do que suficientes para demarcar o espaço sagrado e lembrar-lhe de reservar algum tempo para desfrutar o sagrado interior e despertá-lo.

Criar um santuário significa abraçar e honrar a nós mesmos, reservando um tempo para ouvir o que nossa sabedoria interior tem a dizer. Esse gesto ajuda a reconectar todas as partes de nós mesmos. Quando começamos a estabelecer um santuário e um ritual diário, ajudamos a criar um novo ritmo para nós e para nossas células.

Os segredos em nossas células: antropologia celular

O microscópio proporciona formas mais profundas e elevadas de compreender a vida. Ele revela o funcionamento oculto de nossas células e ao mesmo tempo fornece uma porta para mistérios desconhecidos e outras realidades. De fato, em séculos anteriores, considerava-se que microscópios e telescópios tinham tamanho poder que a maioria das pessoas era proibida de olhar através deles, para que sua visão da realidade não se alterasse.

Como cientista, aprendi que o microscópio nos fornece pistas para nosso projeto divino e ensinamentos de vida. Como mencionei no prefácio deste livro, eu com certeza não buscava um significado místico profundo quando comecei a estudar as células e as moléculas. No entanto elas revelaram um mundo mágico, misterioso, que aprendi a interpretar através dos olhos de uma "antropóloga celular".

Definição

Antropologia celular? Sim. Antropologia é o estudo das culturas humanas e suas origens; a antropologia celular estuda como as origens e formas de nossas células podem ter contribuído com as tradições e valores humanos e com a arte. Um antropólogo celular é um *descobridor de códigos* que procura pistas para a vida espiritual e social ocultas em nossas estruturas moleculares, bem como na arte e na arquitetura que criamos. Se olhar de novo para a imagem da Roda da Medicina (prancha 4, no encarte colorido), você poderia imaginá-la também como a representação de uma célula?

Arquitetura espiritual

O que proponho é que nosso universo interior, incluindo a célula, fornece o molde para a arquitetura espiritual, um arcabouço sobre o qual valores, crenças, arte e rituais são construídos. Desde os tempos mais remotos, os seres humanos criaram histórias e símbolos, música e preces para impressionar e chamar a atenção de seus deuses. As pessoas construíam edifícios e altares, entoavam preces, faziam desenhos na areia, dançavam e descobriam as formas básicas e a energia do Universo. Nossas células contêm segredos que dizem respeito a tais mistérios. Os mecanismos que as células utilizam para reter a vida em seu interior e para mantê-la nos ensinam sobre como desvendar a vida. Em formas sagradas invisíveis descobrimos o divino que há no interior e em todas as partes.

Reflexão

Considere o santuário de suas células como uma metáfora para sua vida, enquanto você pondera as respostas para as seguintes questões:

Você tende para maior rigidez ou para a flexibilidade à medida que amadurece?

O quão seletivo você é com relação ao que permite que entre em sua mente, seu coração e seu corpo?

Onde você se sente mais seguro ou acolhido?

Onde ou o que é um santuário para você?

O que você considera mais querido e mais sagrado?

Se sua alma tivesse um receptáculo, com que ele se pareceria?

O que estar contido dentro de si mesmo significa para você?

EXPLORAÇÃO
Sintonize-se com seu santuário celular

Descubra as habilidades da célula como um manual de instrução para sua própria vida:

Aprenda a permanecer em um estado de autocriação.

Transforme o que precisa mudar.

Cuide de si mesmo.

Seja fluido e flexível.

Aspire ao sagrado dentro de você e à sua volta.

Encontre um espaço sagrado.

Faça um altar.

Agora que você começou a se familiarizar com o funcionamento de suas células, perceba como executa as mesmas ações na vida diária e compreenda os vários níveis de santuário que podem ser inspirados pela reflexão sobre a célula como um receptáculo sagrado para a vida. À medida que você seguir adiante neste livro, cada capítulo apresentará uma nova aula e outra característica arquitetônica de suas células. Siga viagem com tranquilidade e permita que seu entendimento se aprofunde à medida que viaja. Você é um receptáculo sagrado.

Capítulo 2

EU SOU — Reconhecer

É uma jornada incrível da célula ao eu.

— CHRISTOPHER VAUGHAN, *How Life Begins*

Agora que já travamos conhecimento com o santuário celular, neste capítulo exploraremos a forma como nossas células "dão nome" a si mesmas. Aqui vamos ver vários aspectos do eu: as marcas celulares de identificação, as formas pelas quais podemos pessoalmente identificar a nós mesmos, como identificamos os outros — até mesmo como podemos participar em nossa própria autocriação.

É função de nossas psiques reconhecer a nós mesmos e aos outros, bem como definir nossos limites, enquanto nossas células fazem o mesmo fisicamente. Quem imaginaria que as células ocupariam uma posição tão crucial? Os vários tipos de células do sistema imunológico executam essa tarefa essencial, e neste capítulo dedicaremos algum tempo para conhecê-la.

Tanto a célula quanto o eu dizem "EU SOU", e quando reconhecemos nossa conexão celular e espiritual com o sagrado podemos dizer a nós mesmos "EU SOU O QUE SOU". Muitas tradições religiosas, a começar pelo povo judeu, têm escrito que o nome de Deus é "EU SOU". Ao aceitarmos de modo pleno quem somos e ao dizermos "EU SOU", estaremos ressoando com tudo que é? Com tudo o que é sagrado?

Quem sou eu? O caminho para o conhecimento

Quando comecei a dar aulas sobre os mistérios das células, pedia aos meus alunos para que completassem as seguintes afirmações:

Eu sou...
Eu quero...
Eu tenho...

Como você completaria as afirmações *Eu sou... Eu quero... Eu tenho...*? Todas elas conduzem a questionamentos que as pessoas têm feito há gerações, e que nós também fazemos a nós mesmos em vários momentos de nossa vida: "Quem sou eu?" e "Por que estou aqui?". Para começar a explorar o tema deste capítulo, o reconhecimento do eu como distinto dos outros, reserve um momento para refletir sobre as muitas formas pelas quais você conhece e define a si mesmo.

Você tem múltiplos "marcadores" de sua identidade. Você tem um nome, um gênero, feições faciais próprias e uma árvore genealógica. Você tem números que o rotulam. Uma data de nascimento e os números de seus documentos ligam sua identidade a seu "eu financeiro", a bancos e outras instituições financeiras e a seu emprego. Essas entidades, ao que tudo indica, lhe deram ao menos mais algum número — você é o empregado B7834 ou tem a conta de número 5483-14--070001. À medida que a tecnologia avança, você vai sendo identificado por uma lista cada vez maior de números e senhas que lhe permitem o acesso ao mundo virtual da internet como "você".

Você tem sua profissão ou ocupação, seu papel em uma família, suas inclinações e práticas religiosas e espirituais. E se isso se encaixa em seu sistema de crenças, você tem um signo astrológico, seu símbolo do tarô e talvez um número da sorte. Todos esses símbolos são, ou poderiam ser, partes de sua identidade, da mesma forma que suas crenças e ações.

Como você reconhece a si mesmo? É por aquilo que você faz no mundo? Pela forma como as pessoas o conhecem e reagem a você? Seu senso do eu tem motivação externa ou interna? Essas são questões a serem contempladas enquanto você começa a examinar os paralelos entre seu próprio senso do eu e a autoidentidade da célula. Conhecer o eu é como cultivar um jardim: você tem que estar disposto a explorar o invisível e a desacelerar para poder alimentar sua percepção. Você precisa estar disposto a trabalhar no que está abaixo da superfície. Para suas células, porém, a superfície é a chave para a identidade.

"Quem sou eu?" é uma questão que pode ser respondida por nossas células e psiques que, juntas, estabelecem uma conversação constante para nos manter seguros. Corpo e mente partilham a mesma responsabilidade quanto à autoidentidade; eles nos resguardam de perigos e sabem no que confiar. Ambos detectam e protegem nossos limites; o sistema imunológico do corpo, que é o foco científico deste capítulo que fala do reconhecimento do eu e do outro, determina os limites e as identidades celulares, enquanto o sistema nervoso cuida das identidades e dos limites psicológicos.

DEFINIÇÃO

Imune, do latim *immunis:* isento de serviço público ou obrigação. Protegido. Resistente a uma infecção ou toxina em particular, graças à presença de anticorpos específicos ou de leucócitos sensibilizados, ou relativo à criação de resistência à doença.

A função básica das células do sistema imunológico (ou sistema imune) é reconhecer "eu" e "outro", enquanto colaboram com o cérebro, as vísceras, os pensamentos, as crenças e os hormônios. As células do sistema imunológico às vezes são consideradas como um segundo sistema sensorial, um sistema que fareja o perigo. É essencial acrescentar aqui que, enquanto os genes fornecem a informação que determina os aspectos físicos e químicos de nossa identidade única, as células exibem tais caracteres e as células do sistema imunológico atuam sobre eles.

Antes de explorarmos com alguma profundidade as atividades específicas das células do sistema imunológico, vamos ver com mais detalhes a identidade da célula (veja as figuras 2.1 e 2.2).

Como nossas células dizem "EU SOU"

No projeto arquitetônico de nossas células, a maravilhosa e fluida membrana exterior que vimos no capítulo anterior revela a identidade da célula. Assim como

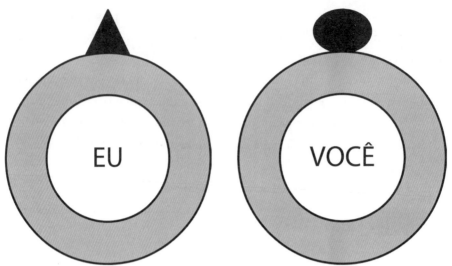

Figura 2.1 A célula como "eu". **Figura 2.2** A célula como o outro, "não eu".

você e eu podemos distinguir entre um amigo e um desconhecido observando as feições faciais externas da pessoa, as células fazem o mesmo; o "rosto" de cada célula, na superfície externa de sua membrana, revela feições únicas e identificáveis. Nosso invólucro celular está incrustado com marcas que permitem às células distinguirem-se umas das outras. Irregularidades e saliências na superfície são códigos de identificação ou senhas que marcam o "eu". Essas "assinaturas" proteicas na membrana celular, similares a códigos de barras, revelam a identidade da célula. Esses marcadores de "eu" também identificam as células como vindas de você, um indivíduo único.

Assim como nós, cada célula tem várias camadas de identidade. Além das marcas de "eu" nos limites mais externos, as células portam "carimbos" ou "códigos postais" que indicam onde a célula se originou e o que ela faz: células do coração bombeiam sangue; no sangue, os leucócitos atuam na proteção contra intrusos e as hemácias levam oxigênio para todos os tecidos, e assim por diante.

O reconhecimento do eu e do outro

Quando as células se tocam, suas marcas de identificação permitem que diferenciem o "eu" do "outro". Uma leitura do "outro", ou *não eu*, pode sinalizar tanto segurança quanto perigo: uma ameaça contra a qual é preciso defender-se.

Em termos de sobrevivência, "o outro" pode ser uma ameaça se for um micro-organismo patogênico. Embora esteja bem estabelecido que os marcadores físicos, a forma e o toque são essenciais para permitir às células o reconhecimento de outras células e de moléculas, alguns cientistas agora apresentam a teoria de que as vibrações moleculares também desempenham um papel no reconhecimento.

A maneira como as células reconhecem diferenças muitas vezes é explicada por meio da analogia de um mecanismo de chave e fechadura. As marcas de identidade presentes na superfície de uma célula são detectadas pelos sítios receptores decodificadores existentes na superfície de outra; os marcadores das duas células se encaixam como uma chave em uma fechadura. A natureza do encaixe informa à célula se aquilo no que ela se encostou é seguro ou não. Imunologistas e bioquímicos criaram métodos analíticos para distinguir os muitos marcadores de identidade das superfícies celulares, e tais técnicas revelaram-se extremamente úteis na medicina.

O uso da identidade celular na medicina

O primeiro uso clínico dos marcadores de identidade celular foi na determinação dos tipos sanguíneos, para garantir transfusões de sangue seguras. As moléculas da superfície celular caracterizam nossas hemácias como sendo de tipo A, B, AB ou O (veja a figura 2.3), e só tipos sanguíneos iguais podem ser compartilhados com segurança de uma pessoa a outra. (A exceção é o sangue do tipo O, chamado de tipo doador universal, uma vez que outros tipos sanguíneos em geral não o detectam como "outro".)

Mais tarde, a medicina moderna tirou vantagem de um conjunto diferente de marcadores de identificação, dessa vez presente nos leucócitos, para realizar avan-

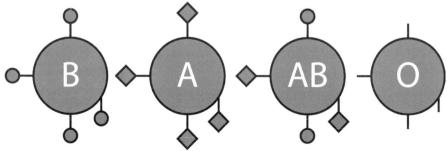

Figura 2.3 Tipos de hemácia.

ços no transplante de órgãos. Uma pessoa que necessita de um rim, por exemplo, deve receber um órgão que tenha marcadores de identidade muito semelhantes aos seus, e isso é determinado pelo exame dos seus próprios leucócitos e dos leucócitos do doador. Se os marcadores forem muito diferentes, o rim doado será reconhecido como estranho ao corpo e, portanto, como uma ameaça (às vezes, as células do órgão doado reagem contra o novo hospedeiro); o sistema imunológico vai atacar o tecido e o transplante será rejeitado. Esses marcadores de identidade são chamados de antígenos leucocitários humanos de histocompatibilidade (HLAs).[1] Há inúmeros marcadores antigênicos diferentes sobre uma célula. Dentre mais de 3 mil marcadores HLA, apenas seis parecem ter mais importância para os transplantes de órgãos, medula óssea e células-tronco. Todos os marcadores de identidade são considerados como antígenos.

DEFINIÇÃO

Antígeno: Qualquer substância que desencadeia uma resposta imune específica. Os antígenos em geral são moléculas de proteínas.

Marcadores de identidade HLA

Claro está que as diferenças entre as superfícies celulares não evoluíram com o objetivo de tornar as transfusões de sangue ou o transplante de órgãos possíveis. O papel biológico dos códigos de HLA, em contraste com seu uso clínico, é prover as células do sistema imunológico com autoproteção. Os diferentes marcadores HLA refletem uma gama de intensidade da resposta imune; alguns deles indicam células altamente reativas, enquanto outros respondem de forma mais lenta. Uma vez que todas as células revelam marcadores do "eu", as células do sistema imunológico são treinadas muito cedo — no útero — para não reagirem contra o eu. As que o fazem são eliminadas. Infelizmente, algumas células autodestrutivas escapam à detecção e, mais tarde, ao longo da vida, podem levar a doenças autoimunes. Ainda, no decorrer da vida, a capacidade das células de discriminar o eu do outro pode se deteriorar. Hoje em dia o teste de HLA está começando a oferecer ainda mais benefícios clínicos, pois ele revela tendências e reações autoimunes a vacinas e drogas.

DEFINIÇÃO

Doença autoimune: Uma doença em que o sistema imunológico reconhece como perigosa, erroneamente, parte de uma célula ou uma molécula específica, e tenta eliminar o "não eu".

Das mais de cem doenças autoimunes diferentes, 75% ocorrem em mulheres. E tais doenças se tornaram o terceiro grupo de enfermidades mais prevalentes nos Estados Unidos, depois das doenças cardíacas e do câncer.[2] Exemplos de doenças autoimunes comuns são o diabetes tipo 1, a artrite reumatoide, a doença de Graves e o lúpus.

REFLEXÃO

Quando foi que perdi a capacidade de discernir entre as pessoas, os locais e os comportamentos que combinam melhor comigo e aqueles que não o fazem?

Falhas no autorreconhecimento

Em doenças autoimunes, o reconhecimento do "eu" fica comprometido: nossa própria célula ou molécula de proteína não é mais reconhecida como nossa — ela se tornou o inimigo. Certos padrões de HLA significam a probabilidade de desenvolver uma doença autoimune e indicam células do sistema imunológico hiperativas.

Além de reconhecer de maneira equivocada o eu como outro, em alguns distúrbios autoimunes essa resposta inadequada não consegue ser suprimida; assim, as doenças autoimunes podem representar um erro tanto de reconhecimento quanto de regulação. Os mecanismos de falha no reconhecimento variam entre as várias doenças autoimunes distintas. Alguns tecidos ou proteínas perdem ou alteram seus marcadores de identidade e passam a ser vistos como "não eu" — a identidade deles foi sequestrada. Em outras situações, ocorre um caso de identidade equivocada. As células do sistema imunológico cometem um erro e identificam os marcadores do eu como se fossem de um invasor.[3]

Quando as células do sistema imunológico reconhecem qualquer célula ou substância como um "outro" perigoso, elas a atacam e a destroem. Um exemplo disso ocorre na esclerose múltipla, em que a proteína da bainha de mielina que protege a medula espinhal é reconhecida por engano como sendo uma intrusa e atacada; ao longo das décadas, o sistema nervoso aos poucos vai sendo destruído.[4]

Embora pareça que as doenças autoimunes estejam alcançando proporções epidêmicas, isto em parte pode ser o resultado do desenvolvimento da capacidade da medicina em reconhecer a autoimunidade. Assim, a identidade celular é uma área vital de estudo dentro da medicina. Com o tempo, os cientistas talvez se tornem capazes de ajudar as células a retomar sua verdadeira identidade ou eliminar aquelas que perderam a capacidade de saber a diferença; então será possível reverter a atual tendência de aumento das doenças autoimunes.

Paralelos com a consciência

O autorreconhecimento pela célula tem paralelos com a psique. A doutora Jeanne Achterberg, pioneira na psicoimunologia e no uso de imagens mentais, tem encorajado indivíduos com doenças autoimunes a perguntarem a si mesmos "Como foi que me perdi?" e "Como preciso reconhecer a mim mesmo?". A implicação não é que o senso do eu ou os padrões de pensamento da pessoa *criaram* a doença, mas que ponderar acerca dessas questões pode adicionar outra dimensão à cura. Não precisamos de um diagnóstico de uma doença autoimune para sentir que, em algum momento de nossa vida, ou talvez em diversos momentos, nós falhamos em reconhecer nosso eu verdadeiro.

O aroma do eu

Herdamos de nossos pais a programação genética para nossos marcadores HLA de identidade celular. Esses marcadores não apenas indicam a qualidade da resposta imune, mas também fornecem uma característica distintiva inesperada que vai além do "eu" microscópico e invisível.

Imagine um cão farejador em busca de uma criança perdida, orientando-se pelo cheiro que impregna o cobertor da criança. O cão na verdade está detectando os "dejetos celulares" que compõem o cheiro particular daquela criança. Os marcadores HLA de nossas células são eliminados por meio do suor, da urina e da saliva, produzindo um aroma único. Esse identificador é tão potente que, já nas primeiras 24 horas de vida, os bebês recém-nascidos podem distinguir suas mães de outras mulheres com base no cheiro.[5]

Nós, adultos, também podemos distinguir diferenças de cheiro, mesmo que sutis. Uma pesquisa fascinante, originária da Suíça, demonstrou que a atração sexual por outra pessoa pode decorrer em parte por meio dos rastros aromáticos que nossas células exsudam. Primeiro, os cientistas observaram que camundongos que pareciam idênticos só se acasalavam com camundongos de uma estirpe genética diferente. Como poderia um camundongo conhecer a genética de outro? — perguntaram-se os cientistas. Seria pelo cheiro do outro camundongo? Uma pesquisa exaustiva usando um "nariz eletrônico" para identificar os componentes voláteis na urina de camundongo indicou que a urina de diferentes estirpes genéticas mostrava diferentes tipos de odor, e que isso se refletia no comportamento de acasalamento do camundongo.

Com base nesses estudos com animais, em 1995 o biólogo suíço Claus Wedekind explorou a teoria de que diferenças de HLA estariam relacionadas à atração sexual entre homens e mulheres. Alunos universitários do sexo masculino receberam camisetas brancas para usar por dois dias. Durante esse período, não puderam usar desodorante, colônia pós-barba ou sabonete com perfume. Depois as camisetas foram colocadas em pequenas caixas de papelão, e foi pedido a alunas que cheirassem cada camiseta e a classificassem como agradável ou desagradável, de um "homem *sexy*" ou alguém que não era sexualmente atraente. Elas não viam o rapaz. Os resultados mostraram que, quando uma mulher indicava que o cheiro era agradável, seus marcadores HLA diferiam de modo significativo daqueles do homem de cuja camiseta ela havia gostado, enquanto as camisetas que pareceram desagradáveis tinham sido usadas por homens com marcadores HLA semelhantes. Um aroma bom equivalia a marcadores diferentes.[6]

Isto faz sentido de um ponto de vista evolutivo. Lembre-se de que os marcadores de identidade HLA indicam uma gama de capacidades e resposta imunes. Se acasalamos com alguém que tem marcadores do eu bem diferentes dos nossos, os nossos descendentes herdarão uma capacidade imunológica mais diversificada do que se escolhermos alguém que tem marcadores semelhantes. Um fato interessante é que os pesquisadores descobriram que a capacidade de distinguir tais diferenças perde-se quando a mulher toma pílula anticoncepcional.[7]

Há alguns anos, quando eu dava aulas sobre essa correlação entre atração e odor, ouvi histórias pessoais notáveis que reforçavam ainda mais as conclusões desse estudo. Uma mulher decidiu engravidar para ver se um filho ajudaria a resolver os conflitos de seu casamento conturbado. Assim que parou de tomar os anticoncepcionais, que vinha tomando desde antes do casamento, ela passou a achar repugnante o cheiro do marido. Tão forte foi a aversão, que ela decidiu pôr fim ao casamento — e, claro, ela achava que havia algo errado com ela, para ter reagido dessa maneira. Ouvir a história biológica subjacente — que os anticoncepcionais haviam embotado sua percepção da diferença celular e "aromática" — ajudou-a a compreender aquele empurrão final para o divórcio. Embora já houvesse conflito suficiente no casamento, a história contada por seu olfato foi o fator decisivo.

Outra mulher contou uma história que poderia ser um campo fértil para pesquisa. Ela havia adotado uma bebê cerca de oito meses antes, e achava que a menina não havia criado vínculo com ela. "Poderia ser por causa do cheiro?", ela perguntou. É uma boa questão. Seria possível que pudéssemos ajudar mães adotivas e bebês a formarem um vínculo mais estreito se a mãe adotiva tivesse um pedaço de tecido contendo o suor da mãe biológica?

Cheiro, o eu e a memória

Fundamentais para a autoidentidade, tanto a imunidade quanto o olfato atuam na detecção das moléculas que pertencem a nós e daquelas que não pertencem.[8] E ambos os sistemas também estão conectados à memória. Certos tipos de células do sistema imunológico podem inclusive lembrar-se de um invasor anterior e proteger-nos caso ele ataque de novo. Por meio de certos cheiros nós nos lembramos de nossos entes queridos, de eventos traumáticos e de outras experiências importantes para nós. Minha mãe, por exemplo, usava o perfume Estée Lauder sempre que se arrumava. Sentir esse cheiro, ou lembrar-me dele, sempre me traz de volta minha mãe querida — parte de minha memória e de minha identidade.

Outro exemplo da conexão entre cheiro e memória ocorre na doença de Alzheimer; a perda do sentido do olfato com frequência precede a perda de memória e a perda do senso do eu.[9] Mas a perda do olfato nem sempre sinaliza a doença de Alzheimer. Uma deficiência de zinco também pode resultar em perda do olfato e do paladar, bem como uma função imune diminuída.[10] Você já tomou comprimidos de zinco para ajudar a curar uma dor de garganta? O zinco é um potente ativador imunológico e pode restabelecer o olfato perdido.

Marcadores físicos do eu (biometria)

Além dos marcadores celulares, nosso corpo fornece outras características de autoidentificação, entre elas, impressões digitais, padrões de retina, de voz e impressão genética. Todos são únicos; a maioria não muda com a idade ou o estado de saúde. (Em raras ocasiões, como em certas síndromes neurológicas, as impressões digitais podem mudar, enquanto os padrões de retina podem se alterar em pessoas com diabetes.)

Um fenômeno interessante ocorre em uma parcela muito pequena de mulheres com síndrome da fadiga crônica (SFC): elas perdem suas impressões digitais![11] Essa síndrome é uma enfermidade psicossomática complexa, que envolve uma fadiga debilitante, que se estende por mais de três meses; uma exaustão tão profunda que as pessoas se tornam incapazes de fazer as coisas que costumavam fazer. E, nesse sentido, elas de fato perdem uma parte de si — deixam de ser as pessoas que eram antes. A SFC com frequência tem o diagnóstico "é tudo coisa da sua cabeça", e não há um tratamento universal claro. Mas sabemos que ela representa uma falha do equilíbrio imunológico, pois, com frequência, o sangue da pessoa revela um estado imune hiperativo. Com frequência, uma infecção viral precede o aparecimento da doença, e as células do sistema imunológico continuam a reagir como se o vírus ainda estivesse presente muito depois de ter desaparecido.

O sistema imunológico, protetor da identidade

O protetor da identidade celular, o sistema imunológico, é uma das redes mais complexas do corpo. Aqui apresento um breve resumo, mas bastante técnico, de como as células do sistema imunológico trabalham. É um processo verdadeiramente milagroso, que reafirma minha percepção da natureza divina da célula.

Nossa rede imunológica, de uma diversidade incrível, é uma combinação de comunidades celulares interativas, poções mágicas de moléculas e a experiência diária dos indivíduos: atitudes, emoções, estresse e felicidade.[12] A organização da resposta imune é, na verdade, uma experiência psicossomática, isto é, de corpo e mente. As células mais importantes envolvidas são os leucócitos, e as principais moléculas são chamadas de anticorpos e citocinas. Acrescente o funcionamento do cérebro, os hormônios e o estilo de vida e você terá apenas *parte* da rede imunológica.

Os leucócitos, que constituem os detetives principais, detectam o perigo que se esgueira pelo microambiente. Há, na verdade, toda uma família de leucócitos envolvidos nessa missão: neutrófilos, eosinófilos, linfócitos, células dendríticas e monócitos-macrófagos. No quadro geral da autoproteção celular, uma vez que as células do sistema imunológico reconhecem um invasor externo como "não eu", elas vão atacar e destruí-lo. (Vale mencionar que, em mais de trinta anos lecionando sobre o sistema imunológico, pedi repetidamente aos meus alunos que criassem uma metáfora para esse comportamento que não envolvesse a ideia de uma guerra. Até agora ninguém o fez — quem sabe você consiga.)

Postura defensiva

Há basicamente dois grupos nessa família de células do sistema imunológico: as células inatas e primitivas detritívoras fagocitárias, e os linfócitos mais sofisticados, capazes de aprender. Nossas células inatas (neutrófilos e monócitos-macrófagos) são responsáveis por respostas imunes rápidas e não específicas. Por outro lado, os linfócitos são responsáveis pelas respostas de longa duração, aprendidas. Os detritívoros mais primitivos, ou fagócitos, são os primeiros a detectar agentes externos como os micro-organismos maiores. Tais células "comem" outras células que representem ameaça ou os detritos celulares, daí o nome fagócito. Elas rastejam por todo canto, mudando de forma para entrar nos menores espaços e tecidos, e detectam qualquer invasor que tenha penetrado no santuário. Podem detectar bactérias, fungos e até partículas de poeira no pulmão. As células fagocitárias nos defendem de infecções, mas nunca se lembram do que fizeram.

A segunda arma da defesa imunológica são os *linfócitos*, que entram em ação para completar o serviço e eliminar os vírus menores, mais difíceis de achar. Mais tarde, os linfócitos vão se lembrar da identidade desses intrusos. Essa é a resposta imune adquirida, mais sofisticada, baseada nos linfócitos, que são ensinados ao longo de nossa vida. Você vai ler mais sobre o papel deles, mais adiante.

Todas essas células são dotadas de marcas de superfície que lhes permitem reconhecer e responder ao "não eu".

Um cenário inflamado

Você está no jardim aparando um arbusto de rosas quando um espinho espeta seu dedo. Ai! Uma ou duas gotas de sangue saem do ferimento, e milhões de células são chamadas para socorrer e reparar o diminuto corte em sua pele. O plasma fluido no qual as células nadam inunda a área, lavando e diluindo qualquer toxina. Os leucócitos ouvem o alarme. Os neutrófilos captam sinais de micro-organismos invasores, reconhecem-nos como "não eu", grudam-se neles e os engolem, matando-os e digerindo-os no processo. Para nutrir as células do sistema imunológico, hemácias chegam depressa para trazer oxigênio e remover restos. Plaquetas, outro tipo de célula sanguínea minúscula, ajudam a emparedar e isolar a área, para que os invasores e qualquer toxina que os acompanhe fiquem confinados. Nas primeiras 24 horas do "ataque" do espinho, a outra população de detritívoros, os monócitos, aparece para terminar o trabalho.

Bactérias e fungos são os patógenos eliminados com mais rapidez por meio desse processo. Uma vez que se foram, e a área está limpa, sinais químicos instruem as células a construírem tecidos novos.

Todo esse cenário é algo pelo qual você já passou incontáveis vezes: é a chamada *inflamação*. Da próxima vez que você sofrer um corte, uma picada de inseto, um machucado ou uma queimadura, observe o que acontece. A área fica vermelha, inchada, quente e dolorida; estes são os quatro sinais clássicos do processo inflamatório — sinais de que suas células do sistema imunológico estão trabalhando.

A inflamação é a resposta imune mais básica. Se um organismo estranho ou uma partícula de poeira irritante desencadeia o ataque, os leucócitos são estimulados para controlar a situação. Qualquer coisa que invada nossos limites físicos pode danificar o eu e fazer essas células entrarem em ação defensiva.

Infelizmente, essa resposta pode se tornar desequilibrada; os cientistas estão descobrindo que muitas doenças são de natureza inflamatória.[13] Por exemplo, embora tenhamos nos convencido de que dietas ricas em gorduras levam à doença arterial coronariana, pesquisas muito consistentes indicam que a inflamação dos vasos sanguíneos é um importante fator subjacente.[14] Os efeitos do diabetes que causam danos aos tecidos são também atribuídos em parte à inflamação, assim como os perigos de longo prazo da obesidade.

Para mitigar os ataques inflamatórios, pratique atividades físicas e mantenha uma dieta repleta de frutas e vegetais: são fontes ricas de moléculas chamadas de antioxidantes, que podem ajudar a minimizar os perigos da inflamação excessiva. Quando você aprende sobre o comportamento celular e passa a entendê-lo, também aprende o que pode fazer para reduzir ou evitar os danos de uma resposta celular fora de controle. Suas células vão amar você por causa disso!

O segundo chamado às armas

O outro grupo de glóbulos brancos, os linfócitos, nos protege dos vírus e do ataque constante de outros invasores microscópicos. Os linfócitos conhecidos como células T, B e NK agem de forma colaborativa em nossa proteção, desempenhando diferentes papéis. As células T, provenientes do timo, são os reguladores: as células T auxiliares ativam a resposta imune; supressores T a desativam. O grupo das células B produz moléculas de anticorpos que cobrem e neutralizam os antígenos — antígenos revestidos por anticorpos são mais fáceis de eliminar. E, na maior parte das vezes, as células B requerem o apoio das células T para executarem sua tarefa. As células NK, "assassinas naturais" [em inglês, "*natural killers*"] são a primeira defesa contra infecções virais, matando diretamente as células infectadas por vírus, poucas horas após o ataque, antes mesmo que o resto da colaboração imunológica ocorra. Elas também parecem ser indicadores sensíveis das influências psicológicas e de estilo de vida sobre a saúde imunológica.[15] Isso significa que é fácil quantificar a atividade delas em tubo de ensaio. Você se sente solitário? Suas células NK talvez se tornem mais lentas. Medite ou veja um filme engraçado, e você vai animá-las.

Enquanto as células detritívoras já nascem capazes de reconhecer de imediato e remover as ameaças microscópicas, os linfócitos T e B precisam de tempo para desenvolver seus poderes seletivos antes de se tornarem totalmente aptos a eliminar o invasor (é a chamada imunidade adquirida, aprendida ou específica). Outra distinção entre linfócitos e células detritívoras é que a maioria dos linfócitos pode desenvolver memória. Como já mencionei, os detritívoros (monócitos e neutrófilos) apenas fazem seu trabalho, e não se lembram de nada depois. Já os linfócitos com memória, produzidos durante uma infecção ou imunização, protegem-nos contra futuros ataques do mesmo organismo agressor. É por isso que as pessoas que tomam vacina contra o sarampo ficam protegidas pelo resto da vida; uma parte de seus linfócitos pode reconhecer de imediato e erradicar qualquer vírus que possa atacá-las. Uma coisa que sempre me surpreende quanto à rede imunológica é o número de mecanismos de segurança e meios alternativos de eliminar o perigo que estão presentes no sistema. E as células não trabalham isoladas: as coisas que fazemos podem ajudar ou comprometer suas habilidades. Vivemos em uma relação verdadeiramente colaborativa com essas células, uma parceria dedicada a manter-nos saudáveis.

A "dança imunológica" da resposta imune adquirida ou aprendida é uma coreografia incrivelmente complexa, que reúne todos os aspectos do corpo, da mente e das moléculas. Ela demonstra que nosso universo celular é muito cooperativo e colaborativo, com o objetivo de proteger nossa sobrevivência. Estilo de vida, nutrição e atividade física, bem como o estresse, desempenham um papel nessa dança; um estresse crônico prolongado pode tornar mais lenta a resposta imune, enquanto estratégias de relaxamento podem melhorá-la.[16]

Agora vamos aprender os passos dessa dança.

As onze etapas da resposta imune aprendida

1. *Reconhecimento do "não eu"— um invasor*. Os monócitos detritívoros e as células dendríticas dão início à dança. Uma vez que as células detectam o invasor, uma *performance* quase mágica é coreografada.

2. *O invasor é desmontado*. Uma vez reconhecido como um perigo, o organismo agressor é partido em pedaços, e estes estimulam a resposta imune. Esses pedaços estimulantes são chamados antígenos. As células que desmontam o agressor, chamadas de células processadoras de antígenos, incluem os monócitos-macrófagos e as células dendríticas.

3. *Marcadores de reconhecimento assinalam o invasor*. O antígeno é transportado para a superfície da célula processadora de antígenos, como

uma bandeira. A célula circula, procurando uma célula T auxiliar que reconheça o antígeno atacante. As células T auxiliares são dotadas da capacidade de reconhecer cerca de 1 milhão de antígenos diferentes, embora cada célula T específica reconheça apenas um.

4, 5. *Envio de mensagem molecular — uma resposta febril.* Invasão! Uma vez que a célula T auxiliar adequada é encontrada, ela recebe um sinal químico da célula processadora de antígeno para fazer mais cópias de si mesma. Esses sinais químicos são chamados citocinas e interleucinas, que são mensagens moleculares entre células. A IL-1 (interleucina 1) sinaliza à célula T auxiliar para produzir mais auxiliares (etapa 5) capazes de reconhecer o antígeno específico. Os linfócitos T auxiliares coreografam o resto da dança. Além de afetar as células do sistema imunológico, a IL-1 também viaja até o cérebro, aumenta a temperatura do corpo e deixa você sonolento, ajudando a conservar energia para combater a infecção. Para muitos organismos invasores, uma temperatura corporal elevada é letal. De fato, a febre é outra característica de uma rede imunológica em funcionamento. Embora com frequência interpretemos uma febre como "tem algo errado", ao contrário, ela nos diz que nossa rede imunológica está funcionando bem. Estudos de pessoas com infecções com o vírus da gripe que tomaram aspirina para baixar a temperatura indicam que elas inclusive apresentaram os sintomas por mais tempo do que as pessoas que não tomaram aspirina. De fato, a aspirina baixa a febre e diminui a resposta imune.

6, 7. *As células T procuram células B.* A célula auxiliar T, agora carregando a bandeira do antígeno do invasor, sai à caça para encontrar um linfócito B que reconheça o mesmo antígeno. A célula B localiza-a e envia outro sinal molecular (etapa 7), de modo que são produzidas mais células B que reconhecem esse perigo específico.

8, 9. *Expansão de células B e produção de anticorpos.* Enquanto essa população de células B se expande, elas amadurecem como células do plasma, que elaboram proteínas neutralizadoras do antígeno, chamadas de imunoglobulinas ou anticorpos (etapa 9). Há vários tipos de imunoglobulinas: a IgG, forma predominante, está presente no sangue, enquanto a IgA ocorre primariamente na saliva e no trato digestório. A IgM é a primeira forma produzida, enquanto a IgE é produzida em resposta a parasitas e alérgenos.

10. *As células supressoras interrompem a ação.* Uma vez que os defensores imunológicos erradicaram de maneira correta o invasor, outro conjunto de sinais moleculares ativa o interruptor de "tudo em ordem"; as células supressoras T detêm a resposta imune.

11. *Uma saudação importante.* Você pode se perguntar: se as células do sistema imunológico carregam o marcador de um invasor, por que não são reconhecidas como "não eu" e atacadas? As células do eu "se cumprimentam", reconhecendo umas às outras; assim, não há ataque.

A rede imunológica destaca-se por sua colaboração entre o universo físico celular e nossa consciência mais etérea. Ela serve para definir o eu celular físico ao mesmo tempo que é influenciada por nossas crenças invisíveis, atitudes e percepções psicológicas do eu.

Quem sou eu? Descobrindo o eu

Agora que já testemunhamos a desconcertante inteligência de nossas células no processo de identificar e proteger o eu, vamos mudar o rumo da conversa e pensar sobre o que nos faz, como seres humanos completos, multidimensionais e conscientes, ter um senso bem definido do eu, e como podemos fortalecê-lo.

Uma crença fundamental que tenho desde criança é que cada um de nós tem um propósito especial para estar aqui. Como seria esperado que usássemos a centelha de energia que nos é dada no início da vida? Para amar? Para trabalhar? Para cuidar da terra ou de uma criança? Para sonhar e realizar um projeto criativo? Cada um de nós talvez carregue dentro de si uma semente de inspiração sobre quem somos e por que estamos aqui. Mas e se não tivermos essa inspiração, ou se não lhe dermos ouvido — e aí?

Passei por um momento em que minha inspiração e meu sentido de missão haviam desaparecido. "Eu" estava realmente perdida, e decidi percorrer um novo caminho para revelar meu eu espiritual, tornando-me aprendiz de um xamã. Trabalhamos com sons e tecnologias não lineares para ter acesso a partes de mim das quais até então eu não tinha consciência. Com prática, dedicação e vida em comunidade, recuperei mais de mim mesma, e foi esse caminho que me ofereceu a maior integração do eu. Levantei as velhas questões: Por que estou aqui? Qual é meu dom exclusivo, que faria do mundo um lugar melhor e beneficiaria os demais? É o que a maioria de nós se pergunta em algum momento da vida, e com frequência precisamos de meios não tradicionais para ter acesso a essa informação. Eu agora os chamaria de tecnologias sagradas.

Como aprendiz, eu "persegui o poder", para ser capaz de saber e expressar plenamente quem sou. Em tradições xamânicas ou indígenas, o poder é chamado "medicina", e a medicina da cada pessoa representa seus dons, propósitos e o poder para a cura da tribo. Descobri que um de meus dons era o som.

Quando revelamos nosso poder e começamos a colocá-lo em ação, somos verdadeiramente nós mesmos. É então que fazemos as maiores contribuições e usamos com mais sabedoria nosso dom de energia. Temos muitos caminhos para acessar o eu, para conhecê-lo e integrá-lo. Uma vez que o som é a medicina que me foi concedida, ofereço aqui formas pelas quais você pode usá-lo para revigorar seu eu celular sagrado.

Como conectar-se com o senso do eu: o poder do som

Arden Mahlberg, psicoterapeuta em Madison, Wisconsin, usa o som para ajudar seus pacientes a redescobrir seu senso de equilíbrio do eu. Em *Music and Miracles*, ele conta a história fenomenal de sua primeira experiência clínica com o som *hum*. Um de seus pacientes, um homem de 35 anos, sentia-se inadequado e aprisionado em um emprego seguro que odiava. Estava deprimido e tinha medo de falhar. Mahlberg prescreveu-lhe o uso de som: imaginar o som "hum" e então produzi-lo na garganta. A princípio, a imagem mental e o som propiciaram ao homem um sono mais reparador — quem não se beneficiaria com isso? Então, depois de vários meses de prática, ele percebeu que havia criado uma mudança radical em sua identidade. Ele ganhou um novo senso de segurança e foi capaz de trocar de emprego sem se preocupar com o resultado.[17]

Agora Mahlberg usa com frequência essa estratégia sonora com pacientes que fizeram pouco progresso por meio da "terapia de conversa". Produzir o som *hum* ajuda-os a encontrar a si mesmos. Ele pede a pacientes que se sentem perdidos que imaginem primeiro o som "hummm" e então que o produzam entre cinco e vinte minutos todos os dias. Em sua experiência, com o passar do tempo, tais indivíduos se tornam mais decididos e confiantes, fazendo escolhas e tomando decisões de maneira mais clara. Com frequência, à medida que enxergam a si (o eu) de maneira diferente, suas vidas ganham novo ritmo e energia. Em essência, eles redescobrem a si mesmos e a sua verdadeira natureza. Você já sentiu que não sabe quem você é ou onde está? Eis um exercício para você.

EXPLORAÇÃO
O som do eu

Explore esse experimento para fortalecer seu senso do eu. Mesmo que você se sinta satisfeito do jeito que está, essa pode ser uma melhora interessante em seu bem-estar.

Reserve por volta de cinco ou dez minutos, em um lugar onde você se sinta seguro e não será incomodado. Sente-se em uma posição relaxada. Feche os olhos e imagine ou visualize o som "hummm". Você pode simplesmente imaginar a letra *m* ou fingir que está ouvindo o som. Outra opção é fazer o som em silêncio. Faça essa parte por alguns minutos.

Agora você pode passar para o próximo passo e praticar produzindo o som. Inspire profundamente, inalando pelo nariz. Sua boca está fechada.

Exale, soltando a respiração pelo nariz enquanto faz o som "hummm". Deixe que o som dure tanto quanto a expiração permitir. Agora inspire profundamente outra vez, e mais uma vez faça o som "hummm". Sinta o som vibrar em seus ossos e tecidos. Onde você sente o som primeiro? Repita ao menos nove vezes para começar a sentir os benefícios.

Experimente usar tons mais agudos e mais graves, mais altos e mais baixos. Você sente o som em diferentes pontos do corpo quando o tom é mais baixo e quando é mais alto? Sinta a diferença quando seus dentes se tocam durante o hum.

Prossiga com esta prática durante os dias seguintes até estar produzindo o som *hum* por ao menos cinco minutos. Fique em silêncio por alguns instantes após cada sessão. Perceba como se sente. Você vai descobrir que cinco a vinte minutos desta prática mudam seu dia. Mantenha um registro de sua experiência. Nota alguma mudança física, alguma nova percepção ou sensibilidade? E quanto a seu senso do eu, seus limites?

Os grandes professores nos dizem que são necessários ao menos 21 dias para alterar um padrão. Minha sugestão é começar a prática do *hum* durante três dias seguidos, e ir aumentando até 21 dias.

Atenção! Não faça isto enquanto estiver dirigindo. As pessoas com frequência entram em um estado alterado profundo quando o som harmônico do *hum* reduz as ondas cerebrais e torna mais lentos os tempos de resposta. Essa é uma preparação excelente para a visualização de imagens ou para a meditação, não para executar atividades.

Como poderia o som do *hum* ajudar a recuperar o eu?

O conhecimento humano dos efeitos terapêuticos do som *hum* remonta a milhares de anos. Sócrates disse que ouvir esse som mantinha-o satisfeito, atento e seguro de si. Kabir, o poeta sufi, disse que esse som o levava ao êxtase. A tradição indígena *hupa*, da Califórnia, ensina que, quando despertamos nos sentindo desanimados, produzir esse som ajuda nosso espírito a voltar para nós.

Mahlberg escolheu o som *hum* porque postulou que é o som arquetípico do eu — há abundantes indícios disso. Independentemente de nossas raízes culturais, quando somos bebês, fazemos o som "m-m-m" durante a amamentação. Quando emitido com a boca vazia, "m-m" se torna "mama", que é, em geral, a primeira palavra falada no mundo todo. Em muitos idiomas, a palavra para mãe enfatiza o som "mmm". Os pais naturalmente fazem esse som para ninar as crianças. Nós o fazemos ao ingerir algum alimento agradável: "Mmm, mmm, gostoso". Será coincidência que *hum* seja um som sagrado em muitas tradições: amém, aum (om), shemá, shalom, salaam?

Nos Upanishads hindus, está escrito que o som *hum* proporciona uma distinção fundamental entre eu e não eu, o eu mesmo e o outro, interior e exterior. Em outras tradições sagradas, esse som fornece uma ligação entre os céus e a Terra. *Aum* e amém soam ao final de uma prece ou um verso espiritual. A xamã e antropóloga Angeles Arrien descreve o som da letra *m* como o som de consoante que ancora nossas preces; enquanto o "ah" nos abre para o coração e o espírito, o *hum* nos traz de volta à Terra.[18]

Quando ouvimos e produzimos um som repetitivo, nossas ondas cerebrais se tornam mais lentas e mais semelhantes às ondas delta do sono restaurador, que são também as primeiras ondas cerebrais detectáveis no feto. Ao produzirmos o *hum*, estaremos recriando a paz da consciência do útero e criando um novo espaço seguro?

O som *hum* vibra o corpo, do interior das células através da carne e dos ossos, nos filamentos de nossas células e no interior da mente. Ele nos sintoniza, ajudando a maioria de nossas células a ressoar juntas. Isso nos proporciona o momento perfeito para alinhar nossas ideias de eu e de motivação.

Se você já faz alguma prática corporal como *yoga*, *tai chi* ou *qigong*, tente acrescentar o som *hum* a sua prática. Talvez isso o ajude a ficar ainda mais consciente de seu próprio corpo.

Som em ação

Para muitas pessoas, repetir um som em um mesmo tom monótono induz ao estado meditativo e o aprofunda. De fato, trabalhei com clientes que eram incapazes de meditar até que produziam o som *hum* ou entoavam algum tipo de cântico.

Testemunhar tais efeitos de estabilização emocional inspirou-me a tentar o som com pessoas que tinham doenças imunes, que exibiam deficiências de identidade celular. Durante um ano, trabalhei primeiro com um grupo de oito mulheres que sofriam de síndrome da fadiga crônica, uma doença desconcertante já mencionada neste capítulo. Essa é uma condição que tem um conjunto mal definido de sintomas, resultando em perda da capacidade cognitiva, da memória, da força física, da alegria de viver e da integridade imunológica. Com frequência, os afetados são pessoas muito ativas que fazem coisas demais, muitas vezes mulheres que assumem papéis que, segundo a tradição, são considerados masculinos. A síndrome por certo representa uma "perda do eu" em muitos níveis: você não consegue fazer o que costumava ser capaz de fazer; você não se lembra do que leu; sua energia está exaurida. Você dorme, mas acorda cansado.

As mulheres em meu grupo praticavam o som *hum* na tentativa de recuperar o que haviam sido antes. Todas relataram que produzir o som, ainda que por poucos minutos, lhes dava mais energia e que, com o tempo, elas se sentiam melhor com relação a si mesmas.

Quando comecei a integrar som e o *hum* em outros grupos, repetidamente descobri que essa era uma ferramenta poderosa para fortalecer o bem-estar. Um homem com uma doença autoimune, por exemplo, tinha uma dor muscular e nas articulações que não cedia, pois seu sistema imunológico vinha, de modo progressivo, destruindo suas células. A única estratégia que aliviava sua dor era o som: ele costumava produzir o som *hum*, além de outros.

Cada célula, cada molécula e cada átomo vibram, movem-se e soam. Radioastrônomos detectam um som murmurante constante por todo o Universo. Diz-se que se o som de nossos átomos fosse ouvido, ele se assemelharia a OM (aum), o som sagrado hindu. Mas *aum* é mais do que um som comum na tradição hindu; ele representa o nome e a manifestação de Deus, ou a divina consciência. Joseph Campbell descreveu o som *hum* interior como a energia e a vibração ancestrais das quais o próprio universo é uma manifestação. E se o som manifesta ou organiza o Universo, o corolário não será que o som *hum* pode nos ajudar a manifestar nossos universos individuais?

REFLEXÃO

Como reconheço a mim mesmo?

Como eu sou reconhecido?

Como falho em reconhecer a mim mesmo?

Como reconheço os outros?

Que aspectos do meu eu precisam ser fortalecidos?

Quem sou eu?

Para dar exemplos de todos os meios pelos quais podemos reconhecer o eu, aqui estão algumas das formas como respondo à questão "Quem sou eu?". Sou átomos, moléculas, células, pensamentos, sentimentos, ideias, Sondra, filha, mãe, avó, amiga, amante, trabalho, espírito, amor, som.

Em termos de tradições metafísicas e simbólicas, pela astrologia, sou libra--escorpião; pelo tarô e pela numerologia, a sacerdotisa, a justiça, um 11 e um 2; e por outro sistema metafísico, sou a rainha de copas. Considere: se aceitamos a existência de qualidades metafísicas, o que elas somam à nossa identidade e ao nosso propósito de vida? De que modo tais rótulos míticos e esotéricos reiteram, reforçam e expandem nossa autoidentidade?

PRECE CORPORAL
Ancoragem — Uma declaração de autocriação

O exercício a seguir pode ajudar você a adquirir um senso sólido do eu e servir como uma ferramenta para criar e recriar de forma intencional o eu que você deseja ser.

Escolha um lugar que lhe dê a sensação de santuário. Use algum tempo para "chegar lá". Então diga algumas palavras, em silêncio ou em voz alta, para agradecer a suas células e ao grande Mistério por tudo o que você é, tem e sabe.

Sinta seus pés firmes e ancorados na terra. Você pode receber força a partir da energia da terra quando sente os pés sobre ela. Você pode também imaginar que sua cabeça está conectada aos céus por um fio invisível. Oscile um pouco para a frente e para trás, em pé, até sentir-se sólido sobre o chão.

Imagine que você é uma corda entre a terra e os céus. Faça movimentos circulares com a cintura, girando a barriga e os quadris, movendo-se devagar, como faria com um bambolê. Seus ombros permanecem paralelos à terra enquanto o centro de seu corpo guia o movimento. Mova-se como uma corda que é segurada pelas duas pontas. Continue até sentir-se ancorado. Então mude de direção. Você pode descobrir que girar em uma direção parece mais fácil e mais natural do que em direção a outra. Que direção é mais confortável para você? Agora adicione o som *hum* produzido na garganta enquanto você se enraíza e espirala, conectado à Terra e a suas células. Faça esses movimentos por alguns minutos.

Agora, firmemente enraizado na terra, com seus pés ancorados, erga os braços para os céus, flexionando as mãos nos pulsos. Toque o coração e a barriga com as mãos, e então curve-se para tocar a terra. Faça isso ao menos três vezes.

Transforme isto em uma prece de intenção. Quando erguer os braços, peça orientação ou o que você precisa saber para dar o próximo passo na vida. Ou, quando estiver estendendo os braços para cima, expresse sua gratidão por tudo o que é e tem. Ao tocar o coração e a barriga, comprometa-se com sua intenção ou com seu eu superior. Quando tocar a terra, plante suas preces de intenção, talvez dizendo em voz alta que fará tudo o que for necessário para que essa semente cresça.

Quando estiver enraizado e realizar os três movimentos, em essência você estará declarando um ato de autocriação.

Rumo a um eu integrado

Começamos este capítulo examinando uma afirmação quase universal entre as religiões: EU SOU O QUE SOU. Agora vamos revisitar esse conceito da maneira como podemos encontrá-lo em nossa vida diária.

Nossas células, quando estão saudáveis, sabem exatamente quem são, enquanto nossa psique pode encarar a questão de uma forma contínua: "Quem sou eu?"; "Quem sou eu agora?". Enquanto fazemos nossa jornada rumo à maturidade e à transformação, aceitar quem e como somos no momento nos leva a uma compreensão mais profunda de EU SOU O QUE SOU. *A aceitação é parte de nosso reconhecimento humano do eu.*

Há pouco tempo uma aluna me ligou para compartilhar a revelação que teve quanto a suas células e seu eu. Sua caminhada, certa manhã, foi um tanto difícil. Foi literalmente uma batalha morro acima para ela e suas células. Ela me contou que, naquela subida íngreme, as células dela estavam urrando, sentindo-se forçadas até o limite; estavam sentindo dor e queriam parar. Então a consciência dela (o que venho chamando de mente e de psique) revelou seu papel na caminhada: todos nos beneficiamos se superamos a dificuldade para chegar ao alto do morro. Foi quando ela compreendeu a colaboração entre as células e a consciência, matéria e mente. As células podem fazer sua parte sem ajuda da mente, mas quando a mente aceita a situação e diz "vamos um pouco além, não vamos desistir ainda", todo o ser se beneficia, inclusive as células. A dificuldade soma um novo senso do eu.

Quando aceitamos e reconhecemos que nossas escolhas influenciam nossa saúde celular, podemos aceitar nossa natureza celular como um cálice ou receptáculo sagrado que nos foi dado para cuidar e cultivar. Sabemos que somos uma unidade.

No próximo capítulo você vai descobrir como nossa consciência envia mensagens para cada célula e como as células estabelecem comunicação umas com as outras.

Capítulo 3

Receptividade — Ouvir

As células de nossa musculatura lisa [...] trabalham seguindo seus próprios cronogramas [...] abrindo e fechando túbulos de acordo com as necessidades do sistema inteiro. As células se comunicam entre si pelo simples toque; tudo isso acontece continuamente, sem qualquer ordem pessoal nossa. A organização é a mesma de um ecossistema.

— LEWIS THOMAS, *The Lives of a Cell*

Dando continuidade à exploração da natureza divina de nossas células e de nós mesmos, neste capítulo passamos do "eu" para o "nós". As células têm muito a nos ensinar quanto a perceber um ao outro, ouvir, ser ouvido e à importância da conexão. E o modo pelo qual as células "ouvem" ocorre por meio de sítios receptores ou "antenas" em sua superfície externa.

As células falam

Se pudéssemos ouvir as conversas entre nossas células, você acha que elas estariam falando sobre como conseguir um aumento de salário, ou quem se saiu melhor nas provas? Não! Nós as ouviríamos discutindo sobre mover-se mais depressa ou mais devagar, respirar um pouco mais fundo, avançar e retroceder. Nós as ouviríamos perguntar: "A qual mensagem eu devo responder?" — há tantas.

Quanto mais compreendermos o modo como as células controlam nosso ambiente interno alquímico, em seu estado de constante mudança, melhor será

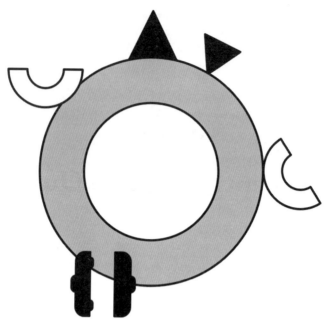

Figura 3.1 Diagrama de uma célula com marcadores do "eu" (triângulos) e diferentes receptores (as outras formas).

nossa relação com nós mesmos e uns com os outros. E mais apreço nós teremos pelas criaturas magníficas que somos.

De novo, como nos dois capítulos anteriores, começamos pela superfície da célula, a membrana (veja a figura 3.1).

Já vimos que a membrana celular contém marcas características que revelam sua própria natureza — EU SOU. A membrana também guarda a capacidade de se comunicar com outras células. A comunicação depende em primeiro lugar das antenas da membrana, os sítios receptores, que têm a incrível capacidade de reconhecer moléculas específicas com que tenham contato. Se as moléculas se encaixarem, nossas células atentas as aceitarão. Esse é um processo semelhante ao da colaboração imunológica entre antígenos e sítios receptores da membrana, descrita no Capítulo 2; as células usam o mesmo mecanismo para reconhecer mensagens moleculares de um ambiente sempre em mutação. Christian de Duve, ganhador do Prêmio Nobel de Medicina, chamou esse fenômeno de *complementaridade molecular*.[1]

A transferência de informação biológica está baseada na complementaridade química, a relação existente entre duas estruturas moleculares que se encaixam com precisão uma à outra — um fenômeno dinâmico, pois as duas partes não são rígidas. Ao se abraçarem, elas até certo ponto moldam-se uma à outra. O abraço leva à união.

— CHRISTIAN DE DUVE, *Vital Dust*

A quais mensagens nossas células precisam responder? Sinais químicos de perigo, necessidade de novos recursos de energia, maior ou menor rapidez — há mensagens moleculares para descansar e relaxar, renovar recursos e reciclar. Graças ao reconhecimento instantâneo, nossas células podem responder em nanossegundos para manter-nos protegidos, em movimento e reabastecidos. Mas como?

Os receptores

A superfície de cada célula está salpicada com milhares de sítios receptores cuja função é detectar informações essenciais à sobrevivência. Um dado receptor tem uma forma tal que só pode aceitar certas mensagens. A analogia da chave e da fechadura, já vista, aplica-se também aqui; uma célula só pode responder a um determinado sinal químico se tiver um receptor capaz de reconhecê-lo. Isso significa que ambos, o receptor e a mensagem que dá início a tudo, devem ter estrutura espacial, geométrica e tridimensional correta em relação um ao outro. Alguns cientistas dizem que a vibração de cada um — receptor e mensagem — também desempenha um papel nessa conversação dinâmica. O receptor não é rígido; ele se amolda ao redor da mensagem, agarrando-se a ela.

Lembre-se de que a membrana celular é constituída por uma camada dupla de gorduras. Estas gorduras são chamadas de fosfolipídios, e elas se unem para formar o que poderíamos imaginar como uma "bolha de sabão" estável. Os receptores proteicos flutuam nessa camada superficial de lipídios; alguns deles cruzam a membrana, até sete vezes, estando em contato tanto com o ambiente exterior quanto com o interior da célula. O receptor agarra com suas "mãos" a molécula correspondente do lado de fora da célula e então move os "pés" do lado de dentro, para informar ao resto da célula que uma mensagem foi recebida. A célula pode responder à mensagem, desde que, em seu interior, todos os mecanismos necessários sejam ativados e entrem em ação. Para isto, deve haver uma mudança de *conformação* na estrutura física do receptor — isto é, o receptor *muda de forma* quando entra em contato com uma molécula que reconhece. Em *The Biology of Belief* [*A Biologia da Crença*], Bruce Lipton afirma que essa atividade da membrana constitui o cérebro da célula. Mas a inteligência celular requer muito mais do que receptores de membrana, e você vai aprender mais sobre isso no próximo capítulo. O objetivo final da ligação de uma molécula com seu receptor (se é que moléculas têm objetivos) é "ligar" a célula para que esta realize uma atividade específica. Exemplos de atividades celulares incluem produzir mais energia, ir mais devagar e contrair-se. Você pode imaginar a interação como um abraço molecular: o receptor precisa envolver a molécula sinalizadora. Se o fizer com força demais, o interruptor de "liga" pode ficar ligado tempo demais; se o abraço for muito frouxo, a célula pode nem perceber que tem de fazer algo. É a conexão no ponto certo que incentiva a célula a mudar o que está fazendo e realizar uma ação diferente.

Um de nossos primeiros vislumbres da importância dos receptores celulares teve início há cerca de sessenta anos, quando os pesquisadores investigaram o modo de ação da adrenalina. Esta, também conhecida como epinefrina, é um sinal molecular de perigo que diz ao nosso corpo que fique pronto para a ação. Ela garante que haja açúcar suficiente no sangue para manter todo o organismo funcionando; para isso, ela facilita às células do fígado liberar glicose a partir de sua forma de armazenamento, chamada glicogênio, soltando-a no sangue. O estresse (resposta de luta ou fuga), que pode ser desencadeado por um desafio agudo físico ou mental, gera uma convocação química que move energia para os nossos músculos, aumenta a pressão sanguínea para oxigenar as células e acelera tudo que é necessário para a sobrevivência imediata. Se a célula recebe uma mensagem de perigo, ela nos capacita a lutar ou fugir. Quase todos os tipos de célula do corpo têm receptores de adrenalina, e cada um responde à sua maneira específica. As células do coração batem mais forte quando há adrenalina, enquanto as células pancreáticas param de secretar insulina. Cada parte do nosso corpo desempenha seu papel para nos livrar do perigo.[2] Para que você possa ter uma ideia dos diferentes formatos de receptores, compare a forma da adrenalina (veja a prancha 8 no encarte colorido) com a forma da cafeína (veja a prancha 9 no encarte colorido).

Vê-se com clareza que as células necessitam de diferentes tipos de receptores para responder à diversidade de substâncias químicas.

Se você tivesse que dar uma cor diferente para cada receptor que os cientistas identificaram, a superfície média da célula apareceria como um mosaico com ao menos 70 matizes diferentes — 50 mil de um tipo de receptor, 10 mil de outro, 199 mil de um terceiro e assim por diante.

— CANDACE PERT, *Molecules of Emotion*

Moléculas disfarçadas

Nosso corpo produz milhares de mensagens moleculares diferentes, e os fabricantes de drogas medicinais têm se aproveitado disso, sintetizando mensagens "impostoras" que imitam a estrutura química e o formato de nossas moléculas naturais. Na verdade, muitas substâncias hoje usadas na medicina fazem efeito ao impedirem que sinais naturais se encaixem em seus receptores. Por exemplo, as drogas conhecidas como betabloqueadores — muito usadas para baixar a pressão sanguínea — encaixam-se em alguns dos receptores de adrenalina e impedem que nossa própria adrenalina transmita sua informação. Ao fazer isso, elas impedem ou reduzem o sinal da adrenalina para "preparar-se para a ação" e evitam que o coração dispare.[3]

Tais moléculas impostoras podem ter efeitos de amplo espectro. Quando eu estava me preparando para dar minha primeira palestra na Associação Americana do Coração, meu chefe, um cardiologista, me perguntou se eu queria tomar propranolol, um betabloqueador, para acalmar meu coração acelerado e nervoso; pessoas que ficam aterrorizadas quando falam em público ou prestam exames às vezes recorrem a esse expediente antes do evento estressante. Embora eu prefira métodos naturais — em vez de medicar-me, eu meditei antes da palestra —, é fascinante que a alteração da comunicação no nível celular possa aliviar a condição física da hipertensão e também afetar de forma tão profunda nossa condição emocional.

Pedido de socorro

O contínuo fluxo e refluxo das mensagens moleculares é essencial à vida e à sobrevivência. Quando em perigo, a célula pede ajuda, avisa seus aliados e solicita energia. Equipada com um repertório químico de mensagens moleculares, ela envolve células próximas e distantes em uma ação comum.

Se o estresse exige de nós muita energia, nossas células às vezes queimam rápido demais seus recursos. Quando isso acontece, podemos reabastecê-las e trazê-las de volta a um estado de tranquilidade por meio da colaboração entre mente, moléculas e células.

Essas moléculas são comunicadoras incríveis, falando sua miríade de diferentes linguagens em um coro simultâneo dentro de nós. Se você se sente ameaçado por algo no momento presente, ou se um pensamento sobre o futuro preocupa você, suas células são convocadas para o serviço ativo imediato, para proteger e defender seu território, mobilizando recursos para garantir a sobrevivência. Momento a momento, nós e nossas células compartilhamos a habilidade de nos afastarmos do perigo rumo a um porto seguro. E saber que as células estão ouvindo todas as mensagens — o que pensamos, imaginamos ou vivenciamos fisicamente — nos leva a relembrar como é importante *estar presente no agora*.

Sinais corporais da comunicação celular

Há muitos anos, o psiquiatra suíço Carl Jung, que transformou o campo da psicologia, percebeu que alguns estados emocionais eram acompanhados de reações físicas correspondentes, tais como batimentos cardíacos acelerados ou transpiração na palma das mãos.[4] Desde então, muitos sinais fisiológicos têm sido empregados em medições emocionais muito úteis, que podem ser detectadas por meio de máquinas como o polígrafo (detector de mentiras). Porém as máquinas existem há apenas pouco tempo na história da humanidade. E quanto a nossas próprias capacidades de detecção? Vamos dedicar algum tempo agora para nos tornar conscientes dos sinais emocionais inatos do nosso corpo.

A alteração molecular mais fácil de notar em nosso corpo vem do coquetel de hormônios do estresse. Temos medo de um homem que vem pela rua — ele parece ameaçador. Escapamos por pouco de um acidente de trânsito. Imaginamos coisas horríveis que, com toda a probabilidade, nunca vão acontecer: nós nos preocupamos. No nível celular, a adrenalina, o mais importante sinal de estresse, prepara-nos para fugir ou lutar.[5] Lembre-se de que isso garante que o nível de açúcar no sangue se eleve, o que exige que nosso coração bata mais rápido — um sinal corporal de que a alteração emocional e molecular está ocorrendo. A circulação altera-se para alimentar os grandes músculos na perna, permitindo-nos sair correndo se for necessário. Quando o sangue vai para as pernas, ele abandona as mãos; as mãos geladas, de palmas pegajosas, são o sinal de que podemos estar sob o efeito do estresse ou com medo. Respiramos mais depressa e mais superficialmente. A mandíbula aperta-se e os músculos dos ombros e do pescoço se retesam. Todas essas mudanças físicas resultam da comunicação entre moléculas e células; nesse caso, as moléculas de adrenalina (junto a outros hormônios do estresse) conectam-se aos receptores de células do coração, dos músculos e do pulmão — e no caso do estresse prolongado e contínuo, de células do sistema imunológico.

Quando nossas células irradiam um sinal de perigo, o corpo todo responde com sinais passíveis de detecção. O mesmo ocorre com o sinal oposto: o sinal de "tudo em ordem" que vem quando percebemos que o homem "ameaçador" nos cumprimenta sorrindo ao cruzar conosco, ou que nosso quase acidente foi evitado. Nós relaxamos. Nossa respiração se acalma; nossa mandíbula apertada e os músculos contraídos liberam suas tensões, e nossas mãos esquentam. Assim como as células ouvem o ambiente ao redor, também podemos ouvir os ecos da atividade delas dentro de nós. E à medida que aumenta nossa percepção de tais respostas, podemos aprender a lidar com elas e, se necessário, influenciá-las intencionalmente. À medida que melhoramos nossa capacidade de ler os sinais do nosso corpo, podemos aprender a reagir de maneiras mais saudáveis.

Reserve alguns minutos agora para se sintonizar e perceber como seu corpo está se sentindo nesse momento.

EXPLORAÇÃO
Exame do corpo

Feche os olhos. Repare se há lugares de seu corpo que parecem tensos ou contraídos.

Sinta a temperatura de suas mãos.

Agora ponha uma das mãos sobre o peito e a outra sobre a barriga e atente para o ritmo de sua respiração. O que se move mais, o peito ou a barriga?

Perceba como estão sua mandíbula e seus ombros.

Essas observações lhe proporcionam um quadro sensorial do *agora*.[6]

Se quiser levar essa exploração mais além, relembre-se de um período particularmente estressante ou de um momento assustador. Mantenha essa lembrança em sua mente e repare se houve alguma alteração física no *agora* anterior: você está respirando mais depressa? Seus ombros se retesaram? Deixe essa lembrança ir embora e imagine uma cena tranquila ou um momento pacífico para trazer suas células de volta ao equilíbrio.

◇◇◇

Seus pensamentos e suas células acabaram de ter uma conversa sobre perigo e segurança. Aprecie o milagre que isso representa — o sagrado da inter-relação entre mente e moléculas. Esteja consciente de que não são apenas eventos físicos que desencadeiam nossos "coquetéis de estresse"; a mente desempenha um papel importante em nossa química.

Sinais corporais podem lhe permitir tomar consciência de seu estado emocional interior, e eles estão sempre com você — você pode prestar atenção neles em qualquer lugar e a qualquer momento. Por exemplo, da próxima vez que você estiver em uma reunião e perceber que suas mãos estão geladas, note que suas células podem estar dizendo "Perigo". Agora que você já recebeu a mensagem delas, que atitude quer tomar?

As células dizem a verdade delas

No final da década de 1880, uma paciente queixou-se a seu médico de que sentia um formigamento elétrico nas mãos e nos pés toda vez que ela detectava certos odores desagradáveis. O médico dela, um francês, mais tarde, descobriu que as propriedades elétricas da pele se alteravam com flutuações emocionais. Em decorrência disso, a partir dessa descoberta nasceu a moderna psicofisiologia. A atividade elétrica da pele ficou conhecida como resposta galvânica da pele (RGP), e foram desenvolvidas máquinas para medi-la, como o detector de mentiras que já mencionamos. A RGP, uma medição da atividade das glândulas sudoríparas, é um indicador de eventos cerebrais que são conduzidos à superfície da pele. Carl

Jung, um dos primeiros estudiosos da resposta elétrica da pele, via nela uma janela fisiológica para o inconsciente.

Imagine o entusiasmo naquela época inicial. Você está sentado em um velho laboratório úmido, com os dedos ligados a uma complexa fiação que se conecta a uma máquina enorme. Cada vez que você imagina o rosto de um amigo, a agulha na máquina se move. Você percebe que seu amigo não precisa estar ali para você ter uma reação emocional e física: ele está presente apenas em sua imaginação, mas ainda assim provoca alterações físicas em você.

Avance até o fim da década de 1980, quando o psicólogo James Pennebaker foi convidado para dar aulas sobre a psicofisiologia do estresse para técnicos que aplicavam os testes com polígrafo. Eles queriam saber o que acontecia no corpo e na mente de uma pessoa quando ela era questionada sobre um crime. Em geral, durante o teste, a pessoa que conta uma mentira reage com uma pequena resposta de estresse que é mensurável. Além da RGP e da condutividade elétrica da pele, as medições modernas com polígrafo incluem frequência cardíaca, tensão muscular, alterações de voz e outras ligações com o desconforto emocional. Pennebaker podia explicar o mecanismo fisiológico subjacente a cada uma dessas mudanças — mas iria aprender algo que transformou o trabalho de sua vida e o conhecimento que temos sobre o nosso eu celular.

A revelação veio quando os especialistas na aplicação dos testes com o detector pediram que Pennebaker explicasse essa observação surpreendente: quando uma pessoa confessava de fato um crime, ela exibia respostas de relaxamento, não de estresse. Como resultado de sua admissão, ela enfrentaria agora um futuro de reviravoltas e turbulências, e talvez até mesmo o encarceramento. Como seria possível que reagisse *relaxando*?

À época, Pennebaker não teve resposta para essa questão. Mais tarde, porém, ele fez uma descoberta espantosa, que contribuiu para o que hoje sabemos a respeito do bem-estar pessoal que sentimos ao dizer a verdade. Dando continuidade ao estudo junto com seus alunos de psicologia, na Universidade do Texas, ele começou a investigar a confissão em si. Pediu aos alunos que "confessassem", por escrito, um segredo ou um trauma que nunca haviam contado a ninguém. Ele descobriu que, em seguida a essa revelação, a saúde imunológica de seus alunos melhorava e seus níveis de hormônios do estresse caíam.

Ele explicou o fenômeno da seguinte maneira: quando as pessoas guardam uma história dolorosa ou algum medo (um crime cometido, um abuso sofrido ou cometido contra outra pessoa, um medo secreto), a própria experiência de reter isso é estressante, e as células respondem de acordo com sintomas clássicos de desconforto e ansiedade. Quando a história vem à tona, há uma onda de liberação e alívio. Em outras palavras, revelar o segredo bem guardado permite a essas pessoas libertarem-se dos pensamentos desagradáveis associados e permite-lhes retornar a um estado de bem-estar. Agora as células delas têm a oportunidade de iniciar a química da paz — e é o que fazem.[7]

Faz quase vinte anos que Pennebaker tem dado às pessoas uma tarefa simples de escrita, que você verá no próximo exercício de exploração. Muitas das pessoas que seguiram as sugestões dele descobriram que seus sistemas imunológicos haviam se fortalecido. Alunos passaram a ter notas melhores. Houve, por vezes, vidas completamente mudadas. Todo tipo de pessoa se beneficiou: gente lutando com problemas da vida diária, pessoas que perderam o emprego, pacientes com doenças terminais, vítimas de crimes violentos, até sobreviventes do Holocausto.

Em sua pesquisa original, Pennebaker estava mais interessado em problemas de saúde, e assim ele se voltou para pessoas que guardavam segredos pesados, como um passado violento, as quais estavam mais propensas a adoecer. Ele se perguntou: se pudesse achar um meio pelo qual essas pessoas compartilhassem seus segredos, será que a saúde delas melhoraria? Sim, foi o que ele descobriu, sem ter que revelar uma palavra que fosse a alguém. O simples ato de escrever sobre tais segredos, mesmo que o papel utilizado fosse depois completamente destruído, tinha um efeito positivo sobre a saúde. E isso funcionou com pessoas com os mais variados problemas de saúde: pessoas com asma adquiriam melhor função pulmonar; pacientes com artrite passavam a sentir menos dor nas articulações. Uma descoberta-chave do estudo foi que, mesmo que as pessoas escrevessem apenas durante quatro dias, quinze a vinte minutos por vez, os sintomas continuaram a melhorar durante todos os seis meses de duração do estudo.[8] Essa é uma ferramenta poderosa em nossa maleta médica de estratégias celulares, que nos permite influenciar aquilo que pedimos a nossas células que ouçam.

A fascinante pesquisa de Pennebaker demonstra que nossos santuários celulares seguem por instinto a declaração do Novo Testamento: "A verdade o libertará".

EXPLORAÇÃO
Você e suas células dizendo a verdade

Você não precisa estar sofrendo de um grande trauma ou uma enfermidade para descobrir como essa estratégia simples pode ajudá-lo. Reserve de quinze a vinte minutos todo dia para escrever seus pensamentos e sentimentos sobre o que o incomoda no momento: seu maior fator de estresse ou uma vergonha oculta. Comprometa-se a escrever durante quatro dias consecutivos — nem mais, nem menos. Não descreva os fatos envolvidos. Em vez disso, expresse suas emoções sobre eles. Você pode rasgar o relato ou queimá-lo, se preferir. Este é um exercício para você e suas células, um convite para libertar e desapegar.

Há uma lição profunda dentro da dinâmica em ação em nosso santuário interior: nossas células sabem a verdade. Nossa fisiologia responde ao que estamos pensando, bem como ao que não queremos que as pessoas saibam. Podemos ocultar algo de nossos amigos e parentes, de nossos vizinhos e colegas de trabalho. Mas não podemos ocultá-lo de nossas células. Elas estão ouvindo todas as conversas em nossa cabeça, cada palavra que sussurramos para nós mesmos. E, por causa disso, quando libertamos as histórias e os sentimentos que nos atormentam, nossas células respondem com grande alívio. Elas se tornam uma vez mais portos seguros.

Nossas células ouvem — e nós?

Por conta do que aprendi sobre nossas células, para mim está claro que elas ouvem o que estamos pensando, e reagem de acordo. Isso me levou a observar meu próprio comportamento ao ouvir os outros e a ter uma nova percepção — veja se reconhece isto em você mesmo. Estou caminhando junto a uma amiga que me conta uma história que já ouvi antes, mais de uma vez. Internamente, reajo às palavras dela e começo a julgar o que ela está me contando. Então... num momento "ahá!" — uma vozinha interior pergunta: *"Que tal simplesmente ouvi-la agora, em vez de reagir? O que aconteceria?"*. Tenho propensão a reagir, ao menos interiormente, ao que as pessoas me dizem. De fato, posso lançar toda a minha fisiologia num baixo-astral ou em uma guerra, dependendo do que ouço. E quanto a você?

Assim como acontece ao guardarmos segredos, nossas células respondem quando temos uma conversa interior julgando ou criticando alguém; elas também ouvem e reagem com estresse ou fúria. Portanto, o melhor que nosso crítico interior pode fazer é desaparecer. Quando minha voz interior me recordou do *agora*, simplesmente ouvi minha amiga; meu corpo relaxou, e senti uma conexão mais profunda com o fato de apenas estar com ela. Que diferença pode fazer ouvirmos sem acionar o juiz interior!

Desde aquela epifania, sempre que me vejo prestes a reagir ao que ouço, lembro-me de minhas células e me conscientizo de que tenho a opção de apenas ouvir. Como resultado, eu me sinto melhor, e o mesmo ocorre com minhas relações. Isso não quer dizer que não interajo em uma conversa; apenas fico atenta a uma eventual mudança para o modo reativo, e de forma consciente trago a atenção de volta para ouvir o que está sendo dito. Estou aprendendo a levar minhas células em consideração: elas estão ouvindo minhas conversas interiores, bem como o mundo exterior, e posso escolher não fornecer-lhes informação desnecessária, como, por exemplo, julgamentos internos e negativos a respeito de uma amiga, ou mesmo críticas a mim mesma.

Essa lição dada por nossas células nos traz sabedoria. Todos nós precisamos de pessoas que ouçam sem julgar, como fazem as células: as pessoas de quem gostamos, colegas de trabalho, até mesmo o governo. É importante para nossa sobrevivência e nosso bem-estar.

A companhia que mantemos

Agora já vimos que nossas células mantêm relacionamentos com nossos pensamentos, sentimentos e umas com as outras. Qual o papel delas nos relacionamentos que mantemos com os outros? Ouvir e comunicar-se de modo claro são aspectos importantes de um relacionamento saudável. Poderiam os relacionamentos desempenhar um papel essencial em nossa própria saúde? Há mais de cinquenta anos, foi feita uma descoberta decisiva quando os hábitos sociais e de saúde de mais de 4.500 homens e mulheres foram seguidos por um período de dez anos. Esse estudo epidemiológico levou os pesquisadores a uma descoberta revolucionária: pessoas que tinham pouco ou nenhum contato social morriam mais cedo do que aquelas que viviam vidas sociais ricas. Descobriu-se que conexões sociais tinham profunda influência na saúde física.[9]

Mais elementos para esta descoberta fascinante vieram da cidade de Roseto, na Pensilvânia. Os epidemiologistas estavam interessados em Roseto por causa de sua taxa extremamente baixa de doenças coronarianas e de mortes por doenças cardíacas, em comparação com o resto dos Estados Unidos. O que estariam fazendo de diferente os moradores da cidade que os protegia do assassino número 1 dos Estados Unidos?

Num exame mais atento, a situação parecia desafiar o bom senso: os habitantes da cidade não eram fanáticos por saúde. Não faziam muito exercício, muitos estavam acima do peso, fumavam, consumiam alimentos ricos em gorduras. Eles tinham todos os fatores de risco para doenças cardíacas. O segredo da saúde deles, eficiente a despeito de escolhas de vida questionáveis, revelou ser os fortes laços comunitários, culturais e familiares.

Poucos anos depois, quando começou a deixar a cidade, a geração mais jovem encarou um despertar abrupto. Mesmo quando adquiriram comportamentos mais saudáveis — deixaram de fumar, começaram a se exercitar, mudaram as dietas —, seu índice de doenças cardíacas cresceu de modo dramático. Por quê? Porque haviam perdido sua conexão extraordinariamente forte com vizinhos e a família.[10] Com base em estudos como esse, descobrimos que o isolamento social é um precursor quase tão importante de doenças cardíacas quanto o colesterol elevado ou o fumo. As conexões das pessoas são tão importantes quanto as conexões celulares.

Desde os primeiros estudos de grandes populações, os cientistas no campo da psiconeuroimunologia têm demonstrado que ter um sistema de apoio ajuda na recuperação em casos de doença, prevenção de infecções viróticas e manutenção de corações saudáveis.[11] Por exemplo, nos anos 1990, os pesquisadores deram início a estudos de laboratório com voluntários saudáveis para desvendar as ligações biológicas entre o comportamento social e o psicológico. Infectados, por meio de um experimento, com o vírus do resfriado, os voluntários eram mantidos em isolamento, com monitoramento de sintomas e de sinais da infecção. Todos demonstraram sinais imunológicos de infecção pelos vírus, mas só alguns desenvolveram os sintomas do resfriado. Adivinhe quais ficaram doentes: aqueles que relataram mais estresse e menos interações sociais em sua "vida real" fora do ambiente do laboratório.[12]

Compartilhamos o destino da célula solitária

A vida em comunidade é parte de nossa rede de cura, em todos os níveis, até o celular. Uma única célula, se deixada em isolamento numa placa de Petri, não sobreviverá. De fato, as células programam a si mesmas para morrer se estiverem isoladas! No cérebro em desenvolvimento, os neurônios que não conseguem se conectar com outras células também se programam para morrer — mais uma indicação da necessidade vital de conexão; nenhuma célula prospera sozinha.

O que vemos no microcosmo é refletido no organismo maior: da mesma forma como as células necessitam estar conectadas para permanecerem vivas, nós também precisamos de contato regular com família, amigos e a comunidade. As relações pessoais nutrem nossas células, nós mesmos e nossa alma. Posso bem imaginar uma médica do futuro passando a seguinte receita: "Saia com dois amigos para jantar ou para dar uma volta e me ligue de manhã". Mas não precisamos esperar uma médica tão iluminada dizer isso; podemos fazer essa prescrição para nós mesmos. Vamos deixar de promessas vagas e de boas intenções. Vamos *realmente* combinar aquele almoço.

> *O grande sábio Hillel ensinou: "Se não agora, quando?". Só existe um agora.*
> *O passado é uma lembrança e o futuro é um sonho [...].*
> *Só o agora é real — faça valer cada segundo de sua vida.*
>
> — RABINO DAVID AARON, *The God-Powered Life*

A célula e o agora

É claro que a *qualidade* da comunicação e dos relacionamentos também influencia nossas células. Estudos fascinantes sobre recém-casados, feitos por Janice Kiecolt-Glaser e seu marido Ronald Glaser, na Universidade Estadual de Ohio, nos dão uma ideia de como as células são influenciadas pela forma como lidamos com conflitos. Casais recém-casados foram monitorados por um período de 24 horas durante um desentendimento acalorado, e logo depois. Ao longo desse período, o sangue deles foi analisado para verificação dos hormônios do estresse.

Não foi surpresa que os pesquisadores tenham encontrado níveis elevados desses hormônios tanto nos homens quanto nas mulheres, durante e logo após a discussão. O mais notável foi o conflito ter causado respostas fisiológicas e psicológicas diferentes, conforme o gênero. Os hormônios do estresse das mulheres permaneceram elevados por algum tempo depois, enquanto, em geral, depois do fim da discussão, os homens se acalmaram — e passaram a ignorar suas esposas. As mulheres continuaram a reviver a discussão e, para piorar as coisas, ficaram furiosas também por serem ignoradas. Esse estudo é um ótimo lembrete de que não devemos insistir em uma situação desgastante depois que já a experimentamos em "tempo real". Se a revivemos de novo e de novo, sujeitamos nosso corpo e seus milhões de santuários celulares a um grande estresse. Arriscamo-nos a doenças e fadiga quando nossas células são lançadas dessa maneira em um desequilíbrio. E temos uma escolha.

Enquanto nossas células estão sempre no agora, nossos pensamentos podem condená-las a reviver o *ontem* agora. Quando a mente reage, as células, vigilantes e sempre na escuta, respondem a seu chamado. É por isso que é importante acalmar nossas lamúrias interiores.

Da próxima vez que sua mente estiver levando você para os domínios do estresse, considere suas células como os receptáculos sagrados de sua vida e lhes dê o presente que merecem. Traga a atenção do passado ou do futuro, saia do reino do "Por que foi que...?" e do "E se...?" e deixe a mente repousar no que está bem diante de você, a sua volta, dentro de você. Seja amigo de suas células. Banhe-as com as moléculas da paz e do contentamento, com a química do amor. Agora.

Há alguns anos, eu estava indo de carro para a cidade de Sonoma, na Califórnia, para ministrar um de meus *workshops* "As Células e o Sagrado", no Science Buzz Cafe. Durante a viagem, minha mente ficou oscilando das preocupações com dinheiro para meus problemas amorosos. Em vez de desfrutar o abençoado cenário dos vinhedos, minha consciência estava longe. E então... "ahá!". Um pensamento brotou dentro de minha consciência: *Suas células estão* sempre *no agora*.

Mensagem recebida, alta e clara. Eu estava criando meu próprio desconforto e minha tensão, sem necessidade, percorrendo mentalmente toda uma estrada que não me levava para nenhum lugar que eu quisesse ir.

Uau, obrigada, células! *Agora*.

Mensagens de amor — moléculas que nos unem

Já vimos os efeitos que o perigo, as ameaças e o estresse têm sobre nossas células e nosso corpo. No entanto temos uma farmácia interior que também pode fornecer moléculas de amor e de conexão, empatia e relaxamento. De fato, amor e afeto formam a ponte perfeita entre ciência e sagrado.

Já examinamos um importante hormônio do estresse, a adrenalina, para ilustrar como nossos receptores celulares funcionam. No entanto, durante um evento estressante, muitas outras poções químicas também são liberadas para garantir nossa sobrevivência. E isso aponta para uma diferença molecular interessante entre as respostas masculinas e femininas ao estresse.

Durante o estresse, além de nossas células liberarem moléculas estimulantes, como a adrenalina e o cortisol, tanto homens quanto mulheres liberam outra molécula medicinal: a ocitocina, uma molécula que une e tranquiliza.[13] Sendo um hormônio e neuropeptídeo produzido no cérebro e na glândula pituitária, a ocitocina está tipicamente associada à gravidez e ao parto; seus níveis aumentam no final da gestação para promover o trabalho de parto, as contrações uterinas e a lactação. Uma forma sintética da molécula com frequência é usada para induzir o trabalho de parto, e em cobaias animais dá início aos comportamentos maternais. Por mais chocante que pareça, uma fêmea virgem de rato vai canibalizar os recém-nascidos de sua espécie a menos que receba uma dose de ocitocina. Receber ocitocina proporciona uma mudança abrupta de comportamento — ela começa a se comportar como uma boa mamãe rata e passa a cuidar dos filhotes. A ocitocina é a molécula que inicia o vínculo entre a mãe e o bebê; de fato, é a mensagem molecular que inicia os comportamentos de união em todos os animais de sangue quente.

Estudos feitos na UCLA (Universidade da Califórnia em Los Angeles) mostraram que, em resposta ao estresse, as mulheres em geral "cuidam e acolhem", e os pesquisadores forneceram uma explicação molecular para esse comportamento de união: a ocitocina.[14] No passado, pensava-se que era um hormônio unicamente feminino, mas hoje sabemos que tanto homens quanto mulheres o produzem — embora seu efeito tranquilizador seja amplificado pelo estrógeno e inibido pelos andrógenos, os hormônios masculinos.

Considere que em nossos tempos tribais os homens saíam para caçar enquanto as mulheres protegiam o lar, cuidavam das crianças e se encarregavam das tarefas domésticas da comunidade: preparar alimento, manter as estruturas usadas como abrigo e confeccionar roupas e outros itens de utilidade. Dividir com outras mulheres essas grandes responsabilidades garantia a sobrevivência de todo o grupo.

O ímpeto celular para o compartilhamento persiste nas mulheres até os dias de hoje. Quando as mulheres passam um período estressante, seu impulso é proteger e alimentar, cuidar e acolher: assar biscoitos, alimentarem-se, cuidar das necessidades das crianças, chamar alguém em quem confiam. A mulher procura unir-se, quer ser ouvida e amparada pelas pessoas de sua vida. Por exemplo, durante as brigas de recém-casados estudadas pelos pesquisadores, se o marido tivesse voltado a dar atenção à esposa, a resposta ao estresse dela poderia ter sido rapidamente eliminada. O mesmo poderia ter acontecido se ela tivesse tido a chance de ligar para alguma amiga. Os homens, por outro lado, tendem a ser mais contidos do que as mulheres em suas necessidades de conexão durante períodos de estresse, embora também se apoiem nos amigos.

Essa resposta de "cuidar e acolher" é anterior até mesmo aos caçadores/coletores humanos; ela evoluiu a partir da programação genética das fêmeas de primatas. Os primatas machos, com seu perfil molecular diferente, com frequência são competitivos, recolhendo-se para cuidar de suas feridas — físicas ou emocionais. Os psicólogos acham que essa bioquímica básica explica por que os homens se retraem em silêncio solitário como resposta a estresse ou fúria. Eles vão para sua caverna masculina; as mulheres vão para suas cozinhas ou seus telefones celulares.

A ocitocina é um mensageiro molecular, um alterador do humor, que pode nos acalmar e promover a proximidade com outras pessoas. E é simplesmente uma questão de gênero que essas moléculas sejam mais facilmente "administradas" pela fêmea da espécie graças a sua abundância de estrógeno.

EXPLORAÇÃO
Receba uma dose de ocitocina

Explore a forma mais rápida e mais fácil de receber uma dose imediata e bem-vinda de ocitocina: abrace alguém. Dê a suas células sagradas o presente da conexão.

Vínculos reforçados e o efeito da ocitocina

A liberação de ocitocina no sangue pode ser desencadeada por parentesco, conexão e toque físico. Um recém-nascido aperta o rosto de encontro à mãe, reconhecendo o cheiro dela; ela por sua vez o alimenta, e seu toque e os afagos encorajam-no a criar um vínculo com ela. E o mesmo acontece com os adultos. Toque a mão de seu amigo, massageie os ombros de seu amor; você está estimulando mensagens moleculares que reforçam os vínculos emocionais.

O toque sensual da pessoa amada amplia a produção de ocitocina, e isso explica por que as preliminares aumentam a excitação sexual. Os níveis de ocitocina aumentam durante a estimulação sexual e têm um pico durante o orgasmo. Nos homens, depois da ejaculação, altos níveis de ocitocina são mantidos por cerca de meia hora; nas mulheres, os níveis caem rapidamente pouco depois do orgasmo.[15] Talvez a maior duração da ocitocina pós-orgasmo explique por que os homens com frequência caem no sono depois do sexo, pois um dos efeitos da ocitocina é o relaxamento profundo. Outro efeito é a dificuldade de concentração; se você se sente meio "aéreo" depois de fazer amor, é isso que pode estar acontecendo — a ocitocina reduz temporariamente a capacidade de pensar e de raciocinar.

A produção de ocitocina aumenta com a idade; embora as mulheres possam perder a capacidade de ter filhos, à medida que o tempo passa a habilidade de fazer amizade e criar vínculos se expande. Os homens envolvidos no cuidado com os filhos também têm níveis de ocitocina elevados e se ligam melhor a seus bebês.[16] Quando o pai segura seu filho nos braços, seus níveis de testosterona diminuem, em parte porque suas "substâncias químicas do amor" aumentam. Para nossa sorte, existem muitas outras "substâncias químicas do amor": temos uma farmácia dos prazeres na ponta de nossos dedos — literalmente.

Ligações pessoais melhores por meio da química?

A ocitocina pode ser a principal base bioquímica para as afeições humanas e para o estabelecimento de relacionamentos emocionais estreitos. Calor humano, imagens mentais, massagem e hipnose são alguns modos de gerar conexão. Drogas que encorajam a proximidade incluem o *ecstasy* e a maconha. A ocitocina pode estar presente em inúmeras plantas, entre elas a *Cannabis sativa* e a raiz da *blue cohosh*,* ou essas plantas podem estimular a liberação de ocitocina por nossas células.

A ligação com outras pessoas — como o encaixe perfeito de um abraço celular entre moléculas que combinam — promove a saúde de várias maneiras. Tanto a pressão sanguínea quanto os hormônios do estresse diminuem em cobaias animais que recebem injeções de ocitocina. Os ferimentos delas saram melhor e mais depressa. O melhor é que tais benefícios duram várias semanas após a última injeção. Em laboratório, coelhos acariciados não sucumbiram a infecções bacterianas experimentais que fizeram adoecer seus parentes que não receberam carinho. Isso nos ajuda a entender por que o amor, fazer amor, os animais de estimação e o carinho podem promover a saúde e aliviar o estresse — e por que relacionamentos próximos podem nos proteger dos efeitos prejudiciais do estresse. Nos dias de hoje, a fêmea de nossa espécie vive mais do que o macho — quem sabe seriam as ligações pessoais mais saudáveis o que prolonga nossa vida?

Como nossas células, nós nos ligamos àqueles em quem confiamos, que conhecemos e respeitamos. As células nos mostram o caminho: se não confiam na informação que recebem de um invasor ou de uma molécula de estresse, elas reúnem suas forças para eliminá-los. Quando, onde e de quem você recebe amor e conexão? Cada vez que você faz contato, você está mandando moléculas de amor para suas células. E nossa natureza sagrada não está permeada de amor?

O efeito elástico nos relacionamentos

Recentemente comecei a entender o "efeito elástico", e vou compartilhar uma história pessoal para ilustrá-lo. Por décadas, tive um relacionamento amoroso de longa distância. O perfume dele me inebriava, seu toque me enfeitiçava, e por 24 horas, cada vez que nos encontrávamos, não conseguíamos ter o bastante um do outro — de corpo e alma. Havia me acostumado a essa situação bizarra e, embora ansiasse por algo mais, estava presa a ela. Cada vez que nos separávamos e ele sumia "no pôr do sol", a 1.500 quilômetros de distância, eu tocava minha vida adiante — o elástico esticado em sua extensão máxima. Então, depois de algum tempo, em geral por volta de três meses, eu sentia um puxão no elástico. Come-

---

* *Caulophyllum thalictroides*, usada por povos indígenas dos Estados Unidos como planta medicinal, com propósitos contraceptivos ou abortivos. [N.T.]

çava a pensar nele, a imaginar se estaria bem, e então precisava saber. Precisava de outra dose: uma voz, um toque, uma conexão. Ele passava por algo parecido, lá na outra ponta de nosso elástico, não dando importância à falta de contato — até que...

Durante muitos anos, fiquei intrigada com esse padrão, até fazer a conexão mental: a ocitocina. Quando estávamos juntos, fornecíamos um ao outro doses maciças de "medicina" celular — moléculas de amor — suficientes para nos manter satisfeitos e em paz pelos meses seguintes. Então o efeito da dose terminava e o elástico nos puxava. Precisávamos reabastecer, e sentíamos "a ânsia de nos fundirmos" e uma vez mais abastecer um ao outro com moléculas de relacionamento. A intimidade conecta as pessoas em um nível celular, uma conexão que não é fácil romper em definitivo.

Receptores de preces?

Acabamos de aprender muita coisa sobre a forma como as células se comunicam por meio de mensagens moleculares, ouvindo-as e reagindo a elas. Mas, e quanto a outras comunicações menos mensuráveis, como intenção, orientação espiritual e preces?

Enquanto era residente no Hospital Geral de São Francisco, o cardiologista Randy Byrd estabeleceu a estrutura de estudos pioneiros sobre o poder das preces, ao examinar se as preces ajudariam pessoas que estavam na UTI após sofrerem um ataque do coração. Embora os pacientes no estudo não soubessem que estavam sendo feitas preces por eles, eles tiveram menos ocorrências de um segundo episódio cardíaco e menos complicações do que aqueles por quem não foram feitas preces.[17] Desde então, muitos estudos têm chegado tanto a conclusões semelhantes quanto contraditórias: receber as preces pode melhorar a saúde física.[18] De algum modo, nossas células devem ser capazes de receber a mensagem. Onde estão os receptores de preces de nossas células? Até o momento, nenhum foi encontrado. Cientistas como Larry Dossey, outro pioneiro no poder da cura não local, têm especulado que a energia da prece viaja na forma de ondas eletromagnéticas de frequência extremamente baixa, que, de algum modo, tocam e influenciam nossas células.[19] Embora seja um mistério, aqui encontramos outra forma de chamado e resposta celular.

Como amar nossas células e a nós mesmos

As mensagens sagradas deste capítulo são encarar com gratidão e respeito a capacidade celular de ouvir e receber, e atentar para os modos como fazemos isso na plenitude de nossa vida. Prestemos atenção às palavras que dizemos a nós mesmos e aos outros. Observemos as formas como estabelecemos conexões. E lembremos: nossas células estão ouvindo.

As células são formadas no abraço íntimo de moléculas que recebem de Deus a centelha sagrada da vida. Elas são receptáculos sagrados do amor divino buscando conexão no momento presente. Enquanto as células são reais e sólidas — entidades observáveis que fazem de nós o que somos fisicamente —, elas também refletem eras de ensinamentos místicos. Contidas no interior delas estão lições sobre dar e receber, abrir-se e suavizar-se, nutrir e proteger, vida em comunidade e verdade.

As células só podem receber quando estão abertas para reconhecer a informação oferecida a elas. Perguntemos a nós mesmos: será que podemos ser iguais a elas? Estamos abertos para receber o que é mais adequado? Será que damos aos outros, assim como nossas células dão livremente suas informações? Será que transmitimos mensagens que se disfarçam de verdade, ou compartilhamos a nós mesmos de modo íntegro? Estamos vivendo no *agora*?

Nossas células têm as respostas para todas essas questões. Lembremo-nos de ouvir.

◇◇

REFLEXÃO

O quão receptivo sou?

O quão profundamente ouço?

O quão bem me comunico?

O que comunico melhor, e como — palavras, emoções, preces, campos de energia?

Do que preciso para me comunicar?

Será que falo a verdade, e vivo a verdade?

Minha comunicação habitual propicia a cooperação?

Considero sagrados meus relacionamentos?

Quais são meus relacionamentos mais sagrados?

Todos nós temos que ouvir muito mais.

— MARY OLIVER

Capítulo 4

A trama da vida — Escolher

*Cada célula pode receber informações sobre suas circunstâncias e
responder a elas de uma maneira intencional.*

— Boyce Rensberger, *Life Itself*

Quais são os estímulos que agem sobre nossas células e sobre nossa consciência, incitando mudanças? O que é que convence a célula a escolher um foco
de atenção em vez de outro?

Durante muito tempo, os biólogos celulares acreditaram que o comportamento da célula deve-se aos genes, às proteínas e às moléculas sinalizadoras. No
entanto cientistas pioneiros agora mostram que ao torcer, dobrar e empurrar fisicamente as células, *forças mecânicas* ajudam a definir as ações que uma célula
executa.[1]

Incrustada na estrutura de nossas células há uma teia translúcida, dinâmica,
que decide a direção da célula. Enquanto os receptores externos, sobre os quais
aprendemos em capítulos anteriores, *ouvem* nossas moléculas, a trama ou os "filamentos" das células *manifestam ação*. Conectando o interior ao exterior, os filamentos vibram, empurram e puxam, orientando a célula para que realize o que se
espera dela. Um novo estremecimento dos filamentos traz um novo repertório de
atividades. Esse é o caminho para penetrar no segredo de nossas células.

O grau de tensão da matriz da célula regula a maneira como esta se expressa
e o seu destino.[2] Esticá-la, tensionando-a, desencadeia uma mensagem genética e

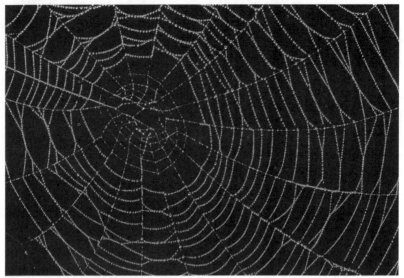

Figura 4.1 Teia de aranha ilustrando um padrão similar ao do citoesqueleto celular.

um resultado; liberar um pouco da tensão inicia outra mensagem e outro resultado. Os mesmos genes, a mesma inteligência interior, mas futuros diferentes. Esse processo de equilibrar forças e tensão é uma lei estrutural universal denominada *tensegridade*.[3] A tensegridade orienta o padrão de estruturas construídas pelo ser humano, as células e até mesmo tecidos complexos. Nós a encontramos em edifícios, átomos, teias de aranha, estrelas e moléculas (veja as figuras 4.1 e 4.3).

Definição

Tensegridade: Refere-se a qualquer estrutura física que estabiliza e sustenta a si mesma, por meio do equilíbrio de forças opostas de tensão e contração. As estruturas são estabilizadas mecanicamente pelo equilíbrio de forças internas e externas.

O termo foi criado com base na "integridade tensional" (em inglês, *tensional integrity*) pelo arquiteto futurista Buckminster Fuller, para descrever situações em que um "empurra e puxa" tem uma relação final harmoniosa.[4] Bucky usou-a para construir seus famosos domos geodésicos, a mais estável das estruturas construídas pelo ser humano (veja a figura 4.2).

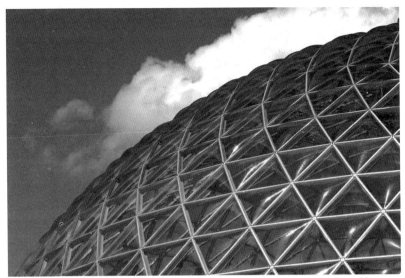

Figura 4.2 O domo geométrico de Buckminster Fuller, Toronto, Canadá.

Nos anos 1970, ao fazer um curso de *design* quando era aluno de biologia, Donald Ingber ouviu falar de esculturas que usavam tensão para manter longos tubos unidos e criar formas estáveis. Ao pensar sobre isso, ele teve a intuição de que as células também deviam ser estruturas de tensegridade. Hoje professor em Harvard, o doutor Ingber colocou a tensegridade no mapa da estrutura, regulação e inteligência celulares. Em um nível biológico, a tensegridade nos permite compreender como mudanças de forma e de tensão mecânica influenciam as escolhas e ações celulares.

Se não tivesse passado por um momento de sincronicidade, eu poderia ter ignorado totalmente esse aspecto importante da célula. Em 1998, décadas depois de ter estudado biologia, eu estava em uma livraria folheando revistas populares. Dois artigos em extremos opostos da prateleira chamaram minha atenção: um na *Yoga Journal* e outro na *Scientific American*. Ambos usavam o termo *tensegridade*, criado por Fuller, que eu nunca tinha ouvido antes. Um dos artigos, escrito por Carlos Castañeda, abordava práticas ancestrais às quais ele se referia como *movimentos de tensegridade*, que, segundo ele, alteravam a consciência humana.[5] O outro, do doutor Ingber, examinava a própria arquitetura da vida. Segundo ele, a célula estaria dotada de uma estrutura de tensegridade que orienta suas habilidades de tomar decisões. A noção de que esse princípio arquitetônico podia estar

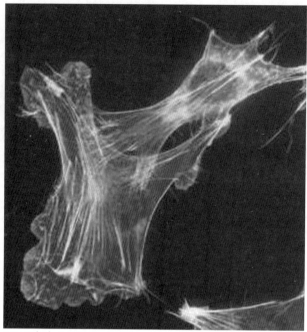

Figura 4.3 Tensegridade (citoesqueleto) em uma célula real (da linha do fibroblasto de embrião de camundongo), representada pelas estruturas longas em forma de filamentos; a forma escura arredondada no canto superior direito é o núcleo; imagem de Feldman, M.E., *et al.*

atuando tanto no material microscópico que constitui nosso corpo quanto em nossa consciência veio como uma revelação.

A arquitetura da vida — o planejador celular

Essa notável estrutura arquitetônica que se manifesta nas células vivas é o *citoesqueleto*. Descrito como os músculos e ossos da célula, o citoesqueleto é o arcabouço que conecta todas as partes dela. Ele também evita que a célula se desestruture. A matriz do citoesqueleto transporta moléculas, coordena informações e regula a expressão gênica. Tendo a capacidade de equilibrar o "empurra e puxa" da célula, ele é o mais novo candidato como sede da inteligência celular, bem como da consciência.[6]

Muitos cientistas ainda defendem que a inteligência celular esteja alojada nos genes. Mas a inteligência genética não passa de um vasto texto de códigos químicos constituído pelas moléculas longas e espiraladas do DNA. O texto fornece

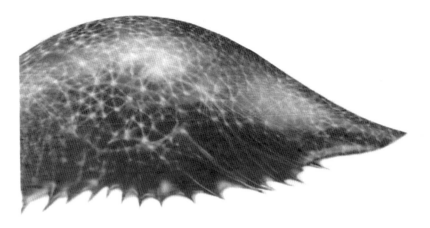

Figura 4.4 Representação da trama do citoesqueleto; imagem de Slim Films.

receitas para elaborar os ingredientes proteicos necessários para a vida — mas quem é o "cozinheiro", e onde ele está? Alguns pensadores críticos sustentam que poderíamos chegar ao cozinheiro — e a nossa inteligência celular dinâmica — se, em vez de decifrarmos os genes, investigássemos como nossas células são formadas. Em outras palavras, nas comunidades celulares, nossos genes são os planos; o citoesqueleto é o planejador.

O renomado cientista doutor Bruce Lipton levou a inteligência celular a um novo nível — para além dos genes, até os receptores na membrana celular. Segundo ele, a inteligência celular reside na interação entre os receptores e o citoesqueleto.

Imaginemos encolher a nós mesmos até ficarmos menores que a própria célula, de modo a podermos examinar sua trama e seus arcabouços internos; o ganhador do Prêmio Nobel Christian de Duve nos chamaria de citonautas — navegantes do interior da célula. Para penetrar no santuário da célula, devemos primeiro passar pelos receptores da superfície externa. Uma vez lá dentro, o som de milhares de pequeninas manobras atrai nossa atenção. Enquanto nos detemos para ouvir, observamos o grande "coração", ou núcleo, no centro da célula. Talvez até ouçamos o murmúrio dos incansáveis geradores de energia, as mitocôndrias. Explorando a superfície sob nossos pés, começamos a oscilar levemente para cima e para baixo, como se estivéssemos em uma cama elástica. Abaixo de nós não vemos nada a não ser o citoplasma translúcido e gelatinoso. Olhando com mais atenção, percebemos minúsculos filamentos e túbulos reluzentes em meio a essa gelatina, sustentando-nos e cruzando por toda a célula. Quando nos movemos, os filamentos respondem. Quando oscilamos ou pisamos de leve em uma parte da célula, todo o resto se ajusta à mudança na tensão. Essa matriz dinâmica, vibrante, é o verdadeiro planejador da inteligência celular.

A trama do citoesqueleto é constituída por três tipos diferentes de proteínas organizadas: túbulos grossos (microtúbulos), microfilamentos delgados e filamentos intermediários longos e sinuosos. Agindo como tirantes e roldanas, esses filamentos, túbulos e fios permeiam a célula, como uma teia. Cada um tem a capacidade de dirigir, manejar e coordenar o comportamento celular.

Há décadas os cientistas sabem que os microtúbulos ajudam as células a se mover, mudar de forma e dividir-se, mas só recentemente descobrimos que também estão envolvidos no controle da tensão celular. E *uma mudança na tensão afeta a expressão gênica* e, portanto, as capacidades da célula. Em palavras simples, *alterações no estado físico da célula podem alterar o funcionamento de seus genes.* Uma célula que está distendida, por exemplo, tem um destino diferente daquela que está encolhida como uma bola — ainda que ambas contenham a mesma informação genética. Quando puxados, empurrados, segurados ou libertados, os arcabouços celulares manifestam distintas habilidades e programações genéticas. Essa interação dinâmica entre forças mantém a célula na "escuta" para "escolher" o que fazer a seguir.

> *Seus sinais sendo sentidos como uma pedrinha caindo na superfície de uma lagoa, as ondulações enviam respostas para o interior da célula, de forma que a mensagem possa ser ouvida.*
> *Então, silêncio, à espera da ação ou da continuidade da escuta.*
> — CHRISTOPHER VAUGHAN, *How Life Begins*

Mudança no foco da atenção

Vamos explorar mais a fundo esse assunto. As células mudam de forma e de tensão. Elas podem se enrijecer ou relaxar, e cada estado físico afeta o que uma célula pode fazer. Por exemplo, quando uma célula detritívora do sistema imunológico recebe uma cutucada — digamos, a mensagem de uma invasão bacteriana —, ela responde de imediato. Alongando seu formato, em geral esférico, ela se move deliberadamente rumo a sua presa. Ao se encontrar com o invasor, a célula prende-se a ele com proteínas pegajosas, mudando de forma outra vez para envolver o intruso e eliminá-lo. Essa resposta exige que os receptores de membrana reconheçam o perigo (isto é, "não eu") e se prendam a ele, enquanto a trama dentro da célula responde e coordena as atividades celulares.

Outros alteradores da forma, os microtúbulos, continuamente se desmontam e se reconstroem, mais ou menos a cada dez minutos, de modo que nossas células estão em um estado constante de prontidão, reconstruindo-se para responder.[7] Isso também demonstra como nós e nossas células somos flexíveis ao permitirmos mudanças. (Veja na prancha 1, no encarte colorido, a fotografia de um leucócito humano — um neutrófilo fagocítico — reconhecendo e perseguindo uma hemácia de outra espécie.)

Tomada de decisão celular: vida e morte

Tensão e forma celulares orquestram a vida e a morte.

As células vivas atuam na base do "ou/ou": elas *ou* se reproduzem, *ou* amadurecem; ou fazem cópias de si mesmas, ou "crescem". Uma célula que se reproduz exerce a inteligência genética apenas para produzir outra célula — ela não produz os recursos de que uma célula madura necessita. A célula madura utiliza um conjunto diferente de genes para sustentar sua sobrevivência, e não se reproduz (veja a tabela 4.1). Os filamentos ocultos e a trama do citoesqueleto regulam tudo isso.

Quando examinamos o processo de crescimento das células em placas de Petri, vemos que elas se fixam de maneira firme na superfície e então se espalham em sua nova casa de plástico. As células se prendem, esticam-se e se espalham, sinalizando para os cromossomos começarem a se dividir. Novas células são criadas até que toda a superfície esteja recoberta; da mesma forma que as células da pele revestem um corte para curar o ferimento, as células se esticam para produzir mais células.

Se a casa de plástico fica apinhada demais, algumas das células distendidas se soltam da placa e começam a assumir formas mais arredondadas. Se células demais estão competindo pelo mesmo espaço e pelos mesmos recursos, os genes que desencadeiam a duplicação são desligados. As células podem até mesmo ligar genes de autodestruição. Note que as células "escolhem" sacrificar a si mesmas para beneficiar a comunidade, para abrir espaço e deixar mais alimento disponível para o resto. Será esse um sinal de altruísmo celular?

Entre os dois extremos — distender-se com a tensão máxima (sinalizando para os genes do crescimento) e assumir um formato redondo, com pouca tensão (sinalizando para os genes de morte) —, há células cuja tensão está "no ponto". Nesse estado físico intermediário, programas genéticos instruem as células a elaborar os produtos especiais de células plenamente desenvolvidas e maduras. Respostas genéticas maduras mantêm o que é necessário para a vida delas — e a nossa. As células se reproduzem, amadurecem ou morrem, um estado de cada vez.

Tabela 4.1 Exemplos de células que se reproduzem e de células que amadurecem.

Fase reprodutiva: Produzir mais células	Maturidade: Funções e produtos
Uma célula do fígado divide-se, produzindo mais células do fígado	Elimina a toxidez de drogas e venenos e produz proteínas
Uma célula adrenal produz cópias de si mesma	Produz adrenalina, liberando-a no sangue
Uma célula do sistema imunológico produz mais linfócitos	Produz anticorpos, interferon e substâncias protetoras

Todas as células do corpo contêm os mesmos genes (a exceção são as hemácias humanas maduras, que não têm genes). O programa de certos genes é iniciado por um puxão na célula, enquanto em outros isso ocorre quando a tensão se reduz. As instruções genéticas a serem seguidas são influenciadas pela tensão celular, pela localização e pelos coquetéis químicos do corpo. O citoesqueleto está por trás de todas essas tomadas de decisão celulares.

As células fixas e distendidas até seu limite fazem cópias de si mesmas. Vezes sem conta, elas repetem o mesmo padrão. As células que se desprendem de suas amarras pegajosas, mas que ainda retêm flexibilidade e força, exercem sua capacidade de maturação. As células que não fazem nem uma coisa nem outra, que se libertam por completo — que se soltam —, enrodilham-se sobre si mesmas e morrem suavemente.

Budismo celular?

> *Precisamos aprender a nos desapegar e permitir que o mistério passageiro da vida se mova através de nós sem que o temamos, sem nos prender e sem manter-nos apegados [...].*
>
> *Desapegar-se e mover-se através da vida, de uma mudança para outra, traz amadurecimento ao nosso ser espiritual. No final, descobrimos que amor e desapego podem ser a mesma coisa [...].*
>
> *Ambos nos permitem tocar cada momento dessa vida passageira e nos permitem estar plenamente presentes em tudo o que vier a acontecer.*
>
> — JACK KORNFIELD, *Um Caminho com o Coração* *

De acordo com um conceito budista, quando aprendemos a nos libertar dos nossos apegos, amadurecemos em nossa jornada espiritual. O mesmo ocorre com as nossas células. Quando se desapegam até certo ponto — mas não demais —, elas se transformam em cidadãs mais amadurecidas. Elas seguem mais além na viagem de suas vidas.

Poderia a ideia de libertar-se dos apegos para atingir a maturidade espiritual e a iluminação ter surgido apenas de princípios filosóficos e psicológicos? Ou teria a inspiração para essa ideia se originado com uma observação ou visão do universo interno microscópico? O que influenciou o conceito espiritual de atingir a maturidade após um processo de desapego?

REFLEXÃO

Prender-se e se desapegar

> *Uma semente da imponente árvore do carvalho aninha-se no ventre da Mãe Terra.*
>
> *Emitindo para baixo brotos e raízes, ela se prende à Mãe Terra.*
>
> *Só quando está conectada e presa ela pode crescer para cima rumo à luz.*

---

* Publicado pela Editora Cultrix, São Paulo, pp. 26-7.

Um único e pequenino ovo fertilizado, ancorado no ventre da mãe, prende--se e prolifera formando um bebê com trilhões de células. Libertando-se do ventre e saindo para a luz brilhante do mundo, o bebê amadurece.

Ao longo da vida, passamos por padrões de comportamentos repetitivos, crescendo e amadurecendo até nosso último alento, quando nos desapega-mos por completo.

EXPLORAÇÃO
Os três estados

Ao dar aulas, descobri que, quando incorporamos o comportamento da célula, aprendemos fisicamente, por meio do nosso corpo, conceitos que podem ser difíceis de entender com a mente. A exploração dos estados celulares, apresentada a seguir, ajuda a usar sua sabedoria celular. Reserve ao menos quinze minutos para esse exercício. Tenha à mão um bloco de anotações e uma caneta especial ou uma caixa de lápis de cor, ou qualquer outro material que possa usar para escrever depois sobre sua experiência. Se estiver em um grupo, uma pessoa pode controlar o tempo, avisando quando mudar de estado, a intervalos de cinco minutos ou mais. Se estiver sozinho, você pode avaliar quando acha que é a hora de mudar, ou pode usar um cronômetro.

Sente-se de modo confortável no chão e permita que sua mente e seu espaço estejam livres de qualquer distração. Imagine que você é uma célula que tem escolhas a fazer. Você quer ser uma célula que está fixa, distendida ao máximo e presa ao chão, produzindo mais células e reproduzindo a si mesma? A seguir você talvez queira se recolher, enrodilhando-se, e entregar--se a um processo de morte suave. Ou pode se tornar uma célula em processo de amadurecimento, não mais presa com firmeza ao chão, mas agora ganhando maturidade; você pode fazer essa encenação como qualquer tipo de célula plenamente desenvolvida, por exemplo, como uma das células do sistema imunológico, um neurônio ou uma célula cardíaca pulsante. Use sua imaginação e preste atenção a qual estado você quer encenar primeiro. Mantenha-o por pelo menos cinco minutos. Então mude para outro estado, sentindo como é estar nele e absorvendo a sensação. Por fim, escolha o terceiro estado. Você pode seguir qualquer ordem. Quando sentir que o exercício está completo, escreva sobre a experiência. Do que você se tornou consciente e o que aprendeu?

Essa exploração é sempre fascinante, e durante o seu processo as pessoas aprendem muito sobre si mesmas — esse aprendizado pode ser até mais importante do que uma compreensão mais acurada da biologia. Pense nesses estados como metáforas para seu próprio comportamento. Para qual deles você foi atraído primeiro? Você precisa estar produzindo mais de você mesmo, repetindo certos comportamentos? Está preso aos mesmos padrões repetitivos, apegando-se com força demais e incapaz de libertar-se? Existe algo de que você precise abrir mão totalmente? Está em uma fase de amadurecimento em sua vida?

◇◇◇

Uma de minhas alunas disse, antes de fazer esse exercício, que não queria vivenciar a fase da morte. Assim, ela a adiou quase até o último minuto. Quando, por fim, se permitiu abrir mão totalmente, sentiu um grande alívio. Não era de forma alguma assustador.

Desapego — E se...

Até o verão de 2010, eu interpretava o processo de desapego principalmente em termos celulares, psicológicos e metafóricos. Então conheci alguém que conduzia grupos de apoio para pessoas com câncer. Em nossas discussões sobre as células e a cura, uma nova possibilidade quanto ao desapego surgiu.[8]

Ele me contou sobre pacientes seus cujo câncer havia se curado ou entrado em remissão quando "não deveria". O fator comum que ele observou foi que tais pessoas haviam se desapegado de algo *importante*. Podia ter sido o medo de morrer, ou um relacionamento prejudicial: um *grande* desapego. Ele incluiu a si mesmo no grupo, seis anos agora em remissão, depois do diagnóstico fatal de um linfoma no estágio IV, bem avançado e fatal.

Refleti com ele sobre o processo celular de desapego, e ambos fizemos grandes descobertas e tivemos grandes *insights*. Revisitemos agora aquela conversa.

Células que se prendem com tensão extrema continuam produzindo as mesmas células. Quanto mais nos prendemos a uma situação ou comportamento, mais propensos estamos a perpetuá-los: os mesmos erros, o mesmo programa, corpo, mente e célula. Incapazes de nos libertar, somos forçados a repetir sempre o mesmo e velho padrão.

Minha tensão mental extrema quanto ao *não* — não ter o suficiente, não ser bom o suficiente, todo o emaranhado de "nãos" — pode me manter preso naquela posição. E se eu, por fim, me libertar do "não o suficiente"? Irão meu corpo e minha mente permitir-me receber uma mensagem diferente? Mover meu corpo em meio aos diferentes estágios celulares poderá me libertar deste velho padrão?

Libertando-nos plenamente desse apego, daquilo a que estamos presos, talvez estejamos permitindo a nossas células abrir mão de um programa que elas já não precisam mais executar. Se nos libertarmos por completo, será que as células das quais não precisamos mais conseguirão programar-se para morrer? Seria plausível supor que pessoas com câncer que se desapegam de algo *importante*, que se libertam, estejam dando a suas células cancerígenas a permissão para também se libertarem, e efetivamente desencadeiem o processo de morte dessas células?

E se uma compreensão mais íntima de nossas células nos der uma compreensão mais profunda de nós mesmos? E se abrir mão de um medo ou de um relacionamento ou de uma situação destrutiva não implicar simplesmente mudanças emocionais, mas ocorrer ao mesmo tempo em um nível celular? Simplesmente, e se...

As questões que discutimos nessa conversa, sobre as quais tenho refletido desde então, não levam à conclusão de que o câncer de uma pessoa persiste porque ela não consegue/não quer/não pode se libertar: o câncer é muito mais complexo do que isso. Essas questões simplesmente — ou não tão simplesmente — fornecem uma ideia atraente sobre a cura.

Portas para o desconhecido: sobre o câncer

Existiria alguma possibilidade de alterar as células cancerígenas alterando a tensão delas, ou o ambiente em que estão? Os pesquisadores estão começando a descobrir que algumas células cancerígenas são mais rígidas que células normais e saudáveis, e que essa rigidez desencadeia uma desorganização do crescimento celular.[9] Não me surpreendi ao saber que as células de tumores mamários eram mais rígidas que as células normais do seio, pois muitas células cancerígenas são menos maduras e assim menos flexíveis do que células normais. Em geral, células imaturas normais são mais rígidas do que células maduras. Ao examinar células que cresceram em culturas de tecidos, a doutora Valerie Weaver, pesquisadora da

Universidade da Pensilvânia, descobriu que o tecido mamário canceroso tinha maior rigidez do que o tecido saudável. Não só isso, ela demonstrou que células saudáveis cultivadas em materiais rígidos exibiam uma organização anormal dos tecidos. Por quê? Porque os "filamentos" celulares estavam sendo puxados, aumentando a tensão mecânica.[10]

Por outro lado, substâncias químicas que impediam que as células fossem repuxadas ou que ficassem presas e retesadas permitiam a elas formarem um tecido mamário com aparência mais normal. Weaver formulou a hipótese de que mutações genéticas poderiam ativar vias bioquímicas que aumentariam a tensão celular, um evento precoce que levaria ao câncer. Além disso, ela sugeriu que talvez pudéssemos anular aberrações genéticas da célula cancerígena por meio de interferências em sua mecânica celular. O pesquisador Donald Ingber também está investigando se alterações no ambiente físico de um tumor podem reverter o processo cancerígeno; ele está tentando manipular o microambiente de um tumor com a implantação de materiais artificiais que imitam a matriz saudável. Poderia o fornecimento de um substrato de crescimento mais macio proporcionar às células cancerígenas um ambiente no qual pudessem alterar sua expressão gênica?

Estamos sempre tentando resolver o enigma das curas milagrosas. Quem sabe a explicação seria que, quando as pessoas suavizam suas atitudes e seus tecidos, as células seriam estimuladas a voltarem à normalidade? Se eu não tivesse passado anos no laboratório, demonstrando que os leucócitos leucêmicos podem ser incentivados a se tornarem mais normais, talvez nunca pensasse em fazer a seguinte pergunta: as células cancerígenas *podem* se tornar normais? Conseguimos tal mudança em laboratório, utilizando substâncias químicas benignas, embora não tenhamos testado se agiam alterando a tensão das células ou a expressão gênica. No entanto, descobrimos que as membranas celulares se tornavam mais fluidas ao longo do processo, à medida que adquiriam habilidades mais maduras. Mas fora do laboratório a questão persiste.

Ainda, outras questões ampliam o escopo da discussão: se ambientes rígidos podem contribuir para a desorganização de células normais, qual o efeito da rigidez em termos de indivíduos ou de sociedades inteiras? Como a inflexibilidade influencia nosso desenvolvimento? O que cada um de nós pode fazer para criar um ambiente mais suave, mais gentil?

Você nunca se perguntou por que determinada pessoa não tenta agir de um jeito mais suave?

— LILY TOMLIN

Em outros estudos de laboratório, os cientistas descobriram que as células-tronco embrionárias têm maior probabilidade de transformar-se em células musculares quando cultivadas *in vitro* sobre uma estrutura rígida; se cultivadas em um substrato macio, com consistência de borracha, elas se transformam em neurônios.[11] Em outras palavras, a mecânica do ambiente influencia a tensão na célula e sua expressão gênica, informando à célula-tronco o que ela deve se tornar e quais genes deve utilizar.

Como reverter o câncer

Minha paixão pela prevenção e pelo tratamento do câncer veio do fato de ter passado um bom tempo com crianças ameaçadas pela doença. Eu via os efeitos promissores, mas devastadores, da quimioterapia e da radiação, e me perguntava se poderia haver algo mais, alguma outra estratégia menos tóxica, para reverter a doença. Minhas explorações me levaram a aprender mais sobre nossas células e o papel da tensegridade na alteração física do destino de uma célula. Também me levaram a aprofundar cada vez mais as práticas xamânicas e interiores para a cura.

O momento da passagem

No prefácio, contei minha experiência como a "moça dos balões" na ala pediátrica do hospital, e mencionei a grande amizade que me uniu ao pequeno Alvaro. Quando a leucemia dele retornou, após um ano de remissão, fiquei transtornada — a morte dele parecia inevitável, e eu não sabia o que fazer. Pedi o apoio do doutor Tomas Pinkson, psicólogo que à época era diretor clínico do Center for Attitudinal Healing [Centro para a Cura das Atitudes]. Tom também havia fundado um dos primeiros *hospices** dos Estados Unidos, e por isso eu sabia que ele lidava todos os dias com o fim da vida. Quando liguei para ele para perguntar como lidar com a morte iminente de Alvaro, ele me disse: "Você não lida, você

---

* Clínicas especializadas em receber doentes crônicos e terminais. [N.T.]

sente". Claro, eu não *queria* sentir — era por isso que eu havia ligado para ele. Eu tinha certeza de que seria dominada pelo pesar.

Encontrei-me com Tom em seu escritório. Esperando um típico espaço profissional imaculado, fiquei surpresa quando ele me fez entrar no que parecia ser o espaço de um curandeiro indígena: era outro mundo, totalmente diferente. No piso havia um tapete e tambores navajos, e nas paredes havia desenhos e arte *huichol.* Tom me convidou para sentar-me no chão diante dele. Quando eu estava acomodada, ele acendeu o que parecia um pequeno feixe de gravetos, soprando neles para fazer fumaça. Então sacudiu a fumaça a minha volta. Mais tarde, fiquei sabendo que queimar sálvia é uma prática dos nativos norte-americanos para limpar e focalizar a energia.

A partir daquele instante, a abordagem não intelectual, não linear "xamânica" de Tom à sabedoria interior me intrigou, e daí em diante ele se tornou meu mestre para a arte da cura — coração, mente e alma. Com ele aprendi um pouco sobre colocar de lado a mente questionadora e voltar-me para a sabedoria do coração.

Mudança de consciência

Minha primeira experiência com a consciência xamânica ocorreu em um círculo de tambores na costa da Califórnia, um local na linha de frente do desenvolvimento humano nos aspectos geográfico, psicológico e espiritual. Era o ano 1985, e o local um estranho centro comunitário. Viajei por estradas estreitas e sinuosas para chegar ali, a convite de Tomas.

Velas bruxuleantes brilhavam na sala escura. As pessoas sentavam-se em círculo no chão. Algumas tocavam tambores, sacudiam chocalhos e entoavam cânticos; outras estavam em silêncio — era uma cena estranha a meus olhos de cientista. Eu me perguntava por que, afinal, havia concordado em ir até ali. Sentei-me no espaço livre mais próximo à porta, para o caso de sentir necessidade de fugir às pressas. Minha mente tagarelava sem parar: *Tire-me daqui agora. Você é uma doida por estar fazendo isso, e também toda essa gente nesse círculo!*

Fechei os olhos, achando que isso iria me ajudar a suportar o que me parecia ser uma tremenda e constrangedora perda de tempo. Mas então o som e a vibração rítmica dos tambores e chocalhos começaram a me fazer penetrar em um espaço interior de tranquilidade. Apesar de minha resistência mental e das contorções físicas que a acompanhavam, alguma outra coisa começou a me dominar. A tagarelice teve fim. Imagens começaram a preencher meu cenário mental. E o motivo pelo qual eu estava ali se tornou claro: "Estou aqui para conectar-me com um tipo de sabedoria mais profundo do que já vivenciei antes, para procurar um conhecimento que está além do meu intelecto. Logo, estou sendo acolhida nesse espaço sagrado, e uma sensação de calma me envolve. Sinto-me conectada comigo mesma, a outras pessoas na sala e à divina sacralidade do momento. Instantes de paz interior, tranquilidade e — quem sabe? — talvez até de iluminação invadem meu ser".

Mais tarde, não tive como refutar aquela experiência surpreendente e quase relutante com o sagrado. No entanto minha mente tagarela retomou seu monólogo — como encontrar o sentido daquilo? Eu precisava de uma explicação física de como ocorrem as alterações na consciência e emocionais, antes de poder de fato considerar como genuíno o que havia acontecido. Eu não conseguia entender como aquele desvio "xamânico" interior rumo à paz e à sabedoria havia acontecido comigo ou com qualquer outra pessoa presente cujo estado de consciência tivesse sido alterado. A resposta demorou muito tempo para vir; foi só quando tomei conhecimento do tão desconhecido citoesqueleto, décadas mais tarde, que comecei a compreender.

O verdadeiro sentido — A ciência encontra a prática espiritual

Quando tocamos tambores, rimos, nos movemos, fazemos amor ou experimentamos qualquer outra forma de prazer, substâncias chamadas endorfinas inundam nosso corpo.[12] Moléculas vêm e vão, ondas cerebrais mudam, tensões celulares são aliviadas e nós recriamos nossa condição emocional de dentro para fora. As células têm a habilidade de usar o ritmo físico e a energia vibratória dos sentidos para criar esses estados prazerosos. A energia muda. Os músculos relaxam. Podemos até alcançar outro nível de ser e de saber. É no âmbito das células que o som *hum*, o bater de tambores, a luz, o movimento, o "astral" e os pensamentos alteram mente, corpo e espírito.

Mudança de forma

A matriz subjacente do citoesqueleto desempenha papéis que vão além da regulação gênica. É ela que promove mudanças de forma e transformação de energia; há quem diga que é a sede da consciência.

A mudança de forma transmite informação.

A expressão incomum *shape-shift* ["mudança de forma"]* é geralmente associada aos xamãs, magos ou místicos.[13] Talvez você tenha lido as histórias de Carlos Castañeda sobre Don Juan metamorfoseando-se em um coiote, ou do padrinho de Harry Potter, Sirius, transformando-se em um grande cão negro cada vez que seu espírito o exigia. Embora essa ideia seja bem atraente na narração de histórias e em mitos, para nossos propósitos, *mudar de forma* significa mudar nosso ponto de vista e nossa energia emocional, mental, física e espiritual. De acordo com muitos ensinamentos sagrados, quando mudamos o corpo, mudamos também a consciência (e o inverso também é verdade). Nosso potencial muda. Aqui a ciência corrobora uma afirmação antiga: se movemos o corpo de certos modos prescritos, podemos alterar o modo como nos sentimos e o que somos capazes de fazer. Nosso reino celular muda. *Ele muda nossa forma.*

Místicos ancestrais e xamãs descobriram que certas posturas do corpo alteram a tensão e aumentam o bem-estar como um todo, por meio da união da mente, do corpo e das energias universais. Para alterar a mente e a alma com esse propósito, muitas tradições usam padrões complicados de movimento: entre eles, as danças xamânicas, *tai chi*, *yoga* e o ritual ancestral de postura explorado pela antropóloga Felicitas Goodman.

Carlos Castañeda, que supostamente teria passado anos no México estudando feitiçaria e magia com o xamã *yaqui* Don Juan Matus, afirmou que práticas físicas podem nos habilitar a sentir os fluxos de energia e a mudar a forma do corpo. Ao executar o que ele chamou de *passes mágicos*, podemos nos sintonizar tanto com as energias interiores quanto com as exteriores, e efetuar uma alteração de consciência. Embora nunca se referisse à tensegridade *celular* que discutimos aqui, ele de qualquer modo codificou tais técnicas como movimentos de tensegri-

---

* Em geral refere-se à capacidade de uma pessoa assumir outras formas que não a humana, mais comumente de animais. [N.T.]

dade — esse era o tema do artigo do *Yoga Journal* que descobri na livraria naquele dia tão significativo. O termo é apropriado para passes mágicos e outras práticas corporais já mencionadas, todas as quais enfatizam tensionar, alongar e relaxar músculos e órgãos — de forma semelhante aos movimentos que nossas células microscópicas naturalmente realizam.

Uma questão óbvia surge: se executamos passes mágicos, *qigong* ou dança, será que alteramos a tensão das células, os padrões de memória ou os genes? Será que alteramos a inteligência das células, ou seu futuro? Podemos, ao mover o corpo, ajustar o estado mental, o campo energético ou a consciência? Considere que a propriedade da tensegridade dentro das células pode prover uma nova explicação para o fato de que permanecer fisicamente ativo prolonga a vida; isso altera o humor e a energia. Expande o potencial para o prazer, o bem-estar e a paz. O movimento pode mudar nossa vida; Sri Aurobindo chamaria a isto de "yoga para nossas células".

As células mudam de forma, movem-se, crescem e "escolhem" o que fazer com a ajuda da tensegridade. Elas administram nosso corpo, aumentando ou reduzindo a tensão. Precisamos nos alongar e nos mover para manter os tecidos do corpo saudáveis e flexíveis. O *yoga* e outras formas de movimento, bem como massagens e a quiropraxia, podem ser encarados como intervenções terapêuticas baseadas nesse princípio. Estas intervenções terapêuticas nos trazem para dentro de nosso corpo, ajudam-nos a lidar com os pensamentos, aumentam a energia e nos encorajam a abrir mão de padrões que não nos servem mais, ao recorrerem ao que chamo de *xamã celular.* Quando prestamos atenção à matriz de forças que ocorre dentro e fora de nós, podemos mudar nossa vida. É aqui que a ciência e a sabedoria sagrada se encontram.

Considere que um músculo rígido pode mudar a estrutura do todo. Se alguma vez estirou um músculo da panturrilha ou levantou-se com dor no pescoço depois de uma sessão de trabalho à escrivaninha, você sabe que isso acontece. Estruturas tensas compartilham um fator crítico: sua tensão é transmitida continuamente por todas as estruturas. Todo o corpo reage a uma dor ou a uma distensão muscular. Os músculos — que são feixes de células — são capazes de encurtar, alongar ou imobilizar-se em uma posição. Um músculo que é mantido retesado em uma posição reduz a circulação do sangue, a respiração e as informações no corpo, e pode causar dor crônica. Células pulmonares rígidas podem obstruir a respiração.

> *Essas mucosas, esses envoltórios, as fiações e amarras formam uma substância contínua. Toda e qualquer parte do corpo está conectada a todas as demais partes por meio desta rede; cada parte de nós está envolvida por esse abraço.*
>
> — DEANE JUHAN, *Job's Body*

REFLEXÃO

Ao compreender os mistérios do interior de nossa matriz celular, nós descobrimos uma mensagem ensinada por nossas células: estique-se e mova-se para se renovar e mudar. Você já se esticou hoje?

A afinação de nossas cordas

As células têm um "tônus", da mesma forma que os músculos. Para usar uma analogia, uma corda esticada de violino produz diferentes sons quando a pressão é aplicada em diferentes pontos ao longo dela. Da mesma forma, uma célula processa sinais químicos de maneira diferente, dependendo do quanto e de onde os filamentos celulares são distorcidos ou pressionados.

Relembrando a natureza física da matriz celular, nós reconhecemos que somos feitos de filamentos, as "cordas celulares". A trama celular muda nossa forma quando nos ocupamos com práticas físicas transformadoras, energéticas ou xamânicas. *As cordas do universo podem agora incluir as "cordas" de nossas células.*

Somente por meio da experiência pessoal você pode descobrir se isso é verdadeiro.

As cordas vibram. Dedilhe uma corda de guitarra e as cordas adjacentes vibrarão; as cordas ressoam umas com as outras. O mesmo acontece com tambores — golpeie um tambor, e outro que estiver perto dele também vibrará em resposta.

Considere que as "cordas celulares", os filamentos, respondem a movimento, som, música e cânticos. Entrar em sintonia com nossas células assume um significado totalmente novo quando você se lembra da inteligência ressonante interior.

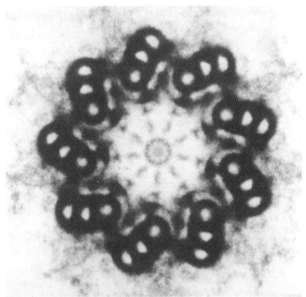

Figura 4.5 Dois centríolos; note a estrutura regular dos nove conjuntos de três microtúbulos. (Imagem de Don W. Fawcett/Photo Researchers, Inc.)

Talvez os ambientes das células sejam o local em que energia, movimento e a cura vibracional ocorrem.

Exploração
Mostre do que é capaz

Entoe o som *hum*, mova-se, dance, permita-se ser massageado. Descubra o que o motiva a se libertar.

A "visualização" da energia

De acordo com o respeitado cientista Guenter Albrecht-Buehler, da Universidade Northwestern, o movimento celular é parte da inteligência da célula.[14] As células parecem mover-se intencionalmente umas em direção às outras: ao microscópio pode-se vê-las tocarem-se e então deslizarem para longe. Para guiar seus movimentos, as células veem e "leem" a energia umas das outras com "olhos" bizarros, estranhas construções de microtúbulos chamadas centríolos (cada célula tem dois). No passado, acreditava-se que os centríolos apenas orientavam a divisão celular, mas hoje se crê que também sejam os direcionadores de todos os movimentos da célula. Uma construção matemática única, cada centríolo é construído em séries de três (3^3) — 27 microtúbulos (nove trios) dispostos de modo a formar um canal oco no meio (veja a figura 4.5).

Assemelhando-se a canos torcidos, a construção do centríolo é com certeza incomum; e sua função é ainda mais. Diz-se que os centríolos conseguem detectar a energia infravermelha gerada por células vizinhas, e é isso que permite que elas "vejam" umas às outras energeticamente.[15] Por meio dos olhos de seus centríolos, as células captam o calor e umas às outras.

As células e a consciência

Os túbulos sensores de energia do centríolo se cruzam e se retorcem, curvam-se e flexionam-se. As células próximas respondem e fazem o mesmo. O prêmio Nobel Francis Crick e o físico de fama internacional Sir Roger Penrose juntaram-se a Albrecht-Buehler para propor que os centríolos transmitem informações ao alterar sua forma, como resultado do fluxo de elétrons de uma extremidade a outra de seus túbulos.[16] De acordo com esses cientistas, o fluxo de elétron através dos microtúbulos de nossas células é a "consciência".

Consciência? O que é isso? Onde está? Uma ideia sobre a qual há grande concordância é que, quando estamos acordados e conscientes, temos uma consciência. Partindo desse pressuposto, Penrose e o anestesiologista Stuart Hameroff exploraram a teoria de que os microtúbulos estão envolvidos na consciência humana.[17] Hameroff forneceu indícios celulares com a investigação dos efeitos da anestesia — éter e halotano — que paralisam os microtúbulos nas células cerebrais e induzem o sono. O estado desperto consciente é suspenso, enquanto as funções cerebrais de sobrevivência continuam ativas. Assim, quando os microtúbulos do cérebro são "paralisados" pelos anestésicos, desaparece a consciência alerta humana. O fascinante papel dos microtúbulos e da trama celular na consciência é, com certeza, uma área fértil para pesquisa.

Limpeza da tubulação: o "desentupidor" xamânico

Durante meu treinamento como "aprendiz de xamã", que já soma muitos anos, e antes até que eu começasse a trilhar esse caminho, a depressão foi (e tem sido) minha companheira constante, visitando-me nos momentos em que eu gostaria de mudar, mas não podia — quando eu estava travada, presa no mesmo lugar. Sempre que eu estava enraizada no lodo de hábitos e comportamentos ultrapassados e improdutivos, meu mestre xamã Tomas me dizia: "Limpe suas tubulações! O espírito não pode se mover através de você para iniciar a mudança até que você limpe suas tubulações".

Eu não fazia ideia de que tubulações ele estava falando, nem sabia onde elas estavam; também nunca perguntei. A verdade era que eu sentia vergonha por não saber. Seriam as tubulações minhas artérias e veias, minha traqueia, meus canais de energia? Eu não pensava muito sobre aquelas tubulações enigmáticas; para mim, eram mais uma das expressões que o xamã usava que eu não compreendia.

Apesar disso, com o passar dos anos, aprendi estratégias bastante confiáveis para "destravar" minha mente ou meu ânimo nos períodos mais sombrios, *se* eu as empregasse com frequência suficiente. Entoar cânticos e a dança xamânica têm provocado mudanças de forma bem consistente, até o presente. Numa manhã recente, trabalhando neste manuscrito, por exemplo, eu senti retornar a velha sensação de estar "travada". Minhas ideias pareciam velhas, e eu sentia o corpo e a mente estagnados. Fiz uma pausa, acendi uma vela, queimei um pouco de sálvia e fechei os olhos. Comecei a entoar um cântico, sentindo meu peito, a caixa torácica e o coração vibrar e ressoar. Ao mesmo tempo, um pensamento infiltrou-se até a superfície: minhas células também deviam estar vibrando! Os túbulos e a teia invisíveis e flexíveis no interior dos meus santuários celulares deviam estar se sacudindo, endireitando as dobras, flexionando-se, seus elétrons fluindo.

Um momento de descoberta — a luz se fez. Aqueles centríolos poderiam ser as tubulações da instrução do xamã — limpe suas tubulações! Entoar cânticos e produzir o som *hum* ativam seu xamã celular.

Invoque seu xamã celular

> *Um xamã celular puxa os fios do invisível,*
> *e quando esses filamentos luminosos são puxados*

ou empurrados, tudo muda.

Um xamã celular vai abrindo caminho, como um arqueólogo, escavando velhos padrões e examinando os restos...

Para aprender, desfrutar, prevenir, atravessá-los ou evitar totalmente, ajude seu xamã a escolher.

Pense nisso: você tem um padrão particular de comportamento, como reagir com raiva a seu parceiro ou a um de seus pais, comer quando fica tenso ou roer as unhas enquanto espera no tráfego. É como se houvesse um ponto ao qual você está preso, que puxa você de volta para o mesmo lugar muitas vezes, apesar de todas as boas intenções. Comportamentos repetitivos como esses criam uma impressão nas células de seu corpo.

Pense que você pode escapar desse círculo vicioso e criar um novo padrão que mude seus sentimentos, suas ações e respostas habituais. A psicoterapia pode ajudar — assim como o envolvimento de seu xamã celular.

EXPLORAÇÃO
Bata o tambor em um novo ritmo

Ouça uma gravação de tambores xamânicos, junte-se a um círculo e descubra algo novo.

PRECE CORPORAL
Agradecimento

Flexione os pulsos. Dobre-os para trás e para a frente.

Estenda os braços na direção do céu; flexione os pulsos de novo. Agradeça.

Incline-se para baixo, na direção da terra, tocando-a, agradecendo.

Repita todo esse movimento três vezes.

A cada vez, você pode oferecer uma prece diferente de agradecimento ou intenção: sentir gratidão, libertar-se da dor, adotar uma nova disciplina, perdoar. Você vai saber qual a prece certa ouvindo sua sabedoria xamânica.

Exploração
Uma jornada de visualização

Para se preparar para essa jornada, reserve algum tempo e encontre um bom lugar onde sentar-se ou caminhar por uns instantes. Se estiver caminhando, perceba para onde seus pés querem levá-lo. Sinta-se confortável. Olhe ao redor. Escute o vento. Sinta o ar ou o sol na pele. Inspire os cheiros a sua volta. Inspire e expire, deixando os fluxos de ar flutuar juntos à vontade. Inspirar o universo nos une a nosso patrimônio, a nosso lar.

Você pode gravar as instruções a seguir ou simplesmente lembrar-se delas. Aproveite a jornada e liberte sua imaginação.

Imagine-se entrando em uma estrutura perfeitamente circular, revestida de couro e aquecida. Há uma fogueira no meio, os tambores soam suaves, e o aroma de eucalipto enche o ar. Você está em casa. Você e suas células estão em paz e à vontade. À medida que seus olhos se acostumarem com a escuridão, olhe ao redor — há pessoas sentadas em um círculo, tocando tambores e cantando. Sente-se no círculo e preste atenção em quem está com você. Os tambores batem no ritmo de seu coração, e sua respiração entra em seu coração; ela ressoa com as batidas do tambor.

As células de seu coração batem no ritmo do tambor. Elas ressoam a melodia através de todo o seu corpo. Você respira, move-se, dança, entoa o som *hum* e suas células ressoam no ritmo compartilhado. Sua mente está em paz nessa dança celular. Você se expande, conectando-se com uma energia maior. Toque sua própria divindade e sinta seu próprio xamã celular em ação.

Desfrute esse espaço suave e pergunte a suas células, a seu xamã e às pessoas no círculo com você: "Há algo que preciso saber ou fazer para ajudar a expandir minha vida?". Relaxe e ouça. Receba o que quer que venha a você. Aqueles que estão sentados no círculo com você podem ter mensagens que guiarão sua jornada. Absorva a paz e agradeça a suas células por tudo o que elas fazem. Agradeça os guias de sabedoria em seu círculo. Quando você estiver pronto, chacoalhe as mãos e os pés e volte a ficar atento e ativo no presente momento. Então transforme em ação física o que aprendeu, para ancorar o conhecimento.

REFLEXÃO

Quando movemos o corpo, começamos a criar novos padrões; os filamentos celulares e o sistema neuromuscular tecem e ancoram uma nova experiência. Nós partimos os fios que nos prendem a velhos hábitos. Da próxima vez que você se vir reagindo da mesma forma indesejável, rompa as amarras com tal comportamento por meio de som ou movimento. A chave é começar!

Do que necessito me libertar?

Onde é que há tensão demais em minha vida?

Estou preso a ideias, pessoas ou hábitos que atrapalham meu amadurecimento?

O que irá me expandir?

O que me contrai?

Onde estou sendo repetitivo demais?

Na trama das células nossas experiências
são tecidas, e tecidas de novo.

Nós mudamos o tecido e o padrão dependendo do que
atrai e prende nossa atenção e intenção.

Estamos sempre em um estado de criação.

O que você escolhe?

Desate os nós!

Rompa velhos fios e os lugares por onde está preso!

Teça novos padrões!

A ampliação de nossos limites

Durante uma visita a uma amiga em Santa Fé, ela sugere irmos a um local de ritos sagrados ancestrais onde ela já fez muitas cerimônias. Que ideia maravilhosa! O dia está frio, mas ensolarado, o céu está radiante com a luz azul do inverno.

Chegamos a um dos raros portões do Monumento Nacional Bandelier que não têm vigias. Há poucos carros estacionados ali, e logo percebemos o motivo;

todos os parques nacionais e monumentos estão fechados. O governo federal ficou sem dinheiro e fechou-os para economizar alguns dólares.

Está fechado? Como pode ser? Viajamos toda essa distância e queremos fazer nossas preces aqui. Quero sobretudo tirar fotos. Já fotografei petróglifos e pictogramas na Califórnia e no Arizona, e agora é minha chance de ver o que pode estar me esperando em um local sagrado no Novo México. Acabei me apaixonando pela investigação e documentação do que foi legado por nossos ancestrais para que aprendêssemos. De fato, venho tentando desvendar alguma linguagem oculta comum a todas as culturas, humanas ou não.

Minha amiga e eu olhamos uma para a outra e então para a cerca que nos separa de nossa missão. A escolha é óbvia: pular por cima dela! As pessoas dos poucos carros que vemos já devem ter feito isso.

Percorremos o caminho de entrada e damos início a uma subida suave. Então, depois de passar por cima de enormes matacões de granito, chegamos a uma bifurcação da estrada — e a uma escolha. Subir por uma escada que havia surgido à vista ou seguir em frente pela trilha e descer pela escada na volta. Meu medo de alturas decide por mim; se descer por ela, vou ter que *olhar* para baixo. Só de pensar fico petrificada.

Subimos pela escada. Quando chegamos ao topo e sinto a meseta sólida sob meus pés, ouvimos uma voz. "Voltem! O parque está fechado! Bandelier está fechado!"

É o guarda do parque, exigindo que saiamos do monumento... *agora!*

Discuto com ele durante alguns minutos, adiando a inevitável e temida descida pela escada. "Nós pagamos impostos", digo-lhe. "Esse é nosso parque, e podemos visitá-lo a qualquer momento. E não estamos causando mal algum."

"O parque está fechado! Desçam agora!"

De repente, por um instante, deixo de lado meu medo e sou inundada por um sentimento de imensa perda. Sinto a pontada de pesar humano que decorre de ser afastada da terra sagrada. Quando toco a terra em locais sagrados às vezes posso sentir ali o espírito da vida, com séculos de idade, ecos de tantos anos de vida, de procriação, de preces, de brincadeiras, de dar-se as mãos, de amor. Quando estou em solo sagrado, posso me lembrar. Estar separada dele parte meu coração.

Meus argumentos não funcionaram, no entanto, e devemos descer. Aterrorizada, começo a seguir minha amiga escada abaixo. Sinto como se estivesse fazendo uma jornada sagrada, uma busca — e, de fato, estou. No meio da escada, pego minha mochila com as mãos trêmulas, de dentro dela tiro minha câmera e documento minha jornada.

O mais importante, porém, e o motivo pelo qual faço menção a isso neste capítulo, é que o momento me faz lembrar de que temos o poder de nos *estender*. *Todos nós temos*. O medo não tem que me paralisar; minhas células e eu podemos escolher *nos mover*. Esse poder está dentro de você e de suas células também.

Todos nós podemos fazer a escolha de relembrar o que já sabemos, no fundo de nossa alma: viemos para cá para fazer a coisa certa, para despertar o coração para o que é sagrado e divino em cada um de nós. Barreiras da mente, cultura, dogma ou até *karma* podem nos impedir de relembrar, mas o "empurra e puxa" de nossas células, a inteligência que aí reside, não esquece.

Capítulo 5

Energia — Manter

Há vitalidade, uma força vital, uma energia, um estímulo que se traduz em você pelo seu ato, porque só há um de você o tempo todo; essa expressão é única. Se você a detém, ela nunca existirá por nenhum outro meio e se perderá. Não é seu papel determinar o quão boa ela é, nem o quão valiosa, nem como se compara com outras expressões. Seu papel é mantê-la clara e diretamente sua, manter o canal aberto.

— MARTHA GRAHAM

Até agora, nosso foco científico tem sido a natureza física das células. Já vimos que esses portadores móveis de mensagens conversam incessantemente entre os trilhões de células companheiras. Vimos como as células falam por meio de moléculas e de movimento, por meio da mudança de forma e até mesmo por vibração. Mas e quanto à energia? Neste capítulo vamos examinar vários temas energéticos: a energia molecular das células, o quadro mais amplo da energia e da força vital, e nossa relação pessoal com a energia — como investimos nossos recursos e os renovamos.

Primeiro vamos considerar como a visão do universo mudou quando Albert Einstein nos deu a equação mais famosa do mundo, $E = mc^2$, na qual E = energia, m = massa (matéria) e c = a velocidade da luz medida em metros por segundo.[1]

O que essa famosa equação nos diz é que energia e matéria (massa) são essencialmente intercambiáveis, formas diferentes da mesma coisa. A matéria torna-se igual à energia só quando se move muito, muito rápido. Se a matéria pudesse mover-se depressa o bastante, poderia transformar-se em energia — talvez energia luminosa. A equação também diz que a matéria está repleta de energia.

Para nossos trilhões de células sustentarem-se a si mesmas — e a nós —, moléculas adequadas de energia devem estar disponíveis a elas o tempo todo. De onde vem essa energia e como nós a administramos?

A definição de energia — mais do que moléculas

Os cientistas definem a energia como a habilidade de realizar trabalho. Ela pode ser medida como calor, calorias, joules, taxa metabólica basal e, nas células, como moléculas de trifosfato de adenosina. A energia física tem muitas formas: biológica, química, térmica, elétrica, nuclear, magnética e até quântica.

A energia, como a conhecemos, também abrange os domínios emocionais — energia da felicidade, da raiva, da paixão, da tristeza, do tédio e do entusiasmo. A energia também está no âmago dos grandes mistérios: a imensurável força da vida, *qi* ou *prana;* amor, alma, fé e prece. Não importa como as chamemos, as qualidades positivas da energia contribuem para o bem-estar e a alegria de viver. Uma energia reduzida contribui para a fadiga, a depressão e a baixa vitalidade.

Como estudante de bioquímica, minha introdução ao conceito da energia foi aprender como as células produzem energia química por meio de uma sequência muito complicada de eventos, que envolve a quebra do açúcar em dióxido de carbono e água. Esse processo, que ocorre continuamente, mantém a saúde e a restauração dos santuários celulares.

Anos depois de ter adquirido conhecimento sobre a produção molecular de energia das células, comecei a dar aulas sobre como lidar com o estresse. Foi então que adquiri uma profunda compreensão de que a energia permeia quem nós somos e o que fazemos, a mente e o corpo, no microcosmo e no macrocosmo, da célula à alma. Somos "seres de energia" que precisam saber como lidar com a energia pessoal e os recursos globais. Quando desenvolvemos uma percepção das forças energéticas dentro de nós e a nossa volta, podemos descobrir o que nos drena e o que nos sustenta. E isso nos dá uma ampla escolha em relação a como aplicar com sabedoria nossa própria energia.

Algumas de minhas explorações mais significativas do ponto de vista pessoal no que se refere à energia aconteceram quando eu estava doente e tentando compreender a natureza da cura. Durante as buscas para melhorar minha saúde, praticamente todas as tradições de cura que estudei tinham em seu cerne a energia: medicina chinesa, *reiki*, imposição de mãos, *yoga*, massagem, quiropraxia, práticas indígenas e outras mais. Em todas essas práticas de cura, não era a energia molecular que estava sendo discutida, mas uma força invisível que flui por meio do nosso corpo e em torno dele. Essa força energética recebe diversos nomes — *qi*, *kundalini*, *prana*, *kupuri* e *num*, citando apenas alguns —, mas todos descrevem a mesma força invisível.

Qi (ou *chi*) é o termo usado pela medicina tradicional chinesa (MTC) para descrever a energia que flui pelo nosso corpo e por tudo mais que existe.[2] De acordo com a MTC, no corpo humano a energia corre em canais chamados meridianos, e as doenças ocorrem quando a energia fica estagnada ou desequilibrada. A acupuntura é uma das formas pelas quais a energia *qi* pode ser equilibrada; outra é a prática do *qigong*. Quando fui exposta pela primeira vez à noção do *qi*, para mim, era apenas mais um conceito obscuro, uma qualidade imaginária de cuja existência eu duvidava — até que estudei com um mestre do *qigong*. Depois de poucas sessões de prática, o *qi* já não era uma noção obscura: eu podia *senti-lo*!

Qigong significa "cultivar a energia *qi*". É um componente básico da MTC, e na China, onde se originou, há na verdade médicos *qigong* que se especializam em ensinar a seus alunos — eles não são chamados de pacientes — essas práticas de cura. Considerado como originário de danças xamânicas ancestrais, o *qigong* também forneceu as bases para o *tai chi*. Sua prática pode nos proporcionar uma experiência concreta do *qi* e a consequente melhora da saúde. Atribuo à prática diária do *qigong* o fato de não ter pegado uma gripe sequer em mais de uma década.

De acordo com a MTC, as áreas do corpo onde o *qi* está mais próximo à superfície são chamadas de portais; na palma da mão está o portal ou o ponto *laogong*. Esse é o ponto principal para transmitir o *qi*. Foi aí, nas palmas de minhas mãos, que senti pela primeira vez uma força que era diferente do meu pulso, da minha respiração ou do batimento do meu coração. De nossas mãos, ou das mãos de outras pessoas, pode vir nossa primeira experiência com essa obscura energia invisível. E agora eu gostaria que você tivesse essa experiência. Aliás, essa é uma prática especialmente boa para os céticos!

EXPLORAÇÃO

Reserve alguns minutos para descobrir por si mesmo a energia *qi*.

Sente-se ou fique de pé em uma posição relaxada.

Toque as palmas das mãos com os dedos. Onde o dedo médio toca o centro da palma é o ponto *laogong*. Toque os centros de energia de suas mãos e então relaxe-as.

Agora junte as palmas das mãos e esfregue-as com força para estimular o calor, a circulação e o *qi*.

A seguir, estenda os braços diante do peito, mantendo entre eles a distância dos ombros. Uma palma fica voltada para cima, a outra para baixo. Os cotovelos ficam levemente flexionados. Ombros, braços e mãos estão relaxados. Lembre-se de respirar.

Abra e feche as mãos cerca de vinte vezes, como se você as bombeasse com suavidade. Com os braços ainda estendidos diante de si, inverta a direção das palmas das mãos de modo que a que antes estava virada para cima agora esteja virada para baixo. Uma vez mais, abra e feche as mãos vinte vezes. Quando tiver terminado, mantenha as mãos fechadas.

Abaixe os braços, trazendo os cotovelos para perto da cintura. Suas mãos fechadas estão voltadas uma para a outra. Agora, abra lentamente as mãos, as palmas viradas uma para a outra. Aproxime-as aos poucos até ter uma sensação como um formigamento ou uma percepção de densidade entre as mãos. O que você sente?

Lentamente mova as mãos, afastando-as entre si, até que não tenha mais qualquer sensação entre elas. Mova-as para a frente e para trás, como se estivesse brincando com uma bola invisível.

Esse é o qi.

As pessoas descrevem de diversas maneiras sua experiência do *qi*: como calor, uma pressão ou uma força, um formigamento, "magnetismo", uma pulsação. Talvez você não sinta nada, e isso pode significar que você estava tenso durante a exploração. Tente de novo depois de ter feito algum exercício ou quando se sentir mais relaxado. Mesmo que não sinta nada agora, uma vez que tomar consciência dessa energia em suas mãos, pode começar a ter alguma percepção ou sentir uma força adicional nas palmas das mãos ao fazer algum exercício vigoroso ou praticar os movimentos suaves do *tai chi*.

Os céticos dizem que o *qi* e as outras formas esotéricas e não mensuráveis de energia não existem, e que as modalidades de cura que as utilizam não passam de charlatanismo. Sempre rebato tal afirmação com uma realidade científica irrefutável: até termos a tecnologia para poder *ver* os vírus, eles também eram constructos hipotéticos. Foi necessário o desenvolvimento de um microscópio eletrônico altamente potente para provar que existiam. Até então, alguma "força não detectável" ou "germe" era responsável por muitas doenças. Lembre-se, a ciência depende de medições objetivas para declarar que alguma coisa é real. Se pudéssemos medir o *qi* — e acredito que um dia descobriremos como fazê-lo —, talvez os céticos se tornassem tão convictos de sua realidade quanto o são acerca da existência dos vírus invisíveis.

Nesse meio-tempo, se você está disposto a continuar a ter experiências diretas, como fez no exercício anterior, pode receber os benefícios dessa força invisível, por meio de práticas como o *qigong* e o *tai chi*. Você também pode saber mais sobre o crescente corpo de evidências científicas ocidentais em relação aos efeitos do *qi* visitando o *site*, em inglês, do National Center for Complementary and Alternative Medicine [Centro Nacional de Medicina Complementar e Alternativa]: nccam.nih.gov. Um de seus primeiros estudos mostrou que os tratamentos de acupuntura usados para aliviar a dor aumentam as endorfinas do corpo; são as moléculas que aliviam a dor, sobre as quais falamos no capítulo anterior.

Energia universal

Todas as coisas vivas requerem energia para sobreviver. E voltando a $E = mc^2$, a primeira lei da termodinâmica estabelece que a energia não pode ser criada nem destruída, mas apenas transformada de uma forma em outra.

As plantas são muito melhores em transformar energia do que nós, e convertem energia solar em energia molecular. Elas usam essa energia para transformar elementos químicos do ambiente em que vivem — nitrogênio, água e dióxido de carbono — em moléculas orgânicas complexas que são necessárias para sustentar a vida. Esse processo é chamado de fotossíntese. As plantas são coletores solares autossustentáveis que também fornecem o alimento de outros seres.

Nós, humanos, conseguimos usar de modo limitado a energia solar — para ajudar as moléculas a produzir vitamina D, para quem sabe ganhar um bronzeado, e para melhorar o humor. Nem nós nem os outros animais podemos usar a energia solar para converter moléculas simples em alimento; nós, que caminhamos, voamos ou rastejamos, dependemos totalmente das plantas para que façam isso por nós. Esse é um lembrete palpável da interdependência da vida neste planeta e de como é importante para nós a proteção das florestas tropicais, das fazendas e de outras áreas que transbordam com energia verde. Nossa vida depende disso.

Nossa energia celular — origens incomuns

Hoje, enquanto analisamos as células do ponto de vista da energia molecular, nosso eu citonauta penetra na célula e passa através de sua membrana e dos receptores. Suspensos em meio à matriz celular, vemos estranhos objetos que, ao menos para mim, lembram salsichas voadoras, ou talvez criaturas espaciais. São as *mitocôndrias*, os geradores de energia da célula (veja a figura 5.1). Todas as células do nosso corpo, com exceção das hemácias, contêm mitocôndrias. Descobertas surpreendentes revelaram que essas peculiares "usinas de força" têm origens diferentes do resto da célula.

De fato, as mitocôndrias, que agora são as usinas de força das células, no princípio não desempenhavam esse papel.[3] Bilhões de anos atrás, eram uma espécie de bactéria primitiva com a capacidade de converter o oxigênio tóxico do ambiente da época em algo útil. Então essas "pré-bactérias" se uniram com versões primitivas de células vivas. O resultado desse novo esquema de coabitação foi que os organismos ancestrais prosperaram, pois cada um deles trouxe algo novo para o panorama da vida; juntos, podiam fazer o que nenhum deles poderia fazer por si só, e por fim evoluíram e se tornaram as células que conhecemos hoje. O trabalho das mitocôndrias é fabricar o combustível que as células usam em tudo que fazem. Uma vez que nossos ancestrais adquiriram mitocôndrias, passaram a

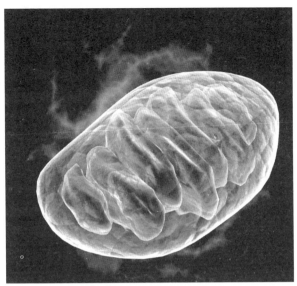

Figura 5.1 Mitocôndria.

produzir tanto combustível que puderam se tornar muito grandes, muito maiores do que as bactérias.

Os seguintes fatos indicam a origem notável das mitocôndrias:

- As mitocôndrias contêm seus próprios genes e seu próprio DNA, diferentes dos que são encontrados no núcleo da célula.
- Seus genes fornecem informação voltada unicamente para a produção de energia.
- A membrana que envolve as mitocôndrias contém moléculas de lipídio que são encontradas apenas em bactérias.

O núcleo é a única outra parte da célula, e a principal, que contém DNA — e seu DNA difere de modo significativo do DNA das mitocôndrias. Antes de qualquer coisa, o DNA mitocondrial (mtDNA) tem forma diferente; ele tem formato circular — em anel —, e não espiralado como no núcleo (o DNA bacteriano também é caracteristicamente circular). A única informação genética que o mtDNA contém refere-se à produção de energia e de mais mitocôndrias. Ainda mais peculiar, nós herdamos só o DNA mitocondrial de nossas mães. Por que o mtDNA do pai não é passado adiante? Porque as mitocôndrias do macho estão alojadas na cauda do espermatozoide, que não penetra no ovo durante a fertilização. Só o ovo contém a chave para nossa produção de energia: é nossa mãe quem acende a centelha da vida energética molecular ao transmitir-nos essas moléculas circulares de DNA. Podemos pensar nela como a "Senhora dos Anéis". E podemos agradecer àquelas criaturas primevas por estarem dispostas a formar um coletivo, dando-nos os meios e a energia para sobreviver em um ambiente rico em oxigênio.

Produção de energia

Por conta de sua origem e seu talento singular, as mitocôndrias tornam possível a nossas células transformar o alimento que ingerimos em combustível de alta energia. Todo o trabalho das células — reproduzir a si mesmas; manufaturar novas partes e materiais; mover-se para confrontar um predador; transportar moléculas para dentro e para fora da célula; e manter os batimentos cardíacos, a visão e as contrações musculares — requer energia. Todo dia, um número astronômico de mitocôndrias fornece a cada um de nós por volta de um quilo e meio de energia molecular. Cerca de mil moléculas de ATP (veja a figura 5.2 e a prancha 10) são usadas a cada segundo, o que significa mais de 15 mil gramas a cada hora (nota técnica: mil gramas = 1 quilograma). Como as células contêm apenas uma reserva de cerca de 85 gramas de ATP — com energia suficiente para uma corrida de dez segundos —, elas têm um sistema de reciclagem muito dinâmico, que produz milhões de moléculas de ATP a cada hora. Alguns cientistas dizem que nós na verdade fabricamos nosso peso em ATP todos os dias. Claro, se estivermos correndo uma maratona, as células trabalharão ainda mais para nos manter abastecidos. De fato, é dito que temos três vezes mais mitocôndrias do que células. As células que trabalham mais, como as células cardíacas e musculares, exigem mais energia e abrigam mais mitocôndrias — milhares delas em uma única célula.

Nosso depósito de energia: o ATP

Agora vamos nos aprofundar na química do fluxo de energia dentro dos diminutos santuários do corpo humano. Vai ser bastante intenso, portanto sinta-se livre para pular essa seção se ela exigir de você demasiada energia mental. Eu continuo a apresentar a ciência das células com algum grau de detalhamento para os leitores que tenham curiosidade para entender mais sobre o funcionamento maravilhoso delas.

A energia que alimenta nossas células é armazenada nas ligações químicas de uma molécula de alta energia já citada antes, chamada de ATP ou trifosfato de adenosina (veja a prancha 10 no encarte colorido). Há três fosfatos ligados ao "A" (adenosina) do ATP. Os dois últimos fosfatos da cadeia estão unidos por ligações de alta energia (veja a figura 5.2). Quando uma dessas ligações se parte, é liberada energia que alimenta as atividades da célula. Não está muito claro que forma de energia é essa, mas é daí que vem nossa energia celular.

A fonte química principal que as células usam para produzir energia é o açúcar (glicose). De onde provém o açúcar não importa aqui; seja do mel, do xarope de milho, das massas, do açúcar de mesa, de um doce ou uma fruta, o que importa aqui é que as células precisam ter glicose. Gorduras e proteínas são fontes secundárias, e é por isso que quando não há açúcar disponível para converter em energia as proteínas ou a gordura armazenada são usadas como combustível. Quando uma pessoa está faminta, suas células começam a digerir as proteínas da musculatura, resultando em uma fraqueza incrível e no risco de doenças. Mas as células preferem utilizar o açúcar. A energia é produzida por meio do processo de oxidação ou de "queima" do açúcar. Assim como a queima de gasolina no motor permite ao carro mover-se, a glicose, convertida em energia utilizável, é a "gasolina" do veículo humano.

Para que as células queimem açúcar e as mitocôndrias gerem ATP, elas necessitam de uma ingestão nutricional adequada de carboidratos simples ou complexos (ou proteínas ou gorduras), água, oxigênio, vitaminas B e coenzima Q10 (também conhecida como ubiquinona).

De maneira geral, nossas células têm duas formas de produzir ATP: uma na ausência de oxigênio e outra que exige oxigênio. O processo que não usa oxigênio, muito ineficiente, é conhecido como metabolismo anaeróbico, ou glicólise. Ele ocorre no citoplasma da célula, não no interior das mitocôndrias. Nele, para cada molécula de glicose, a célula produz duas moléculas de ATP. A fase da glicólise pode também progredir para a segunda forma de produção de ATP, mais eficiente, que ocorre dentro das mitocôndrias, o processo oxidativo chamado de ciclo de Krebs ou fosforilação oxidativa. Nas mitocôndrias, para cada molécula de glicose são produzidas até 36 moléculas de ATP. Que implicações tem essa característica da bioquímica celular? Quando estamos estressados, a célula absorve menos oxigênio; quando isso acontece, ela produz por volta de um décimo da quantidade de energia que é produzida quando respiramos de maneira profunda e relaxada.

Ensinamentos celulares sobre energia renovável

Embora não sejam 100% eficientes, as células tentam reutilizar diversas vezes seus recursos. Vamos dar uma olhada na dança da energia molecular que envolve a troca de parceiros energéticos e ver como isso se dá.

Para fazer seu trabalho, as células geram ATP. O que torna o ATP útil é a liberação da energia contida em suas ligações. Mas, depois que a energia do ATP é liberada, ele se torna ADP (difosfato de adenosina), que deve ser reciclado e voltar a ser ATP. Cada célula usa cerca de 1 bilhão de moléculas de ATP a cada poucos minutos e precisa constantemente reciclar a energia "gasta". Ocorre uma troca complicada entre ATP, ADP e outra molécula de alta energia chamada fosfato de creatina (veja a prancha 11 no encarte colorido), na qual podemos pensar como uma espécie de depósito de armazenamento de energia; os músculos e o cérebro estocam fosfato de creatina, de modo a tê-lo sempre disponível para uma descarga rápida de energia. Se o ATP libera a energia de uma das ligações entre fosfatos, a energia é reabastecida pelo fosfato de creatina, que fornece um fosfato de alta energia para refazer o ATP a partir do ADP.

Essa dança química mostra como a célula é cheia de recursos. Ela gasta o mínimo possível e reutiliza tudo o que pode. Um exemplo de consciência ambiental e uso eficiente de combustível! As células são "híbridos" e recicladoras por natureza.

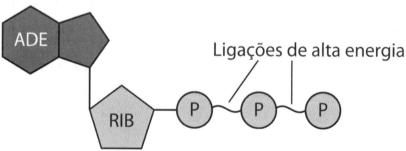

Figura 5.2 O ATP e suas ligações de alta energia.

A produção de ATP e sua "vida real"

A magnitude da produção de ATP no corpo humano é espantosa. As células precisam gerar quase metade do nosso peso corporal em ATP todo dia. Uma célula usa cerca de 1 milhão de moléculas de ATP que devem ser repostas a cada poucos minutos.

As maiores produtoras de energia são as células musculares, e por isso são elas que contêm a maior parte das mitocôndrias. Uma célula muscular contraída, tensa, produz apenas duas moléculas de ATP para cada molécula de glicose "queimada", porque ela recebe pouquíssimo oxigênio, enquanto um músculo relaxado em estado aeróbico produz cerca de 30 moléculas de ATP para cada molécula de glicose usada. Se você está cansado o tempo todo, isso pode significar que está passando por um grande estresse; as células se tornam ineficientes quando produzem ATP anaerobicamente. Além disso, um dos subprodutos desse metabolismo anaeróbico é o ácido lático, que se acumula e é o motivo pelo qual nossos músculos doem depois de muito exercício, e o motivo de muitas vezes nos sentirmos ansiosos quando as células cerebrais estão saturadas dele.

E se você estiver passando por muito estresse? Veja isso como um sinal de que precisa cuidar de suas células. Leve-as para uma caminhada vigorosa de dez minutos, medite, faça uma respiração profunda ou permita-se receber uma massagem. Sabe-se que uma caminhada de dez minutos pode gerar ATP suficiente para mais noventa minutos. Relaxe, e suas células o recompensarão com mais energia quando lhes enviar mais oxigênio. Relaxe suas células e lembre-se de que, com o relaxamento, a tensão estrutural da célula diminui, a respiração se torna mais profunda e mais energia é produzida.

Os grandes músculos são a fonte primária de energia; pode parecer paradoxal, mas quanto mais você trabalhar com eles, mais energia terá. Ao mesmo tempo, quanto mais eles trabalham, de mais mitocôndrias eles precisarão. O paradoxo se resolve se você levar em conta que as células que dão duro produzem mais mitocôndrias produtoras de energia. O exercício físico alivia a tensão muscular e provê as células com mais oxigênio. Em essência, investindo energia em exercícios, você é recompensado com mais energia. Além de lhe dar uma injeção de energia, um regime de exercícios regulares pode também reduzir o estresse e ajudar você a atingir um equilíbrio.

A natureza radical da produção de energia

A produção de energia envolve remover elétrons de uma molécula e passá-los adiante, como um jogo de "batata quente". Às vezes, um elétron escapa durante o jogo e pode danificar a célula se não for capturado. Tais elétrons soltos dão origem aos potencialmente perigosos radicais livres, moléculas reativas que podem atacar as estruturas das células em um processo chamado de *estresse oxidativo*. As rugas são um sinal físico do estresse oxidativo. Mutações no DNA, degeneração macular dos olhos e mesmo doenças cardíacas podem ocorrer, em parte, devido a esses radicais livres oxidantes.

As mitocôndrias são uma fonte dessas substâncias reativas, e são as primeiras estruturas a ser atacadas por elas. Outras fontes celulares de radicais livres são as células do sistema imunológico, quando estão ocupadas atacando micro-organismos. Entretanto, além de serem potencialmente perigosos, os radicais livres também servem como importantes moléculas sinalizadoras para matar micro--organismos.

Em sua sabedoria inerente, as células são capazes de proteger a si mesmas do perigo dos radicais livres. Elas produzem seu próprio estoque de *antioxidantes* protetores: moléculas que podem suprimir ou eliminar os radicais livres. Os antioxidantes produzidos por elas incluem o ácido lipoico, a melatonina, a enzima superóxido dismutase, a glutationa e a coenzima Q10 (CoQ10). O que as células não conseguem produzir para nos proteger contra os radicais livres prejudiciais pode ser fornecido pela alimentação, que traz outros antioxidantes para nos socorrer. Os antioxidantes presentes na dieta incluem as vitaminas A, C e E, minerais como o selênio e os pigmentos polifenólicos do vinho tinto e de frutas de colorido intenso, como mirtilo e ameixa. Na verdade, o envelhecimento do vinho é o resultado de oxidação, e a mesma substância que protege o vinho do envelhecimento rápido demais, o resveratrol, pode também proteger as células de quem aprecia uma taça de vinho tinto.

Na parceria entre plantas e pessoas, nossas escolhas alimentares não apenas nos nutrem, mas também protegem nossas células. Uma explicação para o porquê de pessoas que comem muitos frutos e vegetais tenderem a apresentar menos doenças crônicas do que quem não o faz é que elas estão consumindo substâncias que protegem contra o estresse oxidativo. De fato, uma teoria atual para a causa de doenças crônicas é que os radicais livres causam inflamação, que por sua vez danifica as células.

Moléculas medicinais administram mal nossa energia

Um aspecto negativo da medicina moderna é que algumas drogas comuns têm como efeito colateral a inibição da quantidade de ATP que as células podem produzir. Essa é uma preocupação, sobretudo, para pessoas que tomam estatinas, que inibem a produção, pelo fígado, da coenzima Q10, ingrediente essencial para a produção de ATP.[4] Dois efeitos colaterais das estatinas são a dor muscular e a fadiga, muito provavelmente por causa dos níveis reduzidos de CoQ10.

Por que a coenzima Q10 é tão importante? Porque ela tem diversos papéis na produção de energia — ela é um ingrediente essencial no processo de transporte de elétrons durante a produção do ATP, e também atua como um antioxidante. Se não há CoQ10 suficiente, menos ATP é produzido. Além do mais, a CoQ10 protege as mitocôndrias do dano causado por radicais livres. Uma solução para o problema da estatina é tomar um suplemento alimentar de CoQ10. Converse com seu médico se você estiver tomando esses medicamentos. Em estudos clínicos de pessoas que tomam estatinas, uma dose diária de 50 a 100 mg de CoQ10 ajudou a amenizar o problema de dor muscular e fadiga extrema.

Maior necessidade de energia

O corpo exige energia extra em certos períodos da vida. Preste especial atenção no que você come e faz, e como você se reabastece durante esses períodos:

- Crescimento e desenvolvimento de crianças, adolescente e mulheres grávidas.
- Recuperação após procedimentos cirúrgicos e dentários.
- Doenças crônicas ou agudas.
- Realização de exercícios vigorosos.
- Durante estresse.

Definição

Estresse: Uma das definições é qualquer situação com a qual, em nossa percepção, não dispomos de recursos para lidar.

Estresse e tensão usam energia

Talvez você se surpreenda ao saber que os cientistas não estão de acordo em relação ao que é o estresse[5] (por outro lado, talvez seja verdade que os cientistas não estejam de acordo em relação a qualquer definição). Porém, em termos de fisiologia do estresse, é amplamente aceito que a principal característica da resposta ao estresse, de "fugir ou lutar", é a rápida mobilização de energia que pode salvar sua vida. Isso significa liberar glicose na corrente sanguínea e fazer os tecidos produzirem mais ATP. Precisamos de descargas rápidas de energia para poder escapar de uma situação perigosa. No entanto, se a resposta persiste por muito tempo, levando a um estresse crônico, nossas reservas de energia se esgotam — e isso nos compromete em vários níveis.

Sem energia suficiente, nem as células do sistema imunológico nem seus produtos bioquímicos podem nos proteger contra infecções. Se houver ATP insuficiente no cérebro, o humor e a habilidade mental ficarão prejudicados. Havendo um excesso de hormônios do estresse, os ossos, o coração e as vísceras sofrerão. Em outras palavras, o estresse em longo prazo nos esgota.

O estresse causa tensão física e respiração mais superficial, e faz o coração bater mais rápido. A tensão, seja física ou mental, é um fator importante na perda desnecessária de energia. Como vimos neste capítulo, células musculares tensas usam a energia depressa demais e são ineficientes para repô-la. O próprio ato de pensar e encarar a situação consome energia, e quando nossa energia é consumida temos mais dificuldade para solucionar problemas e encarar desafios; podemos simplesmente carecer da "garra" mental para lidar com a situação.

Ao ensinar esse conceito a milhares de pessoas, tenho visto, consistentemente, que as pessoas sabem de forma instintiva qual é seu nível de energia, sem qualquer ajuda ou definições de energia de minha parte. Você pode responder à questão-

-chave agora mesmo, assim como elas fazem: em uma escala de 1 (*mais baixa*) a 10 (*mais alta*), como você avaliaria sua energia?

Quando comecei a testar essa questão, eu a fazia de manhã, no início de um seminário de dia inteiro. A maioria das pessoas respondia que sua energia era bem alta. Depois do almoço... a história era outra. Mais de 75% delas relatava uma energia muito baixa, e a solução para conseguir que aguentassem o resto da tarde era ensinar uma breve prática de *qigong* para aumentar a energia, que você terá oportunidade de explorar mais adiante neste capítulo.

Mapeamento da percepção da energia

O gráfico de energia mostrado na figura 5.3 foi adaptado a partir dos estudos fascinantes do psicólogo Robert Thayer sobre o papel da energia e da tensão no enfrentamento da vida.[6] Era pedido a pessoas que passavam por um problema complicado, sem solução clara em vista — um divórcio, perda do emprego, ou internação de um dos pais em uma casa de saúde — que colocassem em um gráfico sua energia, seu humor e sua tensão ao longo do dia. Elas também anotavam no gráfico a gravidade do problema com o qual estavam lidando. De modo consistente, na mente das pessoas avaliadas, os problemas pareciam maiores e mais

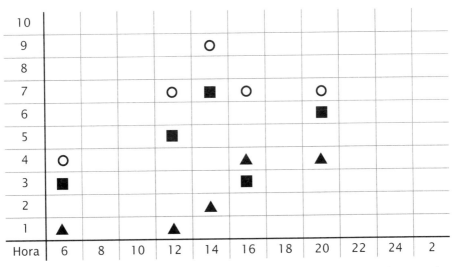

Figura 5.3 Gráfico de energia com uma amostra de dados: energia (quadrados), estado de humor (círculos) e tensão (triângulos) plotados ao longo do dia.

catastróficos nos períodos do dia com tensão alta e baixa energia. O problema em si não havia mudado, mas a percepção das pessoas, sim. Quando a energia delas estava esgotada pela tensão, as pessoas se sentiam arrasadas, impotentes e pessimistas. Em outras palavras, a combinação de tensão alta e baixa energia enfraquece nossa capacidade de encarar o estresse e a vida.

Muito bem, agora nós já sabemos disso. E, assim, o que podemos fazer quanto a essa questão? O primeiro passo é descobrir quando estamos vulneráveis. O mapeamento de energia é uma estratégia eficiente para você ficar mais ciente de seu padrão diário típico de energia.

EXPLORAÇÃO
Monitore sua energia

Todos os dias, durante uma semana, faça um gráfico de energia usando o modelo fornecido no apêndice 1 (página 243) para monitorar sua energia, sua tensão e seu humor. Faça sete cópias desse gráfico, assim você pode seguir seus ritmos de energia durante ao menos uma semana.

Registre essas qualidades mais ou menos na mesma hora, cinco ou seis vezes por dia; as horas estão indicadas na parte de baixo do gráfico.

Marque no gráfico como você sente sua energia, sua tensão e seu humor, usando uma escala de 1 (*mais baixo*) a 10 (*mais alto*). Você pode usar uma cor para marcar sua energia e cores ou formas diferentes para tensão e humor.

Quando já estiver familiarizado com seus padrões normais de energia, você poderá fazer mais uma semana de mapeamento para descobrir como esses três fatores são afetados quando você pratica *qigong*, faz uma caminhada, toma café ou bebida alcoólica, come um doce ou qualquer outra coisa que queira. Anote no gráfico de energia qualquer atividade acrescentada. Ao adquirir mais percepção por esse meio, você enriquece seu acervo de conhecimento e pode optar por fazer mudanças que deem mais apoio a sua vida.

Tive um aluno que estava acostumado a comer um *donut* para aumentar sua energia assim que chegava ao seu trabalho de meio período. Quando fez o mapeamento da energia por alguns dias, ele ficou surpreso ao ver que tinha um aumento inicial de energia depois das calorias tentadoras e vazias, mas que a energia caía abruptamente depois. Um *donut* reduz a energia? Sim. E isso o convenceu a abandonar aquele hábito. Às vezes, tudo de que precisamos são alguns "dados" que nos mostrem o que está acontecendo e nos convençam a fazer uma mudança. Manter registros nos ajuda a reconhecer o impacto de nossas escolhas.

Quando fiz meus próprios mapas de energia pela primeira vez, descobri que meu pico de energia ocorria depois das dez da noite. Sempre soube que era uma pessoa noturna, mas ver isso registrado no papel permitiu-me ser mais compreensiva comigo mesma quando tinha dificuldade para entrar em ação de manhã. Uma das formas de combater a falta de vigor matutina era fazer *qigong* e as preces corporais que apresento neste livro. Agora minhas manhãs desabrocham de uma maneira um pouco mais fácil ao receber uma descarga de energia com as práticas que conectam corpo e espírito.

Suponha que você descubra que seu padrão típico é uma queda abrupta de energia e muita tensão no fim da tarde: a depressão das quatro da tarde. Conhecendo esse padrão, você pode praticar um planejamento proativo, marcando eventos e reuniões importantes em outros horários. Ou, se precisa fazer algo importante em um momento de baixa energia, pode administrar de antemão seus recursos internos. Para aumentar a energia e baixar a tensão, faça uma prática de relaxamento ou uma caminhada curta e vigorosa. Com alguma experimentação, você logo vai descobrir o que o revigora e sustenta, e será recompensado com uma sensação de mais controle e a habilidade de administrar seus recursos internos. Se você acredita que tem capacidade para lidar com uma situação desafiadora, esta atitude em si pode minimizar seu estresse.

Familiarizar-nos com nossos ritmos energéticos e conhecer práticas que aumentam a energia podem mudar a relação que temos com o estresse e os desafios diários. Em vez de sermos vítimas de ondas de tensão e baixas de energia, aprendemos quando e como recuperar a energia, liberar o estresse e relaxar o corpo e a mente. É importante sabermos como descansar e renovar a nós mesmos e a nossas células.

Como administrar e manter a energia

Compreender nossos ritmos de energia é um passo importante para fazer escolhas saudáveis e ter uma vida mais equilibrada e agradável. Há três passos envolvidos: saber, ser e fazer.

Como *saber* (percepção, sintonia):
- Mapas de energia.
- Sinais corporais — pulsação, respiração, temperatura da mão, tensão muscular.
- Sinais mentais — Quem e o que esgotam você? Quem e o que sustentam você?

Como *ser:*
- Exercícios.
- Meditação.
- Liberação de estresse.
- *Qi.*
- Riso.
- Tai chi.

Além dos itens citados, que ajudarão você a manter a preciosa energia de suas células, você pode *fazer* qualquer uma das seguintes atividades.

Como *fazer* (renovação de energia):
- Desenvolva um plano para cuidar de si mesmo.
- Passe algum tempo tranquilo, sozinho.
- Faça menos, diga não, *seja.*
- Aprenda meditação de atenção plena ou outra prática meditativa.
- Reconecte-se com uma fonte espiritual.
- Recarregue suas baterias diariamente.
- Caminhe.
- Mantenha uma conversa focada, conectada e significativa todo dia.
- Brinque, busque coisas agradáveis e ria.

- Valorize e aprecie a si mesmo.
- Pergunte a si mesmo o que dá alegria e significado a sua vida; faça algo todos os dias para obter isso.
- Faça uma lista do que lhe traz felicidade, e em momentos conturbados, quando você correr o risco de ser atraído para um padrão destrutivo de comportamento, em vez disso, escolha uma atividade alegre.

PRECE CORPORAL

Uma prática simples de qigong para cultivar energia[7]

Você encontrará instruções completas para esta prática no apêndice 2. A seguir há uma breve lista de cada uma das nove sequências nesta série. Muitas podem ser feitas isoladamente, ou, juntas, como uma série completa. A série inclui:

Postura básica — alinhamento em pé

Enraizar e espiralar — movimentos circulares com a cintura

Expandir a respiração

Onda de energia (esta parte da sequência é perfeita para fazer quando você quer aliviar a mente de pensamentos indesejáveis ou estresse)

Sorver o *Qi* (esta é como uma reversão da Onda de Energia)

Onda central

Onda coração-timo

Integração — equilibrar o *Yin* e o *Yang*, hemisférios direito e esquerdo (este movimento equilibra os hemisférios direito e esquerdo do cérebro e equivale à respiração por narinas alternadas do *yoga*)

Colher e armazenar o *Qi* — fechando os circuitos

REFLEXÃO

As seguintes reflexões orientam você a encaixar o que aprendeu sobre geração e reposição de energia pelas células dentro de um panorama mais amplo de como você usa a energia.

Como invisto minha energia?

Como reciclo os recursos em minha casa?

O que me sustenta e me restaura?

O que ou quem rouba minha energia?

Como estou renovando minha energia?

Quando estou exausto, o que me renova?

Como quero investir meus recursos?

Energia e energia

Os exercícios mais populares de *tai chi*, *qigong* e *yoga* são na verdade baseados em práticas espirituais e formas pouco conhecidas de energia, não em moléculas ou no funcionamento de nossas células. Graças à popularidade do *yoga* e do *tai chi*, e dos benefícios que se presume terem na redução do estresse, os pesquisadores médicos ocidentais começaram a investigar os efeitos dessas práticas em parâmetros fisiológicos. Foi demonstrado com clareza que tais atividades aumentam a flexibilidade e a capacidade aeróbica e melhoram nossa capacidade de relaxar. Idosos que praticam *tai chi* melhoram o equilíbrio e têm menos quedas, e portanto têm uma qualidade de vida melhor.[8] Assim, mesmo que essas práticas de energia tenham sido originalmente desenvolvidas para aprofundamento espiritual, uma vez trazidas para o Ocidente ficou comprovado que também apresentam efeitos corpo-mente e fisiológicos. Nossas células usam toda a energia que permeia seu ambiente — *qi* e ATP. E podemos fazer o mesmo.

Campos de energia

Quando nós e nossas células praticamos *qigong* com outras pessoas, geramos um campo de *qi*. Você já entrou em uma sala e sentiu uma "vibração estranha", desagradável ou, ao contrário, de paz absoluta? Tal sensação é reflexo tanto de sua sensibilidade quanto da energia do espaço. Entre em uma igreja onde estiver sendo queimado incenso e houver velas acesas, e a essência do santuário envolverá você — a energia de centenas de pessoas que oraram ali. Entre em um bar barulhento e a energia gritará para você. Muita gente chamaria a isso de "o campo".

Se você medita, sabe bem que meditar em grupo é uma experiência muito diferente de fazê-lo sozinho. Se você canta, sabe a diferença entre fazer um solo e ser parte de uma comunidade de vozes, rodeado pelo som de muitas pessoas e fazendo parte dele. Do mesmo modo, quando oramos com outros, criamos um nível de concentração que muda a experiência para todos. Podemos nos referir ao efeito que criamos como um campo.

O respeitado biólogo Rupert Sheldrake menciona um polêmico campo informacional que permeia o planeta; ele o chama de *campo morfogenético*.[9] Ele cita a cristalização como exemplo dos efeitos desse campo hipotético. Quando uma molécula recém-sintetizada é criada em um laboratório, leva meses para cristalizar. Mas quando outros laboratórios pelo mundo fazem a mesma substância, o período de tempo até a cristalização é reduzido de modo considerável. Isso não ocorre porque um laboratório contou ao outro como fazê-lo. Em vez disso, como Sheldrake explica o fenômeno, as próprias moléculas "aprenderam" por meio do campo comum de energia.

Quando comecei a ensinar um movimento de *qigong* particularmente difícil — o movimento de integração —, a classe demorou semanas para executá-lo. Então, quanto mais grupos grandes eu ensinava por todo o país, mais rápido as pessoas aprendiam, até que estavam fazendo logo na primeira tentativa. Acredito que o aprendizado acelerado resultou da transmissão de informações a distância pelo campo morfogenético; por meio do repetido esforço em aprender, os meus alunos entraram (segundo a terminologia de Sheldrake) em ressonância mórfica uns com os outros, aprendendo de modo mais rápido e eficiente os exercícios que eu passava de forma coletiva, mesmo sem se conhecerem e estando separados por centenas de quilômetros uns dos outros.

Pense no corredor Roger Bannister, o primeiro homem a conseguir correr uma milha em menos de quatro minutos, à época uma façanha considerada impossível. No entanto, logo depois que ele quebrou essa barreira, muitos outros corredores conseguiram fazer o mesmo e obter tempos ainda melhores. Terá sido porque ruíram as crenças em relação ao que seria possível, ou a mudança no campo morfogenético envolvendo os atletas teria moldado novas habilidades ou possibilidades?

Uma interpretação de tais fenômenos pode ser que o que aprendemos ou fazemos em algum ponto do globo exerce uma influência energética, informacional ou cósmica sobre o resto. Essa é uma energia invisível e inteligente, que age de formas que ainda não compreendemos por completo, um mistério que não foi resolvido pela ciência atual.

Cada um de nós cria um campo de energia, independentemente do nome que lhe atribuirmos. Todos os seres vivos geram um campo eletromagnético ao redor de si. Quando comecei a estudar *qigong*, nosso professor nos levou para um bosque com vista para o oceano Pacífico. Ele nos orientou para que ficássemos diante de uma árvore e usássemos as mãos para colher o *qi* ou para sentir a energia de diferentes partes da planta. Fiquei surpresa por sentir as alterações de vibração. Ele também pegou um saco de papel e fez com que sentíssemos o campo de energia de substâncias misteriosas ocultas dentro dele. Ali estava outra lição para essa antiga cética: foi inconfundível — alho e gengibre tinham uma energia "quente", enquanto uma maçã tinha uma energia "fresca". Seria a energia sutil própria da natureza de cada vegetal ou daqueles diferentes vegetais, ou o *qi* em ação? Não sou capaz de dizer. Porém esse tipo de experimento foi uma prova, para mim, de que tudo tem uma vibração energética. Quando estamos receptivos, podemos até perceber que ela está lá.

Quando faço minhas preces entre as sequoias, tenho uma sensação de paz que não sinto em minha casa. As árvores, a floresta, o oceano, nossos jardins e os animais de estimação, todos compartilham energia conosco. Só temos que passar um tempo com eles para saber disso e acolher essa dádiva.

Energia sagrada

Terminamos este capítulo onde começamos: indagando sobre a natureza da energia da vida. De onde ela vem? Os cientistas discutem moléculas e campos eletromagnéticos; os teólogos discutem a alma e a força de Deus. O que é indiscutível é que nossos trilhões de células são pequeninos caldeirões de energia que nos dão a vida até o dia em que morremos.

Talvez uma maneira de encarar a energia da vida seja examinar o que acontece no momento da morte. Se você já testemunhou a morte de uma pessoa amada, como eu já testemunhei, você terá lembranças permanentes de como a morte se parece, talvez do som dela, e de como você se sentiu. E você terá impressões — talvez inesperadas, e, ao que tudo indica, além de sua capacidade de expressar-se — do que ocorreu. Num minuto seu amigo querido está vivo, e no momento seguinte ele libera sua força vital, exalando-a para fora de si. A luz que brilhava em seus olhos se apaga. Seu corpo, suas células e moléculas permanecem, mas sua vitalidade — a energia sagrada que o animava — seguiu em frente. O instante da morte é um momento tanto triste quanto sagrado. Será essa força vital nossa alma?

Em sua busca por compreender o que é que abandona a pessoa depois que a luz se apaga, as pessoas chegaram ao ponto de medir o peso de um indivíduo antes e depois da morte. Não encontraram diferença, claro. O espírito infinitesimal, a poderosa energia da vida, não tem peso, e é visível apenas na forma como anima uma pessoa. A irmã do meu pequeno amigo Alvaro me fez perguntas profundas. "Para onde ele vai depois de morrer?", ela queria saber. Eu não podia sequer responder para mim mesma a uma pergunta como essa: o que *é* a força energética que havia animado o corpinho dele e para onde ela *irá*? Talvez, olhando de novo para $E = mc^2$, possamos especular que a energia da vida se transforma em luz.

Pode ser que nunca encontremos respostas científicas para essas questões, e está tudo bem. O que nós temos é a opção de, agora, enquanto vivemos, enxergar o murmúrio em nossas células como energia divina — a centelha sagrada de que os rabinos falam como sendo a dádiva de Deus a cada um de nós. A maneira como usamos e investimos essa energia enquanto estamos aqui na Terra permite a nossos espíritos continuar vivendo: no amor que demos e compartilhamos e nos legados que deixamos para trás. As maneiras como passamos nossa breve jornada aqui, amando e cuidando dos outros e do nosso planeta, garantem que vestígios de nossa energia divina vivam por muito tempo depois que nossos corpos físicos se forem.

Ao tocar e animar nosso mundo, devolvemos uma grande quantidade de favores. As estrelas que morrem nos fornecem os elementos químicos que nos formam; árvores e outras plantas nos presenteiam com a respiração e o alimento; os amigos e a família alimentam nosso coração e nosso espírito. Ao receber esses milagres sem questionar, nossas células sagradas vibram com energia e inteligência, e somos tocados pelo divino.

A energia está presente em todas as coisas vivas. Os organismos vivos a obtêm do ambiente [...]. Eles a acumulam em seus próprios corpos e usam-na como combustível para seus movimentos e seu comportamento. Quando morrem, a energia [...] em seus corpos é libertada para seguir seu caminho de outras formas. O fluxo de energia [...] é parte do fluxo cósmico, e a energia dentro de você vai seguir fluindo depois que você já estiver morto, assumindo infinitas novas formas.

— RUPERT SHELDRAKE, *O Renascimento da Natureza**

---

* Publicado pela Editora Cultrix, São Paulo, 1993.

Capítulo 6

Propósito — Criar

Para nos construir do nada, os esquemas, as instruções detalhadas e as ordens de tarefas preencheriam uns mil volumes de enciclopédias, se escritos em inglês. No entanto, toda célula de nosso corpo tem um conjunto dessas enciclopédias.

— CARL SAGAN, *O Mundo Assombrado pelos Demônios*

Neste capítulo, vamos ver de forma mais detalhada as habilidades que nossas células têm, enquanto discutimos o papel dos genes na vida celular. Vamos também descobrir que, embora os genes e o DNA tenham se tornado ícones culturais modernos, eles também podem espelhar informações metafísicas ancestrais ainda acessadas nos dias de hoje.

Antes que a membrana ou o citoesqueleto fossem considerados fundamentais para a inteligência celular, os genes — uma escritura de informação codificada — detinham essa posição proeminente. Mas os genes são passivos; eles não podem fazer nada a menos que sofram a ação de algum outro fator — moléculas, o citoesqueleto, o ambiente, a mente ou o movimento. Lembre-se de que vimos, no Capítulo 4, que a expressão gênica da célula determina se esta vai se reproduzir ou se vai amadurecer, e estabelece as marcas e características de uma célula plenamente desenvolvida. Embora uma célula carregue habilidades genéticas para ambas as situações, ela só pode fazer uma coisa de cada vez: reproduzir *ou* amadurecer. E, claro, a opção final, a morte, também está escrita nos códigos gênicos. Ocultas em

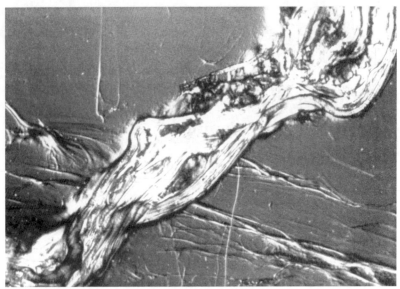
Figura 6.1 Fotomicrografia do DNA de timo de vitelo.

plena vista estão as pistas arquitetônicas no DNA que revelam códigos secretos e os mistérios da vida e da morte (veja a figura 6.1).

Passei décadas intrigada com o DNA, dos pontos de vista científico, artístico e metafísico. Como fotógrafa, minhas primeiras imagens de "arte" através do microscópio capturaram a beleza das moléculas espiraladas de DNA. Como pesquisadora, investiguei se poderíamos mudar o modo como os genes se expressam dentro das células humanas. Tendo visto os efeitos devastadores da quimioterapia e da radiação em pessoas com câncer, eu estava ansiosa para testar a possibilidade de outra linha de ação no tratamento: fazer com que as células se tornassem normais. Em vez de matá-las — e junto com elas outras células saudáveis —, seria possível programá-las de forma diferente? E fazer isso com substâncias naturais, simples e benignas?

Nos dias de hoje, conhecemos basicamente dois tipos de genes: os que contêm informações sobre a estrutura e os que regulam o crescimento celular. No caso do câncer, eu queria descobrir se seria possível encontrar um modo de fazer os genes reguladores mudarem de programação. Em outras palavras, desligar os genes de câncer e ligar de novo os genes saudáveis. Meus colegas me diziam para desistir da ideia dessa "pesquisa holística maluca". Ainda assim, recebi um importante financiamento do Instituto Nacional do Câncer para testar essa abordagem.

Foi uma surpresa muito agradável, uma vez que minha abordagem da pesquisa e do tratamento do câncer não era muito comum na época, no começo da década de 1980.

Minha pesquisa mostrou que algumas células de leucemia humana (leucócitos malignos) de fato adquirem características de células normais quando tratadas com substâncias químicas benignas e hormônios.[1] Eu estava entusiasmada por perceber, a partir dessas descobertas, que, sim, podíamos alterar a expressão gênica em tubo de ensaio, embora estivesse bem ciente de que era preciso uma pesquisa muito mais abrangente. Mas para continuar a explorar essa linha de pesquisa eu teria que utilizar radioatividade, algo com que eu não queria me envolver. Em vez disso, escolhi abandonar a pesquisa científica básica e — até para minha própria surpresa — comecei a tentar descobrir se estratégias de cura ancestrais rotuladas como "não convencionais" poderiam ajudar pessoas com câncer. Meu objetivo na época era descobrir bases científicas para métodos ancestrais e aplicar tais descobertas, no nível celular, ao problema da cura do câncer.

Então, quando comecei a trabalhar com *pessoas* com câncer, e não com suas células no laboratório, meu foco se desviou uma vez mais. Eu queria descobrir formas de melhorar a qualidade de vida de uma pessoa, quer as células cancerígenas mudassem ou não seu curso maligno. Como poderíamos tornar a vida melhor mesmo que a doença persistisse? Nesse meio-tempo, outros cientistas continuaram a trabalhar no nível celular, e, à medida que você percorrer este capítulo, vai ver que eles de fato começaram a realizar mudanças de expressão gênica nas células malignas.

Uma condição básica para a vida

Você deve se lembrar de que as condições necessárias para a vida incluem a capacidade de reprodução. Aquilo que permite o processo reprodutivo está contido no núcleo de nossas células, e, como todos os mecanismos celulares, a reprodução requer um esforço coordenado envolvendo outras partes da célula. Sim, ocultas em nossos genes, no interior do núcleo, estão as instruções necessárias para a duplicação celular; no entanto, para que as células se reproduzam, genes reguladores do crescimento devem primeiro receber sinais provenientes da atividade coordenada da membrana celular e do citoesqueleto, que lhes dizem: "É hora de vocês se expressarem!". Lembre-se de que os genes são apenas instruções codificadas que requerem um "leitor" do código para segui-las.

Projeto arquitetônico: a linguagem da vida

No "coração" de cada célula sagrada — seu núcleo — estão as instruções herdadas para construir todo o organismo, acondicionadas nos genes. O DNA é a incrível molécula que codifica nossa herança genética. Há cerca de trinta anos, os cientistas começaram a decifrar e catalogar todos os genes humanos por meio do que é chamado de Projeto Genoma Humano (PGH).[2] (Um genoma contém toda a informação genética para um organismo.) Estima-se que o genoma humano contenha de 25 mil a 30 mil genes. O genoma de um camundongo tem 25 mil genes, um verme nematelminto tem 19 mil e o genoma da bactéria unicelular *Escherichia coli* contém cerca de 5 mil genes.

DEFINIÇÕES

Núcleo da célula: Região envolta por uma membrana, no interior da célula, que é o santuário da informação genética.

Genoma: Representa todo o repertório genético de uma espécie.

Gene: A unidade básica da informação genética.

Cromossomos: Estruturas formadas por genes e proteínas reguladoras. Cada célula humana contém 46 cromossomos.

DNA: A molécula longa, filamentosa, que codifica a informação biológica dos genes.

O código genético: Consiste em uma sequência de "palavras" de três letras, escritas uma após a outra ao longo da cadeia de DNA.

Os genes são trechos do DNA que contêm instruções para todas as proteínas do corpo, tanto as estruturais quanto as reguladoras. Codificadas pelo DNA, as proteínas são moléculas grandes e complexas constituídas por subunidades menores chamadas de aminoácidos. Elas executam a maioria das atividades celulares e constituem a maior parte de nossas estruturas celulares. O cabelo é feito de proteína, assim como as enzimas da saliva, que reduzem os biscoitos que comemos a moléculas que as células podem utilizar. As proteínas são os reguladores e mensageiros, marcadores de identidade e receptores. Sem proteínas, a vida não existiria. O corpo humano contém ao menos 100 mil proteínas diferentes.

Cada gene revela um "pacote" diferente de informação codificada necessária para que seu corpo cresça e funcione. Genes estruturais contêm receitas para nossa aparência: a cor dos olhos, a altura, o formato do nariz, a proteína hemoglobina, a queratina do cabelo, o colágeno da pele, e muito mais. Os genes reguladores dizem às células quando crescer e quando parar de crescer. Eles também incluem os genes de parar/começar que indicam o começo e o fim de uma sequência de informação em particular. E, no entanto, no genoma humano, 98% do material genético não tem uma função aparente; apenas 2% de nossos genes contêm os códigos para todas as proteínas.[3] No passado, o material genético não codificante era chamado de "DNA lixo"; agora os cientistas estão começando a estudar o que o resto do roteiro genético humano faz.

Todas as células do corpo contêm o mesmo DNA e informação genética idêntica. Hemácias maduras são a exceção: elas carecem de núcleo, e portanto não têm DNA. Apenas as hemácias imaturas, em desenvolvimento na medula óssea, contêm núcleo.

Os genes estão acondicionados em locais específicos das estruturas denominadas de *cromossomos* (veja a figura 6.2). Podemos pensar nos genes como todos os itens de um catálogo telefônico, enquanto um cromossomo representa uma única página. O código genético representa as palavras que estão na página.

Os cromossomos são longas cadeias de genes. As células do corpo humano contêm 46 cromossomos. Os cromossomos existem em pares, assim como os genes: em cada par, uma metade vem do pai e a outra metade, da mãe. Temos 22 pares do que são chamados de cromossomos autossômicos (cromossomos não sexuais) e um par de cromossomos sexuais que determinam o gênero: os cromossomos X e Y.[4] Uma mulher tem dois cromossomos X, enquanto um homem tem um X e um Y. Quando uma célula começa a se dividir, os cromossomos se organizam ao longo do centro dela para serem duplicados e compartilhados entre as novas células.

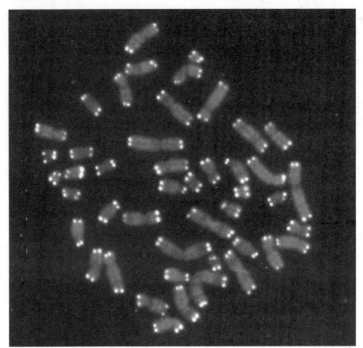

Figura 6.2 Quarenta e seis cromossomos humanos, com os telômeros aparecendo como pontos brilhantes na ponta de cada um; imagem de Hesed Padilla e Thomas Reid.

Segredos metafísicos das células
Números sagrados

Se você se sente intrigado com a numerologia, pode ficar surpreso ao saber que o número 22 é representado pelo número de pares de cromossomos autossômicos humanos. No tarô adivinhatório, 22 é considerado um número mestre e está refletido nas 22 cartas dos Arcanos Maiores, cada uma das quais representa um passo simbólico significativo ao longo da jornada da vida. Também há 22 letras no alfabeto hebraico. Você descobrirá mais sobre os números sagrados no Capítulo 8.[5]

O DNA e seu projeto divino: monogamia molecular

As longas cadeias de DNA são segmentadas em genes individuais que fornecem as instruções para uma proteína específica.[6] Cada filamento de DNA enovela-se ao redor de seu gêmeo complementar, criando o formato característico de uma espiral de cadeia dupla (veja a figura 6.3). Para visualizar a aparência do DNA, imagine dois longos filamentos enrolados juntos formando uma dupla hélice, como uma escada de corda torcida com degraus rígidos. Uma das cordas contém o código; a outra cadeia a complementa, atuando como uma espécie de guardiã e protetora do conjunto todo. Moléculas de cadeia dupla são muito mais difíceis de destruir do que um filamento único. Quando uma célula começa a se reproduzir, o DNA dela deve ser duplicado. Para conseguir isso, as duas cadeias se desenovelam e cada uma serve como molde para um novo DNA de cadeia dupla.

A espiral é uma forma eficiente e compacta de armazenar em segurança a quantidade imensa de informação que o núcleo contém. O DNA de uma pessoa, quando esticado, tem bilhões de quilômetros de comprimento. Como sabemos disso? Cada célula humana tem cerca de dois metros de DNA densamente enrolado, e se estimarmos um número de 10 trilhões de células em uma pessoa média, isso significa que, se desenrolarmos todo esse DNA e dispusermos as cadeias ponta com ponta, teremos por volta de 20 trilhões de metros ou cerca de 20 bilhões de quilômetros de DNA. Seu DNA poderia ir daqui ao sol e voltar pelo menos 60 vezes! A Bíblia fala sobre a escada de Jacó, que se estenderia entre a Terra e os céus. Quando Jacó sonhou com sua escada, estaria vendo a escada em espiral do DNA? A imagem da escada tem grande significado simbólico para os judeus,

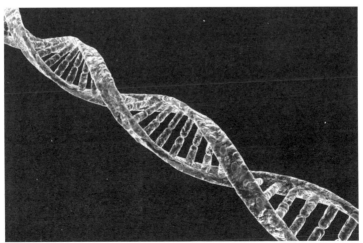

Figura 6.3 A espiral do DNA; as linhas que conectam os dois filamentos representam as ligações entre as bases de nucleotídeos.

os cristãos e os muçulmanos, uma conexão com Deus e o caminho espiritual. E, como sabemos que o DNA de uma pessoa pode chegar aos "céus", talvez esse seja outro exemplo de segredos sagrados que estão ocultos dentro das células.

Como o DNA é um molde, sua estrutura deve ser precisa. Ele é construído a partir de quatro "tijolos" moleculares chamados bases de nucleotídeos. Os nomes dessas bases são adenina (A), timina (T), citosina (C) e guanina (G) (as letras são usadas como abreviaturas para escrever o código genético). A ordem das bases ao longo da cadeia de DNA determina a informação codificada.

Eis outro exemplo de complementaridade química: os "tijolos" são "monógamos"; cada tipo de base pode parear-se apenas com um outro tipo. Onde há um T em uma cadeia, seu par na outra deve ser um A; onde há um G de um lado, seu parceiro deve ser um C. Não há exceções a essa união exclusiva. Um pareamento errado sinaliza a necessidade de separação e ativa a ação de um potente sistema de reparo para desfazer o par equivocado. Uma vantagem de tais ligações específicas de pares é que ela permite a detecção rápida de qualquer erro. Com um erro de pareamento, ocorre uma imperfeição na arquitetura espiral ondulante do DNA, e isto sinaliza para os genes de reparo virem ao seu socorro. A monogamia molecular e a forma arquitetônica helicoidal ajudam a garantir a integridade do DNA.

O código da escada em espiral

Se você imaginar o DNA como uma escada em espiral, pode perceber que um lado da escada deve combinar perfeitamente com o outro e complementá-lo. A sequência de bases em uma cadeia contém as instruções genéticas. Sua cadeia parceira e protetora contém a sequência complementar.

Vamos pegar uma sequência genética imaginária: ATAGGCTTT. Sua parceira complementar teria que ser TATCCGAAA (lembre-se da relação monogâmica). A sabedoria divina da natureza determina a forma como as duas cadeias estão ligadas.

> *Toda a biblioteca genética deste mundo [...] a estrutura de cada coisa viva é reduzível, em última análise, a essas quatro [...] um código muito simples, mas uma mensagem muito longa.*
>
> — CARL DJERASSI, *The Bourbaki Gambit*

As mesmas quatro bases que codificam o código genético — A, T, C, G — aparecem em todo o reino vivo.[7] Seja uma abelha ou um hipopótamo, um carvalho ou um mosquito, tudo neste planeta usa o mesmo sistema de codificação; é só o arranjo das letras que distingue o ser humano do camundongo. Embora o computador guarde sua vasta informação em um código binário de 0s e 1s, o código do DNA, mais complexo, é composto por unidades chamadas de códons, cada uma formada por três letras. Essas letras básicas codificadas indicam quais aminoácidos, dos vinte diferentes que existem, devem ser usados na construção de uma determinada proteína. Há 64 combinações possíveis para as três letras que formam os códons; todas as 64 correspondem ou a aminoácidos ou a sinais de início/fim. Imagine ler um amontoado de letras que codificam uma informação específica. Você teria que saber onde começar a ler o código e onde parar.

A sequência desses códons de três letras ao longo da cadeia de genes permite às células juntar aminoácidos na ordem correta para construir as cadeias de proteínas ou os polipeptídeos (uma pequena proteína).

Aqui está a divisão em três letras de um pedaço de DNA com a sequência AAAATGCGTTCG.

Os componentes deste código:	AAA	ATG	CGT	TCG
A cadeia complementar:	TTT	TAC	GCA	AGC
Uma cadeia complementar com erros:	GTT	TGG	GCA	AGA

Esse mesmo código genético está presente em todas as formas de seres vivos. Isso significa que cada espécie trata qualquer novo DNA como seu próprio, gerando milhões de cópias desses genes. De fato, uma forma pela qual os vírus causam seu dano é injetando seu material genético em células vivas e... *voilà* — nosso próprio maquinário celular copia a informação genética deles e produz novos vírus.

<hr />

SEGREDOS METAFÍSICOS NAS CÉLULAS
Códigos sagrados

As células revelam outra "coincidência" cósmica. Da mesma forma que o código genético compreende trios e 64 sequências possíveis, o sistema divinatório ancestral do *I Ching* depende de um sistema codificado de trigramas: combinações de três linhas diferentes contínuas ou interrompidas (veja a figura 6.4). Os trigramas, um grupo de três letras ou linhas, permitem 64 combinações possíveis. Tanto o código genético quanto o I Ching apresentam 64 combinações. Uma vez mais, temos um sistema metafísico ancestral que pode ser interpretado como reflexo do que ocorre nas células vivas. Ambos os sistemas, celular e metafísico, refletem mudança.

Expressão gênica e células-tronco

Cada célula do seu corpo tem os mesmos genes, e todas têm o mesmo potencial genético. O que distingue as células é quais genes e proteínas são expressados. As células-tronco podem usar toda a informação genética que possuímos e têm o potencial de se tornar qualquer tipo celular; o ambiente molecular em que são colocadas determinará se vão se tornar células sanguíneas ou células renais, cardíacas ou ósseas. Uma vez que se torna especializada ou diferenciada, porém, em geral a célula perde a capacidade de se transformar em outros tipos. Depois que o "propósito" de uma célula é determinado, ela expressa apenas características daquele tipo celular em particular. Hemácias imaturas na medula óssea só podem se tornar hemácias maduras. Elas não podem reverter de volta para células-tronco e tornar-se leucócitos. Somente hemácias imaturas podem produzir a proteína hemoglobina. Células da pele não podem produzir hemoglobina, mesmo tendo a informação genética necessária. Células renais expressam proteínas e funções diferentes das que são expressas pelas células cardíacas, mesmo que ambos os tipos contenham instruções genéticas idênticas. Cada célula normal tem "freios": controles que permitem que certas mensagens ou códigos sejam abertos e traduzidos, enquanto outros são postos de lado e ignorados. Em outras palavras, cada célula é capaz de evitar que certas mensagens genéticas sejam expressas. Mesmo na pequena amostra de exemplos que acabei de dar, você pode começar a ver a complexidade das regras rígidas que o DNA impõe para criar um organismo, construído de forma tão intrincada.

O que leva a célula a desativar uma mensagem ou expressá-la? Essa pergunta é objeto de algumas das pesquisas mais empolgantes feitas até agora. Um conceito recente chamado *epigenética* indica que *o ambiente* pode modificar a expressão

Figura 6.4 Os oito trigramas que fazem parte do *I Ching*. A linha contínua representa o *yang*, o princípio criativo. A linha interrompida representa o *yin*, o princípio receptivo. Cada trigrama representa qualidades diferentes. Dois trigramas formam um hexagrama.

gênica.[8] A epigenética mostra que embora o genoma em si não possa ser alterado, a atividade dos genes pode ser influenciada pela dieta, por drogas e até pelo estilo de vida. O doutor Dean Ornish explorou essa ideia em homens com câncer de próstata. Os homens que adotavam hábitos de um estilo de vida específico durante três meses, entre eles dieta vegetariana, redução do estresse e apoio social, mostraram mudanças significativas nos genes de câncer de próstata. A *expressão* dos genes de câncer foi reduzida de maneira significativa.

Inúmeros estudos em cobaias animais revelam que influências externas afetam o que os genes farão, e as mudanças na expressão gênica podem ser passadas para as gerações seguintes. O que uma mãe come durante a gravidez pode afetar a maneira como os genes são expressos em sua progênie. Isso foi demonstrado pela primeira vez nos experimentos hoje famosos com os camundongos aguti, feitos pelos pesquisadores Randy Jirtle e Robert Waterland, na Universidade Duke.[9] Os camundongos aguti são roedores obesos e amarelos, que têm essas características por causa de um gene em particular — o gene aguti. Quando eles se reproduzem, os descendentes não apenas compartilham tais características, mas estão propensos a ter câncer e diabetes. Quando os pesquisadores alteraram a dieta da mãe em potencial dos camundongos, pouco antes da concepção, os filhotes, mesmo portando o gene aguti, nasceram como criaturinhas saudáveis, marrons e esguias. As características da dieta asseguraram que a mãe camundongo obtivesse uma abundância de moléculas simples e reguladoras encontradas em alimentos como alho, cebola e beterraba. As moléculas reguladoras de DNA, denominadas *doadores de metil,* incluem colina, metionina e ácido fólico, e estão disponíveis em nossa dieta e em suplementos. Há décadas, as mulheres grávidas têm sido encorajadas a consumir folato suficiente para garantir o desenvolvimento cerebral saudável de seus bebês.

A pesquisa em epigenética é empolgante, pois fornece indícios de uma compreensão totalmente nova: não somos necessariamente definidos por nossos genes. Doenças genéticas devastadoras podem não ser transmitidas a nossos filhos, se pudermos aprender como fazer a alteração. Os genes não são imutáveis nem estão escritos em pedra; pelo contrário, sua expressão está aberta à mudança. Os genes não estão puxando os cordões da nossa vida — ao contrário, nós e os filamentos do citoesqueleto é que os estamos puxando! Em suma, o campo da epigenética mostra que a estrutura em si do gene ou de seu código não é alterada; só sua expressão se altera.

O cientista pioneiro Bruce Lipton nos diz que nossas crenças e atitudes podem também mudar nossos genes, da mesma forma que o uso de imagens mentais e outras práticas de cura.[10] Saber que é possível alterar o destino genético pode contribuir para com nossa habilidade de fazê-lo.

EXPLORAÇÃO
Prece corporal: como desenrolar nosso DNA

Você vai reconhecer essas práticas, semelhantes às dos Capítulos 2 e 5. Dessa vez, refletindo sobre o DNA, enfatizamos a natureza espiral do movimento. Fique de pé, de frente para algo que você ache belo, ou feche os olhos. Sinta os pés firmes sobre o chão, com as solas em contato total com a terra. Com a cabeça erguida e a coluna reta, coloque a língua no céu da boca por trás dos dentes; esse é o "sorriso interior".

Agora comece a mover-se em uma espiral, descrevendo um círculo com a cintura, movendo-se no sentido horário por alguns minutos e então no sentido anti-horário. Você talvez sinta até suas costas se envolverem no movimento. Respire com facilidade e procure perceber se você quer espiralar mais em uma direção do que na outra. Não precisa contar quantos círculos descreve; apenas entre em sintonia com o movimento. Produzir o som *hum* enquanto espirala pode ser útil para acalmar suas células, o seu eu. Enquanto se move e prossegue com o som, você pode também imaginar que essa prática simples, que reduz o estresse e gera energia, está corrigindo qualquer erro em seu DNA. Quando se sentir ancorado à terra com firmeza, pare. Sinta os pés ainda em pleno contato com a terra. Sinta-se enraizado na terra e conectado com o céu. Entrelace as mãos sobre a barriga e agradeça.

Procure fazer essa postura básica do *qigong* em momentos livres ao longo do dia. Ela constrói uma ponte que conecta a terra, as células e o céu.

O reparador de erros

Todo dia, cerca de 100 bilhões de células no corpo humano se dividem, produzindo novas células. Lembre-se do que acontece ao DNA enquanto a célula se divide — as cadeias pareadas de DNA se separam, desenrolam-se e então são copiadas, letra a letra. Nesse processo, cada uma das cadeias serve como molde para que um parceiro idêntico ao anterior seja criado. Enquanto isso acontece, pode haver algum erro quando os códons são mal pareados, com omissão ou adição de uma letra errada; tal erro é uma *mutação*. A mutação de uma única letra do código pode mudar o aminoácido a ser inserido na proteína codificada. Uma única mudança pode alterar a forma e a função da proteína que está sendo produzida — um código incorreto pode tornar a proteína mais rígida, ou flexível demais, ou dar-lhe uma forma totalmente diferente da original. A proteína pode não mais funcionar como deveria. Uma vez que um erro único e minúsculo como esse pode afetar a saúde da célula, um mecanismo potente de reparo deve estar disponível para protegê-la de danos. De fato, na sabedoria da natureza, múltiplos sistemas de reparo estão presentes nas células.

Na gênese deste crescimento de células, a autocorreção é garantida pelas cadeias ondulantes de inteligência molecular que, muito bem presas uma à outra, desenrolam-se e somente se soltam depois que a perfeição é criada.

— CHRISTOPHER VAUGHAN, *How Life Begins*

Na maior parte do tempo, as células acertam, mas às vezes não. Na verdade, estimou-se que ao menos mil erros são cometidos dentro de nossas células a cada dia. Por sorte, a célula tem uma sabedoria inata, incorporada na arquitetura da hélice de DNA, que reconhece quando um erro foi cometido. Danos ou erros no DNA desencadeiam uma assombrosa sequência de eventos quando um gene denominado p53, ou proteína 53, entra em ação.

O sistema p53 é tanto um "verificador ortográfico" quanto um freio de emergência para o crescimento celular, e há outros genes sob seu comando. Se um erro é gerado, o gene p53 ordena aos demais genes que parem de ser copiados até que possam ser feitos os reparos no DNA. Uma vez que o DNA danificado foi reparado, o p53 dá o sinal verde e permite que o ciclo de reprodução celular prossiga. Mas e se o dano não puder ser reparado? Nesse caso, o p53 ativa genes que orientam a célula a se autodestruir; isto é conhecido como *morte celular programada,* ou *apoptose,* termo que vem do latim e, no início, se referia às folhas que caíam.[11] A apoptose, em contraste com a morte traumática ou citotóxica necrótica, é um processo relativamente suave, em que partes da célula vão sendo perdidas e recicladas ou removidas por células detritívoras — a queda das folhas é uma metáfora apropriada, dada a capacidade que elas têm de se decompor e de ser recicladas na terra, podendo até nutrir a árvore que antes as sustentou.

Uma morte traumática ou citotóxica, em contraste, ocorre quando a célula sofre um dano agudo e explode, liberando seu conteúdo no ambiente celular. Esse tipo de morte celular pode danificar os tecidos circundantes, pois libera substâncias potencialmente perigosas que estavam na célula. As células contêm numerosas substâncias que podem danificar outras moléculas; no entanto, dentro da célula elas estão contidas em compartimentos, como proteção contra seus efeitos danosos. A apoptose é um processo mais lento, que permite que as vizinhanças reaproveitem ou eliminem partes celulares, um passo de cada vez, sem danificar o entorno.

Resumindo o papel do p53, ele é um especialista em controle de danos com a capacidade de corrigir erros gênicos, impedir a amplificação de DNA rebelde, suprimir o crescimento de células tumorais e, quando necessário, empurrar as células para uma autoeliminação programada. As células têm ainda numerosos outros sistemas de *backup*, para garantir uma sobrevivência saudável.

Morte, um processo natural

Células normais não vivem para sempre. A morte é uma função natural e necessária da célula. E a morte celular programada descrita antes não se limita a um esforço final de cura para erros de DNA. A apoptose (que você pode chamar de suicídio assistido) na verdade garante um desenvolvimento normal.[12] Na fase fetal da vida, por exemplo, durante o "estágio de nadadeiras", quando ainda não desenvolvemos mãos, a morte celular programada elimina células desnecessárias nessa área, e *voilà!* — dedos são formados. A apoptose também elimina quaisquer células do sistema imunológico renegadas no timo, que poderiam por engano atacar as nossas próprias células. Células cerebrais que não se conectam com outras são também programadas para morrer. É esperado que células danificadas de forma irreparável cometam "haraquiri" pelo bem da comunidade celular. Assim, dentro de cada célula deve haver a compreensão de que ela precisa morrer. Uma característica da célula cancerígena anormal é que ela *esqueceu-se de morrer*.

Ao reservar um momento para refletir mais sobre o processo normal, contínuo e suave de morte de nossas células, encontramos o lembrete genético de que o processo de morte é uma parte natural da vida; não é um erro ou uma falha.

As células têm estratégias múltiplas para garantir a eliminação de células que não são saudáveis — os genes p53 não são os únicos no controle. Uma faixa na ponta dos cromossomos também regula quando uma célula vai morrer (veja a figura 6.2). Os chamados telômeros são uma sequência repetitiva de DNA (como TTAGGG) parecida com uma fileira de pérolas, e são uma espécie de relógio molecular que garante a mortalidade.[13] Cada vez que uma célula se divide, ela perde algumas "pérolas", o que encurta os cromossomos. Ao nascimento, o comprimento dos telômeros em leucócitos humanos é de cerca de 8 mil unidades de nucleotídeos. Em idosos, pode haver apenas 1.500 unidades restantes em uma célula. Em geral, uma célula normal pode se dividir entre cinquenta e setenta vezes, com os telômeros se encurtando a cada vez. No fim, a faixa de telômeros se torna tão curta que a célula não passa pelo *check-up* interno e é identificada como uma célula danificada ou senescente. Por fim, na "velhice" celular, ela está pronta para ser eliminada. Ela deixa de se dividir e tem uma morte tranquila.

EXPLORAÇÃO
Jornada ao desconhecido

Vamos nos deter aqui por um instante para refletir sobre nossa própria morte. Na cultura ocidental, a morte com frequência é vista como uma falha, e não como um resultado natural da vida. Na verdade, é a única coisa da qual podemos ter certeza — a vida, como a conhecemos, tem um começo, um meio e um fim. Podemos temer a morte, mas se a entendemos como um processo inevitável, suave e natural, será possível encararmos tal estágio da vida com mais tranquilidade e menos medo?

Como alguém que trabalhou com crianças que estavam diante da morte, eu precisava encarar meus próprios medos, minhas expectativas e crenças em relação à morte. E boa parte de minha formação nessa área veio do trabalho xamânico. Em 1989, em São Francisco, ministrei um curso com meu professor xamânico, Tom Pinkson. Minha responsabilidade era ensinar a ciência da medicina corpo-mente; a dele era incorporar práticas indígenas ancestrais. Uma dessas práticas era a jornada da morte, algo que eu já havia vivenciado com ele várias vezes. Nós preparamos a turma, informando os alunos com uma semana de antecedência sobre o que iríamos fazer — a maioria deles não estava nada entusiasmada com a perspectiva.

Então um grande terremoto atingiu a região onde se situa São Francisco, desestruturando nosso esquema de aulas, e eu tive que conduzir a classe pela jornada da morte — foi a primeira vez que o fiz. Depois que completamos o exercício, a discussão foi profunda. Um homem soropositivo para HIV admitiu que a princípio ele não queria de modo algum realizar aquela prática, por pensar que, ali na sala, talvez ele fosse a pessoa mais próxima da morte. No entanto, em vez de sentir medo ou horror, ao imaginar sua morte ele sentiu um enorme alívio. Uma outra aluna disse que aquela prática lhe deu a oportunidade de planejar uma festa de celebração da vida. A seguir apresento a você essa exploração. Faça-a quando puder reservar cerca de meia hora para penetrar fundo em si mesmo. A prática normalmente é acompanhada pela batida de um tambor, que pode ser dispensada nesta versão simplificada.

Assim como com os exercícios anteriores, instale-se em um lugar onde você não será incomodado. Tenha à mão material para escrever ou desenhar, para capturar qualquer *insight* quando tiver terminado. Lembre-se: o que quer que você experimente, não lhe fará mal algum.

Sente-se ou deite-se, feche os olhos e preste atenção em sua respiração, o subir e descer de sua barriga e seu peito, o movimento de entrar e sair da respiração. Sinta-se seguro e em paz. Imagine que está nos últimos minutos de sua vida. Onde você está, e quem está com você? Crie aos olhos da mente como você gostaria que isso acontecesse. Permita-se permanecer nesse lugar por alguns instantes.

Sua respiração para. As batidas do seu coração desaparecem. Sua alma e seu espírito deixam o corpo. Sua consciência eleva-se e, olhando para baixo, você vê a si mesmo, e as pessoas que ama junto a si. Você pode continuar a observar e ouvir o que acontece.

Quando você se sentir pronto, pode passar para seu funeral ou serviço memorial. Flutue para dentro da sala e paire sobre quem está ali reunido. Onde é, quem está ali, e o que estão dizendo? Agora veja seu obituário — o que ele diz? Permita-se tanto tempo quanto for necessário para vivenciar essas impressões. Quando estiver pronto, traga sua atenção de volta para a respiração, o bater do coração, sentindo-se relaxado e cheio de vida. Desenhe ou escreva o que sente.

Se escolher não passar por todo esse processo, outra opção é escrever seu obituário como você gostaria que ele fosse. Tome, no presente, as providências necessárias para viver como seu obituário diz.

◇◇◇

Depois que descobri ser capaz de guiar as pessoas nesta jornada, passei a incluí-la em muitas de minhas aulas. Uma aluna, ao ler seu obituário imaginário, viu que ela era descrita como uma escritora. Ela não tinha escrito nada na época, e viu que era algo que devia fazer. Desde então já escreveu dois livros.

A jornada da morte é uma extensão, em nossa vida, das lições contidas em nosso trilhão de santuários celulares. Eles podem nos ensinar a viver de maneira mais integral, mais sagrada, e podemos honrá-los com a forma como escolhemos viver.

Falhas celulares

À medida que você adquire mais conhecimento sobre o mundo celular interior, descobre também que cada processo normal tem suas falhas e que o câncer é uma delas. É interessante que as células cancerígenas, muitas vezes, sejam chamadas de células *transformadas*, embora do ponto de vista da consciência a transformação seja geralmente vista como algo positivo. A transformação que algumas pessoas com câncer vivenciam é fazer com que cada dia conte, é rever as prioridades da vida para incluir o que é mais importante. Talvez as células em transformação contenham a mensagem para mudar a maneira como estamos vivendo.

E como as células normais se transformam em células cancerígenas? Algumas produzem uma nova proteína chamada telomerase, que protege a "fileira de pérolas" por meio da adição, nas extremidades dos cromossomos, daquela sequência repetitiva de DNA sobre a qual já falamos, que "marca o tempo" e monitora a idade da célula; tais células se tornam imortais, e dependem da telomerase para manter funcionando seus relógios celulares, e não mais encurtando a vida delas (e as extremidades dos cromossomos). A boa notícia na descoberta de uma proteína anormal como a telomerase, que só ocorre em células cancerígenas, é que terapias específicas podem ser direcionadas exclusivamente às células que a contêm.

Erros não detectados

O câncer começa quando alguma coisa dá errado no interior da célula, tal como um erro introduzido no material genético, que pode ocorrer durante a divisão normal da célula, quando o DNA está sendo duplicado. Erros genéticos podem também ser causados por alguma substância química tóxica, radiação solar, raios X, vírus, radicais livres, fumaça de cigarro ou outros agentes carcinogênicos. Mensagens genéticas alteradas podem causar crescimento anormal, transformação maligna e vida eterna para as caóticas células tumorais.

Uma única mutação genética não transforma uma célula normal em uma célula cancerígena. A maioria dos cânceres humanos se desenvolve a partir de erros genéticos múltiplos.[14] O desenvolvimento do câncer ao longo da vida resulta de uma série de mutações genéticas em genes reguladores; estes genes incluem os oncogenes e os genes supressores de tumores, que estimulam o crescimento celular e inibem a proliferação. Mutações adquiridas no decorrer da vida podem alterar as funções regulatórias e de comunicação das células. Essa é uma das razões pelas quais é difícil determinar a causa do câncer — pode demorar décadas para que seja gerado o número de desvios genéticos necessários para que o câncer se desenvolva. Pouquíssimos cânceres são herdados. Tenha em mente que genes para o câncer, como o BRCA1 para o câncer de mama, indicam uma vulnerabilidade maior, mas causa e efeito não são 100% certos.[15] Para que a maioria dos cânceres de mama se desenvolva, erros genéticos múltiplos devem ocorrer. Da mesma forma, no câncer de cólon estão implicados quatro erros genéticos nos genes reguladores — neste caso, genes supressores de tumores.

No câncer, mesmo que a informação genética seja mudada, os marcadores de autoidentidade da célula permanecem inalterados. Lembre-se de que a identidade física de uma célula, sua "face", estimula uma resposta imunológica *apenas se ela for reconhecida* como um inimigo. O sistema imunológico pode reconhecer uma célula alterada ou uma célula tumoral desde que haja pistas químicas que digam "diferente — não eu". E aqui há um problema. Os sinais "não eu" que são tão eficientes em alertar o sistema imunológico e fazê-lo agir estão localizados na superfície externa da célula; a identidade genética, por outro lado, reside em códigos protegidos no santuário interior do núcleo. Se não houver mudanças de superfície ou pistas químicas, o sistema imunológico não será alertado para o perigo de anarquia celular iminente. Sendo assim, o sistema imunológico não é a principal defesa contra a maioria das células cancerígenas; a principal defesa é o sistema de reparo de genes. Em muitos cânceres, é o mecanismo do sistema de reparo do DNA que falhou.

Mutações na estrutura do p53 podem anular sua capacidade de vigilância, permitindo que células anormais se desenvolvam. De fato, p53 mutantes têm sido detectados em mais da metade dos cânceres humanos.[16] Células cancerígenas que contêm o p53 mutante têm um prognóstico menos favorável e exigem um tratamento mais agressivo.[17] Além de tornar o mecanismo de reparo muito menos eficiente, o p53 mutante pode impedir que células cancerígenas sejam mortas. Entre os agentes que, em experimentos, podem empurrar o p53 para um estado mutante está a fumaça do cigarro; fumantes que desenvolvem câncer de pulmão apresentam mudanças no p53 não vistas em não fumantes.[18]

Mas aqui também há esperança. Em pessoas que começaram a fumar já adultas e então pararam, o p53 anormal desaparece. Em outras palavras, o dano do cigarro é reversível uma vez que as pessoas tenham começado a fumar com mais de 20 anos de idade. Se começaram a fumar ainda adolescentes ou jovens, o dano genético parece ser permanente.

Muitas células cancerígenas não morrem; elas podem ter uma comunicação defeituosa ou sistemas de reparo inadequados, ou podem não ser identificadas como perigosas. Seria possível, dentro da nova biologia e da sabedoria corpo-mente, canalizar os recursos curativos interiores para aliviar esses problemas? Poderíamos intervir antes que erros demais tenham sido cometidos? Uma coisa que podemos fazer para proteger nossos genes é diminuir o estresse.

Aumento na velocidade de reparo de DNA

A velocidade do reparo de DNA — o quão depressa os erros podem ser consertados — influencia nossa vulnerabilidade ao câncer e a outras doenças afetadas por mutações genéticas. O estresse de longa duração torna mais lento o reparo de DNA, do mesmo modo que o câncer. Na China, um estudo sobre a melhora da velocidade do reparo de DNA traz resultados fascinantes e promissores.[19] Os pesquisadores descobriram que a velocidade do reparo de DNA em pessoas com câncer em remissão era muito mais lenta que a de pessoas saudáveis. Os pacientes em remissão receberam então treinamento em técnicas de *qigong* para redução do estresse. Depois de três meses de prática, sua velocidade de reparo celular havia quase dobrado.

É concebível que as "novas" medicinas energéticas do *qigong* e de sons vibracionais possam afetar a energia errática do DNA.[20] As práticas ancestrais do *qigong*, *tai chi*, *yoga* e a dança dos dervixes rodopiantes usam movimentos espirais como parte de seus exercícios de cura energética — poderiam elas ajudar a realinhar nosso DNA? O estresse prolongado danifica o sistema imunológico, a reprodução, a digestão, a memória e até mesmo os ossos. É por isso que práticas de redução do estresse que incluem as citadas, bem como meditação e imagens mentais, são importantes para nossa saúde em todos os níveis.

Imagine só!

A aceitação do uso de visualizações guiadas e de imagens mentais está crescendo como modalidade complementar de cura, sobretudo na redução do estresse e no alívio de dores, sofrimento e outras consequências do câncer e de seu tratamento.[21] Dados significativos indicam que a sensação de infelicidade associada ao diagnóstico do câncer e os efeitos colaterais do tratamento podem ser minimizados em algumas pessoas que praticam o uso de imagens mentais. Muitos dos primeiros roteiros de imagens mentais que se popularizaram faziam as pessoas visualizarem suas células do sistema imunológico vindo ao socorro e matando as células cancerígenas. O que aprendemos desde então é que as células do sistema imunológico não são as principais eliminadoras das células "demônio". Sendo assim, e se em vez disso baseássemos nossas imagens mentais em um novo modelo espiral de reparo dos erros genéticos? Apresento aqui duas sugestões diferentes para eliminar qualquer célula anormal em seu corpo. São apenas sugestões; sinta-se livre para usar a imaginação.

EXPLORAÇÃO
Eliminação de células que não são saudáveis

Dedique algum tempo para relaxar e para prestar atenção em sua respiração. Sinta todos os locais que seu corpo toca: a cadeira, o chão ou outra superfície sobre a qual você está. Deixe que sua respiração flua tranquilamente.

Se você sabe que tem células cancerígenas em seu corpo, imagine como elas são. Precisão biológica não é necessária — como você as *percebe*? Agora permita a si mesmo imaginar algo que vai eliminar essas células. Por exemplo, você pode imaginar as células de câncer como ácaros da poeira e o eliminador como um aspirador de pó. Assegure-se de que a força eliminadora seja maior e mais forte que as células do tumor.

Depois que todas as células anormais tiverem sido removidas, imagine um tecido novo e saudável se formando. Leve o tempo que for necessário durante esse processo, e então volte a sua atenção para a respiração e para o momento presente.

Reparo de erros

Como as células cometem erros o tempo todo, e células anormais existem de fato em nosso corpo, o foco desse roteiro está na alteração dos genes anormais.

Dedique algum tempo para relaxar da mesma maneira que no exercício anterior. Agora imagine que qualquer erro em seus genes será corrigido ou assuma a intenção de que isso ocorra. Imagine que os pares da espiral de DNA encaixam-se perfeitamente enquanto são produzidos, com todos os erros em seu repertório genético sendo removidos ou corrigidos.

Como alternativa, imagine-se impedindo que esses genes se expressem, recobrindo-os com novas proteínas que aderem a eles e os mantêm ocultos.

Deixe que sua imaginação o guie nas maneiras de impedir a ação dos genes anormais. Veja todos os seus genes como saudáveis e plenos. Leve o tempo que precisar durante esse processo, e então volte a sua atenção para a respiração e o momento presente.

Desenhe ou descreva sua experiência.

◇◇

A coreografia divina de nosso DNA — suas cadeias espiraladas e a capacidade de programar reprodução e autossacrifício — nos guia mais uma vez à questão da vida e da morte. Entranhada em nossas células está a capacidade de detectar e corrigir erros em mensagens genéticas codificadas. Quando a correção é impossível, uma morte suave tem início. Sabemos que a radiação ultravioleta do sol distante pode penetrar no gene e causar uma mutação. E quanto à fumaça de cigarro que de algum modo é inalada para dentro da célula, alterando a estrutura gênica de modo que proteínas defeituosas sejam fabricadas? Se agentes invisíveis podem iniciar as alterações prejudiciais, haveria alguma possibilidade de usarmos o *laser* invisível de nossa energia ou da imaginação para remover ou ocultar as partes danificadas? Práticas curativas ancestrais, entre elas caminhar em labirintos e entoar cânticos, podem fornecer uma ajuda valiosa na transformação dos inevitáveis erros celulares.

Prece corporal
Agradecimento

Esta é uma prática fácil que você pode fazer a qualquer hora. Assuma a postura básica do *qigong* e comece a descrever círculos com a cintura e o corpo, espiralando-os de acordo com as instruções já dadas neste capítulo. Enquanto se move, agradeça a todas as suas células por conduzir e sustentar você e por mantê-lo saudável. Você e elas estão envolvidos em uma colaboração gloriosa — a criação de sua vida. Acrescente qualquer outro agradecimento que lhe venha à mente.

O propósito da vida

Cada célula tem um propósito, uma razão para existir enquanto contribui com suas capacidades próprias para o resto da comunidade celular. Cada uma tem um lugar em nosso universo único, visível. Nós, também, temos um propósito: estarmos vivos e prosperar. Eckhart Tolle sugere que perguntemos: "O que a vida quer de mim?". As células vivem por um tempo finito, e também nós temos um tempo determinado antes que nosso espírito deixe o corpo. O que precisamos fazer antes de irmos embora? Acredito que cada um de nós leva dentro de si seu legado, a razão para estar aqui. A jornada da vida é descobrir o que devemos criar enquanto estivermos aqui, e fazer o melhor que pudermos para expressar isso de maneira plena e para o benefício de todos.

Reflexão

Em que aspecto de minha vida sou mais criativo?

Como imagino minhas células ideais?

Qual meu propósito principal neste momento?

Onde percebo espirais em minha própria vida?

O que devo fazer antes de morrer?

Capítulo 7

Memória — Aprender

Todas as lembranças (mágoas e alegrias) estão entrelaçadas [...] na biografia humana e ligadas a qualidades do tempo dentro do corpo, nos músculos, órgãos, mesmo nos ossos, e nos ritmos fisiológicos. Esses ritmos também existem nos vastos reinos da alma ou do espírito, e são ativados pelos sistemas olfativo e auditivo.

— THERESE SCHROEDER-SHEKER, "Music for the Dying: The New Field of Music-Thanatology", *Advances: The Journal of Mind-Body Health*

As lágrimas do coração

Você já teve que se jogar de cabeça na vida com o coração partido?

A primeira vez em que desenredei um padrão de lembranças corporais passadas, meu coração estava partido. Eu estava cheia de raiva. Não tinha certeza de poder lidar com a intensidade do turbilhão dentro de mim e ao mesmo tempo fazer meu trabalho. Eu queria de verdade compartilhar o que sabia, no entanto, e para fazer isso precisava acalmar meu coração ferido.

Eu tinha sido convidada para apresentar a uma equipe de oncologia práticas que haviam se mostrado úteis na cura e na redução do estresse. Ir a um ambiente clínico para ensinar profissionais que trabalhavam com pacientes, era uma oportunidade empolgante. A pessoa que havia me convidado, o oncologista que dirigia a clínica, foi meu namorado e, uma semana antes do evento planejado, tínhamos terminado. E agora? Ainda vou, ou cancelamos? Conversamos sobre o assunto e concordamos que devíamos agir como profissionais, apesar de nossos problemas pessoais, e prosseguir com o programa; fazia meses que a equipe dele esperava por aquilo.

A clínica ficava a centenas de quilômetros de distância. Durante a longa viagem de carro, percebi como eu estava magoada, triste e com raiva. Hospedei-me em um hotel, dormi mal e acordei de mau humor. Mais precisamente, eu era um caos emocional, e sabia muito bem que é impossível ensinar métodos de cura quando você mesma está emocionalmente abalada. O que eu deveria fazer?

Pode ser fácil alcançar um estado de paz quando sua vida está tranquila, mas é diferente quando parece que você está desmoronando. A aula seria à noite, de modo que eu tinha algum tempo, e usei-o para me acalmar. Fiz uma longa caminhada na praia. Pratiquei *qigong*. Orei. Meditei. Horas mais tarde, precisei admitir que nada havia funcionado. Então me lembrei de algo que eu ensinara a grupos de pacientes, mas que eu fazia com pouca frequência. Àquela altura, eu já havia calculado que não tinha nada a perder.

Passei cerca de uma hora fazendo essa prática e senti que ia ficando cada vez mais em paz e equilibrada. Foi tão eficiente, na verdade, que até fiquei ansiosa para voltar a dar aulas, ensinando habilidades práticas que eu sabia que seriam importantes para a equipe do setor de oncologia e seus pacientes. Quando chegou a hora da aula, a calma que eu havia alcançado persistiu, para meu espanto, até mesmo quando *ele* apareceu de maneira inesperada.

O que essa experiência me ensinou é que as células podem ser levadas a um estado de paz mesmo quando, do ponto de vista emocional, isso parece improvável ou mesmo impossível. O modo como as células estabelecem a memória dentro dos músculos e da mente é o tema deste capítulo.

Já ensinei esse conjunto específico de práticas para milhares de pessoas, muitas das quais sobreviventes do atentado de 11 de setembro de 2001, e por isso conheço suas possibilidades e seu potencial de cura. Apresento-as aqui para que você as vivencie de forma direta antes de entrarmos na ciência deste capítulo. Alguns de nós aprendemos melhor pela experiência, e só depois nos interessamos pelo discurso intelectual. Depois de você ter explorado essa prática, vou analisar as instruções e discutir como elas o afetam no âmbito de suas células sagradas.

Exploração
Fixar a gratidão na memória celular[1]

Reserve de quinze a vinte minutos em um lugar seguro, onde você não será incomodado. Tenha à mão um diário ou um caderno para registrar sua experiência após essa exploração. Depois de ler as instruções, relaxe e feche os olhos para pôr a prática em ação. Você também pode ler esse texto em voz alta e gravar esse exercício para ouvi-lo enquanto o pratica.

Encontre um lugar confortável para sentar-se ou deitar-se. Feche os olhos. Sinta os lugares em que seu corpo toca a cadeira ou o chão. Permita-se ser sustentado pela superfície sobre a qual está sentado ou deitado. Tenha consciência de sua respiração enquanto ela se move para dentro e para fora de suas narinas. Talvez você consiga perceber a diferença de temperatura do ar que flui para dentro e para fora. Siga o sobe e desce de seu peito ou de sua barriga, sentindo a profundidade de cada respiração. Preste atenção ao ritmo. Siga o ritmo de sua respiração durante alguns instantes antes de continuar.

Nessa exploração, você vai imaginar, sentir ou mesmo fingir que um local de seu corpo em particular está respirando. Mantenha sua atenção em cada lugar até estar pronto para seguir adiante.

Para começar, concentre a atenção num ponto em sua testa e imagine ou sinta como se esse ponto estivesse respirando.

A seguir, concentre a sua atenção em um local entre o nariz e os lábios, e imagine ou sinta que esse ponto está respirando. Agora, um ponto no queixo está respirando. Agora, um local no pescoço ou na região da garganta. Em seguida, concentre a atenção em cada uma das seguintes partes do corpo, uma por vez, permanecendo em cada ponto até senti-lo respirar:

Um ponto em cada um dos ombros.

A parte de dentro dos cotovelos.

As palmas das mãos.

A parte de fora dos tornozelos.

As solas dos pés.

A parte de dentro dos tornozelos.

As panturrilhas.

Atrás dos joelhos.

A parte de dentro das coxas.

A barriga — sinta a barriga respirar.

A seguir sinta a caixa torácica movendo-se quando você respira. Sinta o coração aninhado dentro dela.

Concentre a sua atenção no coração e sinta-o respirar. Sinta o coração *batendo*. Talvez você até possa ouvi-lo. Uma vez que tenha uma percepção tangível de seu coração, recorde *com o coração* uma pessoa, um momento ou um local pelo qual você se sente grato, ou uma época em que você recebeu o reconhecimento de alguém. Receba qualquer imagem mental ou experiência que venha, sem julgamento. Permita que essa imagem de gratidão ou de reconhecimento se torne tão real quanto possível. Identifique onde você está e quem está com você. Repare em qualquer cheiro, som e sensação; torne essa experiência plenamente sensorial, de modo que pareça real.

Seu coração está recordando a gratidão.

Quando estiver pronto, imagine que, com cada batida do coração, *as células cardíacas estão enviando essa lembrança de gratidão para todas as demais células.* Com cada batida do coração, essa mensagem é transmitida para seus ombros, ao longo de seu pescoço e para o interior de seu cérebro. Com cada batida do coração, a experiência de gratidão é enviada para os braços e as pernas, para as costas e para a barriga e para os pés. Deixe que essa experiência *ressoe pelo seu corpo, por sua mente e suas células.* Permaneça com ela tanto tempo quanto quiser.

Você também pode imaginar enviar gratidão e reconhecimento para outra pessoa se isso lhe convier. Você pode até enviar a experiência de gratidão para todos que habitam a Terra junto com você.

Quando estiver pronto para deixar esse lugar, *ancore a experiência de gratidão,* unindo com suavidade o polegar e o dedo indicador de cada mão, formando um círculo. Você pode acrescentar outra âncora sensorial, como um aroma ou um som específico. Qualquer um dos cinco sentidos físicos vai ajudar a entrelaçar a lembrança em suas células.

Agora concentre a atenção de novo na respiração e na sala. Fique consciente da cadeira e do chão; perceba como se sente. Deixe os dedos relaxarem e abrirem-se de novo, liberando qualquer outro gatilho sensorial que você tenha usado como âncora de memória. Abra os olhos. Perceba como você se sente alerta e descansado, e saiba que pode recriar essa experiência em qualquer momento que precisar.

Use alguns minutos para escrever, desenhar ou mover-se fisicamente, para expressar e reforçar essa experiência. Isso vai ancorá-la ainda mais em sua memória celular.

◇◇

Essa prática é uma maneira maravilhosa de alterar tanto as atitudes quanto a fisiologia. Cada vez que você repetir essa experiência com suas âncoras sensoriais, suas células estarão aprendendo. Logo vai se tornar mais fácil reverter sua cara fechada ou seu baixo-astral. Depois de algumas sessões de prática, pode ser que suas âncoras sensoriais por si sós possam trazê-lo para esse lugar seguro e tranquilo.

A respiração do corpo

Agora vamos explorar as etapas dessa prática e a ciência por trás dela. A primeira parte, respirar com o corpo, é adaptada do *yoga*, da hipnose e do relaxamento progressivo. Um objetivo dessa parte da exploração é levar você a um estado relaxado de modo que sua imaginação se torne mais ativa. A instrução — imaginar, sentir ou fingir que um ponto de seu corpo está respirando — permite tirar do caminho a mente julgadora. Você pode descobrir que está dizendo para si mesmo "Mas esses lugares não respiram", e tudo bem com isso; você pode fingir. Você pode imaginar com os olhos da mente. O objetivo é fornecer uma rota para o relaxamento profundo e uma experiência tangível, corporal. Você pode descobrir que fazer apenas essa parte o relaxa. Tenho visto isso acontecer com muita gente, inclusive comigo mesma.

O coração da matéria

No momento em que você chega ao coração, a experiência já deve ser física (cinestésica). Você realmente consegue sentir seu coração. Mais uma vez, um dos objetivos é ajudar você a relaxar e estar em seu corpo. Agora, a instrução *"recorde com o coração a gratidão ou o sentir-se reconhecido"* está carregada de emoção. Você pode nunca ter sentido reconhecimento da parte de alguém. Mas com certeza já sentiu gratidão pela companhia dos outros, ou por um belo pôr de sol ou uma refeição maravilhosa. Você pode se recordar de uma pessoa amada que já morreu e ser grato a ela. E pode sentir uma felicidade absoluta recordando um momento precioso. A imagem mental que lhe vem, seja ela qual for, corresponde àquilo pelo qual você mais sente gratidão no presente momento, e pode ser algo que surpreende você. Perceba que as instruções são para recordar *com seu coração*, em vez de simplesmente recordar. Você vai aprender mais sobre a mente do coração, mais adiante.

> *A imaginação é mais importante que o conhecimento. É uma antevisão das futuras atrações da vida.*
>
> — ALBERT EINSTEIN

Realidades imaginadas

Pode parecer que a imaginação não é real — imaginar significa inventar coisas, certo? Mas vamos examinar algumas provas do contrário. Exames de tomografia por emissão de pósitrons (PET) foram usados para examinar que parte do cérebro fica ativa quando alguém está envolvido em uma atividade em particular.[2] Antes do exame, os indivíduos recebem uma forma radioativa da glicose, que é o combustível do cérebro. Quando uma área do cérebro está sendo usada e, portanto, ativa, ela consome essa glicose marcada com radioatividade, e a imagem do cérebro acende-se naquela região. Em um estudo, as pessoas eram instruídas a olhar para uma foto, e áreas visuais específicas do cérebro se acendiam. Então eram orientadas a fechar os olhos e *imaginar ou recordar* a foto — e as mesmas partes do cérebro ficavam iluminadas. O cérebro responde de modo semelhante, quer você esteja imaginando, quer esteja de fato envolvido na atividade. Diversos estudos repetiram esses resultados.

Agora vejamos um pouco da geografia do cérebro. As áreas acima e ao lado de suas orelhas, os lobos temporais, processam o som e a memória. O trecho do cérebro que cruza por cima de sua cabeça, de orelha a orelha, guarda memórias de movimento e impressões sensoriais. Na parte de trás do cérebro, a região occipital processa estímulos visuais. Os filamentos de informação estão entretecidos uns aos outros, de modo que muitos filamentos sensoriais de toda a experiência criam uma lembrança ou *imprint*, talvez de forma holográfica. Quanto mais vezes visitamos a constelação de lembranças sensoriais, mais forte ela se torna como ferramenta para a cura. E isso é verdadeiro quer nossa experiência seja real ou imaginada.

Se você já fez o uso guiado de imagens mentais, deve se lembrar de que era estimulado a envolver o máximo possível de sentidos, e a prática que você acaba de explorar inclui uma instrução para lembrar-se de sua experiência de gratidão com quantos sentidos puder. A razão disso é tirar vantagem da coleção de memórias sensoriais que acabo de citar. Quanto mais vezes viajamos por uma estrada, mais fácil se torna achar o caminho.

Os sentidos como portas para a memória e o sagrado

Nosso sentido mais primitivo, o olfato, é também o principal desencadeador da memória. Seja cheiro de frango assando, pizza, perfume ou incenso, ao aspirar o aroma, recordamos o passado ou um momento sagrado. Lembre-se de que bebês recém-nascidos conseguem reconhecer o cheiro de sua mãe nas primeiras 24 horas de vida. O som também pode fazer nossas células vibrarem, por meio de uma experiência da qual nos lembramos, ou por meio do som *hum* ou de um cântico sagrado. E podemos contar com nossos sentidos físicos para ensinar novos comportamentos ao corpo-mente. Os sentidos conectam o interior e o exterior, permitindo-nos perceber o mundo e abrir-nos para suas bênçãos.

A ancoragem e os sentidos

Completando a imagem mental, é dada a instrução de tocar um dedo no outro e/ou usar um som ou cheiro para ancorar a lembrança, outro convite para envolver mais de um sentido no treinamento de recordação celular. Condicionar — ou, como digo, *recondicionar* — nossas células é uma estratégia de cura poderosa, que está sempre ao nosso alcance.

Escrever, desenhar ou mover-se depois da experiência faz com que ainda mais células conectem-se e relembrem. Em qualquer relaxamento ou prática de cura, adicionar uma âncora sensorial estimula as células a colaborar e a construir pontos de conexão entre si.

Em um dos primeiros estudos médicos ocidentais sobre a meditação, as pessoas eram solicitadas a sentir o aroma, neste caso, de lavanda ao atingir um estado relaxado para ancorá-lo. Com o tempo, o cheiro de lavanda por si só podia induzir a um estado de relaxamento. Quando eu lecionava por todo o país, dirigir de uma cidade para outra depois de dar aulas o dia inteiro costumava ser estressante. Eu sempre carregava comigo um pouco de lavanda. Aspirar o aroma me ajudava a relaxar, me lembrava de respirar e ajudava a liberar a tensão dos ombros.

Uma das instruções para recordar a experiência de gratidão é imaginar, com cada batida do coração, que as células do corpo todo estão ressoando esse estado. Você se lembra de como os filamentos de suas células vibram com som, energia ou pensamento? Uma célula pode fazer as vizinhas soarem no mesmo estado ressonante.

Definição

Ressonância tem muitas definições. Ressonância é a qualidade de um som que permanece forte, claro e profundo; um som intenso e prolongado produzido por vibração induzida.

Outra definição é um som ou uma vibração produzidos por um objeto, causados pelo som ou pela vibração produzidos por outro objeto. Ressonância, como som, inclui frequência e tom. Frequência refere-se à velocidade de vibração, uma pulsação de ondas; uma frequência sustentada é um tom. Cada experiência sensorial tem seus próprios tons; toque, aromas e sons comunicam informação em diferentes velocidades de vibração.

Jose Argüelles, autor de *O Fator Maia*,* descreve a ressonância como a qualidade de soar outra vez. Ressoar é reverberar, o que implica comunicação, uma troca de informação. Ressonância é informação.

Ressonância também é uma qualidade que torna algo pessoalmente significativo ou importante.

Ressonância celular: a sincronização do conhecimento

De acordo com José Argüelles, só quando envolvemos toda a informação sensorial do passado é que podemos de fato ressoar com a experiência no momento

---

* Publicado pela Editora Cultrix, São Paulo, 1991.

presente. Todos os filamentos celulares guardam nossas lembranças dentro de nós.

Em *The Silent Pulse*, o mestre de aikido e educador George Leonard conta a história de um relojoeiro do século XVI que construía belos relógios carrilhões de madeira. Um dia, quando pendurava um relógio novo na loja, o relojoeiro percebeu que os pêndulos de cada relógio balançavam com seu próprio ritmo independente. Então, de repente, tudo mudou — todos os pêndulos passaram a balançar juntos.

Quase por mágica, por si mesmos, os relógios começaram a bater em sincronia, ressoando cada um com os demais. Quando eu cultivava células cardíacas em placas de Petri, cada célula batia em um ritmo separado até que se aproximassem umas das outras. Então, como relógios carrilhões em uma loja, todas as células batiam em uníssono. Esse fenômeno é conhecido como *arrastamento* ou sincronização. Agora considere que nossas células cardíacas pulsantes e agradecidas podem convencer outras células a se alinhar, todas no mesmo ritmo. Demos partida a uma ressonância central, e podemos talvez até estar nos alinhando com o coração universal de energia.

As células também entram em sincronia quando o campo de energia muda. O biólogo e bioquímico Rupert Sheldrake diria que as células, quando sincronizadas, compartilham um campo morfogenético que gera ressonância mórfica. O campo informacional que circunda essas células sintoniza-as à mesma vibração, gerando o que ele chama de ressonância mórfica.

Você pode desfrutar outra experiência de ressonância ou sincronização ao ouvir uma música de batida lenta e depois outra rápida. Repare no que acontece com seus batimentos cardíacos. Ou que tal ouvir uma música que o faça feliz? Para mim, enquanto escrevo este livro, "I'm Yours", de Jason Mraz, envolve-me com alegria, sempre. Quando ressoamos com uma música, uma ideia, um lugar ou um amigo, nós ecoamos e reverberamos o mesmo "astral".

Por que gratidão?

Quando comecei a usar as imagens mentais com as pessoas, eu as orientava de tal modo para que se lembrassem de um momento de paz ou de felicidade. Fiquei chocada ao descobrir que algumas delas não se lembravam de ter sentido paz ou felicidade. A gratidão parece ser muito mais universal e alcançável. Podemos sentir gratidão por uma pessoa, um lugar, um filme, um animal ou algo que alguém fez por nós. Podemos ter a gratidão e o reconhecimento de outra pessoa. Há muitas razões para estarmos gratos. Podemos até sentir gratidão por sermos capazes de fingir que estamos gratos! Diários de gratidão têm sido popularizados por Oprah Winfrey e pelo Irmão David Stendl-Rast. São abundantes os livros sobre a gratidão e o estudo dos benefícios que ela traz.

Gratidão é uma atitude.
— Carolyn Myss

Uma massa crescente de literatura no campo relativamente novo da psicologia positiva mostra que manter um diário de gratidão ou dedicar algum tempo a relembrar três coisas boas que ocorreram no dia, pelas quais se sente gratidão, beneficia a saúde física, emocional e social. A frequência cardíaca e a pressão sanguínea baixam. A saúde imunológica melhora. As pessoas se tornam mais gentis, mais generosas e mais empáticas. Quando a gratidão ou o reconhecimento são demonstrados no ambiente de trabalho, as pessoas ficam mais cooperativas e produtivas. Com certeza, tirar uns minutinhos todo dia para se dedicar à gratidão não faz mal a ninguém. Nossas próprias células vão se sentir gratas se o fizermos.

Há pouco tempo, ministrei o *workshop* "As Células e o Sagrado" durante um final de semana. Embora eu tenha o hábito de, ocasionalmente, agradecer às células por tomarem conta de mim, naquela manhã de domingo no jardim eu estava grata de verdade por tudo o que elas me proporcionavam, inclusive a sabedoria que compartilho agora. Senti uma resposta interior, um sorriso e uma mensagem de gratidão que dizia *Finalmente você entendeu* — *você* de fato *está se sentindo grata.* Estariam minhas células falando comigo? Estaria eu ressoando num estado de gratidão relembrada, minha energia interior plena de felicidade? Tudo que sei é que a relação e a comunicação que mantenho com minhas células se aprofundaram desde então. Mais do que nunca, estamos agora funcionando muito melhor juntas.

Gratidão e o coração

De acordo com pesquisadores do Instituto HeartMath, o que sentimos e recordamos influencia o modo como as células cardíacas batem e projetam energia eletromagnética.[3] Quando sentimos emoções positivas, o intervalo entre os batimentos cardíacos difere da frequência de quando sentimos medo ou raiva; esse intervalo entre batidas do coração é chamado de variabilidade do ritmo cardíaco (HRV, Heart-Rate Variability).

Os pesquisadores do HeartMath descobriram que um HRV aumentado está associado com interações emocionais, mentais e sociais mais positivas. Quando sentimos ansiedade, raiva ou medo, ou temos pensamentos "negativos", nosso coração gera um HRV menor. Quando interrompemos um pensamento ou sentimento "negativo", recordando de um momento de reconhecimento ou de sentir-se amado, o HRV aumenta. Irradiamos um campo de ondas de energia eletromagnéticas que influencia aqueles a nossa volta; o campo magnético ao redor do coração varia de acordo com alterações do HRV. Quando o coração e a mente estão em paz, as pessoas ressoam de maneira positiva umas com as outras. De fato, empresas que ensinam a seus funcionários como alterar estados mentais e emocionais relatam uma melhora na cooperação, na relação e na produtividade no ambiente de trabalho. O trabalho do Instituto HeartMath mostra que as células cardíacas são geradores poderosos de energia ressonante. Algumas pessoas atribuem isso ao *cérebro — ou mente — do coração.*

A mente do coração

O psicólogo Paul Pearsall, autor de *The Heart's Code*, era um cientista que acreditava que as células do coração de fato têm uma mente — e por um bom motivo. Enquanto estava no hospital, depois de receber um transplante de medula óssea, Pearsall ouviu histórias intrigantes de outros pacientes transplantados, sobretudo daqueles que haviam recebido um coração novo.

Em uma história notável, uma mulher de meia-idade passou a se comportar de um modo muito diferente depois de receber o coração de um ciclista de 20 anos. Amante da música clássica, ela passou a ouvir rock e adorar pimenta verde, *fast-food* e cerveja — que haviam sido paixões do ciclista.

Outra história é ainda mais impressionante. Um casal discutia enquanto viajava de carro por uma estrada escura. Um caminhão descontrolado bateu no carro deles, matando o marido. Horas depois, o coração dele foi transplantado em um jovem de ascendência latina. Meses se passaram. A esposa, que agora estava sendo aconselhada por Pearsall, pediu para se encontrar com o receptor do coração de seu marido, e o encontro foi combinado. Ela perguntou ao jovem se podia colocar a mão no peito dele. Ele compreendeu a necessidade que ela sentia de conectar-se e concordou. Com a mão no peito dele, ela disse *"Everything is copacetic"* ["tudo é aceitável"]. A mãe do receptor lançou-lhe um olhar estranho e então perguntou o que significava *"copacetic"*. A mulher contou-lhe que era a palavra que ela e o marido diziam depois de uma discussão, quando tudo estava bem. A mãe sorriu. "Foi a primeira coisa que meu filho disse quando saiu da cirurgia: '*Everything's copacetic*'."

Mistério? O jovem falava pouco inglês; como uma palavra tão incomum viria a sua mente? Poderiam as células do coração realmente conter tais lembranças?

Pearsall nos faz lembrar do que outras culturas dizem a respeito da mente: ela não mora no cérebro; ela mora no coração. Os caracteres chineses para mente e coração são iguais. *Pense com seu coração*, dizem os nativos norte-americanos. Se o seu coração fosse dado para outra pessoa, que lembranças ele levaria para ela? Que lembranças você gostaria de oferecer?

Para a maioria dos cientistas, a ideia de que o coração — ou uma célula — tem uma mente ou memória parece absurda. Eles acreditam que a mente reside unicamente entre os neurônios do cérebro. E, de fato, por mais de cem anos os cientistas têm procurado a sede da memória dentro do cérebro. No entanto, de acordo com alguns cientistas, em vez de estar localizada em um lugar, como originalmente teorizado, a memória e a mente estão por toda parte dentro de nós.

Onde está a mente?

A capacidade de aprender está na mente, no cérebro ou no corpo inteiro? Onde fica a mente? O cérebro físico, é claro, ao contrário da mente, tem uma localização definida no corpo. O cérebro é físico; protegido no interior do crânio, é um órgão de pouco mais de um quilo e meio, que pode ser tocado, dissecado, analisado e medido. Capaz de aprender, pode transformar mensagens moleculares múltiplas em sinais eletroquímicos e padrões de informação significativos. Uma vasta rede de mais de 100 bilhões de células ajuda a dirigir o tráfego neuroquímico de dados que entram e instruções que saem. A rede transporta ordens instintivas, vitais para nossa sobrevivência, por meio da manutenção do sistema operacional básico do corpo: respiração, batimentos cardíacos, temperatura, o instinto de comer e beber, e assim por diante. Embora opere por instinto, o cérebro pode também ser treinado e programado com padrões que nos mantêm vivos, plenos de felicidade.

A mente, por outro lado, não tem dimensões tangíveis como as conhecemos. Não podemos tocá-la fisicamente; ela é invisível. Podemos apenas mensurar seus efeitos. No entanto a mente e o cérebro devem interagir. O cérebro executa os desejos da mente, e juntos eles aprendem. Um único neurônio não aprende por si só. O aprendizado ocorre em comunidades de neurônios, e a memória é a rede de conexões celulares e energéticas. Como já foi descrito neste capítulo, nossos canais sensoriais criam uma rede de cada experiência específica. De acordo com o neurocientista Karl Pribram, da Universidade de Stanford, a memória é armazenada como ondas, por todo o cérebro e todo o corpo. Uma vez mais encontramos a ideia de que ondas vibratórias de energia carregam informações.

Uma parte guarda a lembrança do todo

Uma imagem holográfica capturada em filme não é como uma imagem normal. A passagem de um raio *laser* através de qualquer parte de um filme holográfico pode projetar a imagem como um todo e não só uma única porção. Pribram diz que a memória funciona do mesmo modo, que cada lembrança é holográfica, guardada em um código de ondas por todo o nosso corpo.[4] A ativação de uma parte da impressão holográfica desencadeia o resto; uma parte se lembra, ativando todas as outras partes conectadas.

Quando me recordo do rosto do meu filho ou da minha filha, o rosto real, ou mesmo uma foto, não está localizado em algum ponto do meu cérebro. Mas como posso vê-los de forma tão nítida quando penso neles? Em algum lugar do meu corpo há um código para cada rosto. Nossa mente-cérebro guarda informações mais ou menos como um computador — em um código padronizado. De que outra maneira poderíamos encerrar uma vida inteira de memórias, milhões de habilidades celulares e mil ideias se não estivesse tudo compactado de algum modo em um sistema eletroquímico de codificação? Embora a noção de Pribram quanto à memória e à mente não seja universalmente aceita, ele fornece mais um argumento de que nossas células sabem muito mais do que pensamos, e que a inteligência delas está contida em ondas de vibração.

Hologramas de memória

Sir John Eccles afirmou que as trocas elétricas entre células cerebrais (potenciais sinápticos) não ocorrem de maneira isolada. Cada nervo tem ramificações. Quando uma mensagem elétrica segue pelas ramificações, uma ondulação ou uma *onda de propagação* se forma. Quando outras ondas chegam ao mesmo lugar, vindas de direções diferentes, elas se cruzam e formam um padrão de interferência. É como o encontro das ondulações formadas em torno de duas pedras jogadas em uma lagoa.

Assim, de acordo com a teoria holográfica, nossa memória é construída por padrões de vibração e é ativada quando o conjunto certo de ondas é transmitido. Quando uma música ou o cheiro da grama recém-cortada nos inundam com lembranças, é porque os padrões de onda ativaram um conjunto de hologramas armazenados. O que chamamos de *indicadores de situação* para a memória nada mais são do que um conjunto de ondas que podem ativar o holograma certo.

Talvez aqui esteja a resposta para os efeitos misteriosos do coração transplantado; ele contém hologramas de ondas que informam o novo proprietário a respeito de suas preferências e sensibilidades.

Embora não haja uma prova objetiva dessa teoria de holograma, ela constitui uma ideia fascinante; a memória e a inteligência celulares ainda permanecem um enigma. O que quer que seja e onde quer que habite, a mente é um enigma. No entanto, depois que fiquei sabendo dessa teoria do holograma, percebi que, quando tento me livrar de uma lembrança, posso imaginar ondas saindo de mim.

O que entra na elaboração dos hologramas neurais que o cérebro usa para vivenciar a realidade são as imagens sobre as quais ele medita, nossas esperanças e nossos medos, as atitudes dos médicos, nossos preconceitos inconscientes, as crenças individuais e culturais, a fé em coisas tanto espirituais quanto tecnológicas. Essas são pistas importantes que apontam na direção do motivo pelo qual devemos nos tornar cientes dessas capacidades e desenvolver a habilidade de expressá-las.

— MICHAEL TALBOT, *O Universo Holográfico*

O condicionamento: aprendizado sensorial

Uma pessoa com câncer que se posta na calçada em frente ao hospital onde, um mês antes, passou por um tratamento quimioterápico, sente o mesmo desconforto que teve durante o tratamento, só de olhar para a porta de entrada. Dentro do hospital, os cheiros fazem-na lembrar-se ainda mais da reação de enjoo. Ao ver o edifício e sentir os cheiros associados à experiência desagradável, ela está sendo condicionada de maneira inconsciente, e suas recordações e a náusea são reavivadas.

O corpo-mente celular relembra condições sensoriais ao aprender. O psicólogo Ernest Rossi chama a isto de *aprendizagem dependente de estado.*[5] Pribram diria que é *holográfica.* A partir de quadros multidimensionais em sua mente — os cheiros, os sons, os sentimentos, as sensações — você cria um estado sensorial holográfico que está associado a um evento prévio. Qualquer um dos gatilhos sensoriais pode trazer de volta toda a experiência. Assimilamos as situações por "condicionamento".

O nome Pavlov faz soar uma campainha?

Assim como o estímulo sensorial pode desencadear uma antiga lembrança ou um preconceito, ele também pode nos ajudar a aprender novos comportamentos, como sentir gratidão. Você se lembra de Ivan Pavlov? Os experimentos realizados mais de um século atrás pelo cientista russo, ganhador do Prêmio Nobel, em 1904, por seus trabalhos sobre a relação do sistema nervoso com o sistema digestivo, levaram à descoberta do condicionamento comportamental.[6] Os cães salivam de forma automática quando veem um pedaço de carne. O som de uma campainha não tem o mesmo efeito; ele não vai desencadear essa resposta fisiológica autônoma. Mas Pavlov treinou cães para salivar quando uma campainha tocasse. De que maneira? Cada vez que mostrava carne para o cão, ele também tocava uma campainha, e com o tempo o som da campainha fazia o cão salivar, mesmo que não houvesse carne presente. Desse modo, Pavlov descobriu que o cérebro podia ser alterado para adquirir novos conhecimentos e comportamentos. Para seus cães, a campainha anunciava a chegada de comida. As células neoromotoras do cão aprenderam a responder a gatilhos fora do comum, e suas redes fisiológicas fizeram as conexões e aprenderam.

O que a descoberta de Pavlov tem a ver conosco? Ela nos ajuda a entender quantos de nossos comportamentos e nossas atitudes inconscientes têm sido programados e talvez possam ser desaprendidos, e como novos padrões fisiológicos podem ser assimilados. O doutor Robert Ader, psicólogo mundialmente renomado da Universidade de Rochester, mostrou que nosso sistema imunológico também poderia ser condicionado por meio de estímulos sensoriais.[7] Na época, ele não estava interessado nos sentidos ou na função imunológica — ele queria entender o que é que constrói as lembranças que causam uma reatividade persistente a uma experiência desagradável. Por que uma pessoa que passou por quimioterapia uma vez reage de maneira tão drástica na vez seguinte, quando vê o consultório do médico, ouve a voz da enfermeira ou sente o cheiro da sala de espera?

O objetivo de Ader era descobrir como uma experiência desagradável programa ou condiciona a recorrência dessa mesma experiência. Para investigar isso, ele primeiro trabalhou com cobaias animais. Ele injetou em camundongos uma substância que os deixava enjoados, dando-lhes ao mesmo tempo um sabor único: água adoçada com sacarina. Assim, temos um sabor novo para os animais, associado a uma experiência desagradável com uma única ocorrência — náusea. Ele acompanhou o experimento, ao longo do tempo, para verificar se os animais evitariam a água ou continuariam a tomá-la. De maneira surpreendente, os animais que tomavam mais água adoçada com sacarina começaram a morrer de infecções. Embora Ader não soubesse, a droga que usou para provocar náusea, o agente quimioterápico Cytoxan, também deprimia a função imunológica. Os animais haviam recebido a droga de quimioterapia uma única vez, mas, a cada vez que tomavam água adoçada com sacarina, seus corpos "lembravam-se" dos efeitos imunossupressores do Cytoxan. Assim, eis um exemplo do sentido do paladar desencadeando um efeito de longa duração. Cabe notar que, muitas vezes, o paladar estimula mais rapidamente o condicionamento, pois outros estímulos sensoriais, como tato ou olfato, devem ser repetidos várias vezes para condicionar o corpo.

O que Ader sem querer descobriu foi que as respostas imunológicas podiam ser condicionadas ou "treinadas" por meio dos sentidos!

Até o trabalho de Ader e sua posterior colaboração com o imunologista Nicholas Cohen, o consenso comum era que o sistema imunológico aprendia apenas por meio da atração e reação a antígenos externos, ou "não eu".[8] Eles derrubaram esse dogma científico de longa data ao demonstrarem que a resposta imunológica pode ser influenciada por condicionamento sensorial convencional. Isso também abriu a porta para o papel que a crença, as expectativas e a mente podem desempenhar nas funções imunológicas. Mais tarde, outros pesquisadores demonstraram que a memória imunológica poderia ser estimulada ou atenuada pela associação do estímulo imunológico com qualquer um dos cinco sentidos físicos. Desse modo, os sentidos podem treinar nossas células.

EXPLORAÇÃO
Condicionamento sensorial

O condicionamento sensorial é uma estratégia útil de ter em sua "maleta médica" de recursos para a saúde.[9] Da próxima vez que você meditar, ou fizer a prática da gratidão apresentada neste capítulo, ou simplesmente se sentir relaxado, inale um pouco de um de seus aromas favoritos, ou um novo aroma. Quando se sentir outra vez dessa maneira, inale-o de novo. Podem ser necessárias quatro ou cinco "sessões celulares" para que você sinta o efeito, mas em breve o aroma por si só lhe dará a mesma sensação relaxada, tranquila. Esse é um ótimo recurso para aquelas ocasiões em que você deseja mudar seu humor e sua mente.

Quando realizar um experimento de condicionamento como esse, assegure-se de que o estímulo sensorial (o aroma) e o gatilho fisiológico (estar relaxado) ocorrem dentro de um período de trinta segundos.

As imagens mentais: a reimaginação do corpo

Quando trabalhava com crianças, eu acreditava que o uso de imagens mentais funcionava, e durante anos dei aulas sobre esse assunto, mas eu nunca o havia usado comigo mesma (a menos que consideremos as imagens mentais associadas com a preocupação, e nisso eu era campeã). Há cerca de vinte anos, quando estava me preparando para dar meu primeiro curso de psiconeuroimunologia, uma irritação cutânea apareceu em meu braço esquerdo. Ela persistiu durante meses. Troquei de sabonete, loção corporal, detergente — nada fez diferença. A pomada de cortisona não a reduziu, e nenhum outro remédio que tentei. Então um dia pensei: "Bem, se você acredita que as imagens mentais funcionam, por que não tenta com essa irritação de pele?". Fechei os olhos, respirei fundo por alguns minutos, relaxei e de repente uma imagem estranha — que poderia ter sido imaginada por uma criança — saltou-me à mente: um elfo. Essa criaturinha disse chamar-se Mortimer, e portava um bastão de ouro, que usou para limpar a irritação por baixo da minha pele. Quando ele terminou, agradeci-lhe, perguntei se eu podia chamá-lo de novo mais tarde, e abri os olhos. A irritação ainda estava lá... mas no dia seguinte havia desaparecido.

Um milagre? Coincidência? Teria sido meu desejo, minha crença, minha intenção o que eliminou a irritação? Posso nunca descobrir, mas meu braço ficou bem durante semanas. Quer dizer, até que um ex-colega médico dispôs-se a compartilhar comigo os materiais sobre imagens mentais e saúde corpo-mente que reunira ao longo dos anos. Ele tinha etiquetado o arquivo como "Charlatanismo". No dia seguinte a irritação cutânea retornou!

Esta história serve para demonstrar que não apenas nossas próprias crenças influenciam a cura; também somos influenciados pelas crenças dos outros. Minha mente acreditava no que havia acontecido à irritação cutânea com o uso da imagem mental, mas ao mesmo tempo duvidava daquilo, e quando o "especialista" de repente reforçou a dúvida, o processo mágico de cura foi revertido. Poderia o reforço ou a contradição das próprias crenças por outras pessoas explicar por que algumas pessoas a quem é dito que têm seis meses de vida morrem daí a seis meses enquanto outras vivem muito mais?

Com frequência, pensamos que o que imaginamos não é "real". Como, então, explica-se o efeito placebo? Um medicamento que na verdade é um comprimido inócuo de açúcar pode aliviar a dor, mudar o curso de uma enfermidade e até estimular a náusea de um agente quimioterápico. Mente e células colaboram entre si em tais respostas.

Esta matriz holográfica dá a cada célula sua mente celular. A descoberta de que cada célula contém um reflexo do todo nos deu uma boa indicação sobre o modo como este corpo misterioso, de múltiplas camadas, é construído.

— JOHN DAVIDSON, *The Web of Life*

A mente das células

Diz-se que a mente vive em cada célula, e que se você influencia a mente de uma célula, fazendo-a mudar de ideia, o resto pode mudar para ressoar com ela. Pense em uma imagem mental começando a surgir em algum lugar do seu cérebro. Essa imagem envia impulsos para numerosos neurônios ligados a várias regiões de seu cenário corporal. Se um deles for estimulado, todos os demais podem responder; o potencial é realmente astronômico. Você pode ter pelo menos 10 bilhões de neurônios, cada um deles com a capacidade de fazer mais de 5 mil conexões. Quanto mais ligações e conexões você fizer por meio de imagens mentais, pensamentos e sentimentos, mais portas poderá abrir para a mudança. Quanto mais sentidos e emoções estiverem envolvidos com a imagem mantida em sua mente e nas células, mais acentuadas serão as respostas elétricas, energéticas e químicas e o fluxo de informação através do corpo — e mais poderosa será a lembrança.

Quando imagina que está praticando uma atividade atlética, você está fazendo seu corpo relembrar de seus padrões neuromusculares.[10] Atletas olímpicos da antiga União Soviética aperfeiçoavam suas *performances* com imagens mentais. Vale a pena contar aqui a história surpreendente de um praticante de *yoga* já idoso.

George, que havia praticado *yoga* durante quase dez anos, escorregou e caiu. Agora com a perna engessada, ele não podia continuar com a atividade. Todo dia, porém, na mesma hora em que geralmente fazia suas posições, ele passou a fazê-las em sua imaginação. Em geral, quando um membro fica engessado durante algum tempo, ele perde musculatura e força, mas, quando o gesso de George foi removido, sua perna estava bastante saudável. Será que o que ajudou a manter sua força e seu tônus foi imaginar suas células?

Meu mestre de *qigong*, DaJin Sun, conta sobre sua notável recuperação. Quando morava na China, na adolescência, ele havia carregado enormes sacos de arroz até sofrer um acidente e fraturar a coluna. Esse é um dano que leva à imobilidade total. Porém, enquanto estava preso à cama de um hospital, ele começou a se lembrar dos exercícios de *qigong* que sua mãe havia lhe ensinado. Na verdade, ele nunca os havia feito antes, mas então começou... em sua imaginação. Quando conheci DaJin, cerca de vinte anos depois, ele era um homem ativo e robusto, sem vestígios da antiga lesão.

Lembre-se de lembrar

Um adolescente que jazia na cama entreouviu o médico sussurrando a seus pais, no quarto vizinho, as seguintes palavras: "Ele não vai viver até amanhã de manhã". Ele não queria morrer e implorou: "Por favor, me deixe ao menos ver mais um pôr do sol". Ouvindo-o, sua mãe entrou no quarto na ponta dos pés.

"Mamãe, você poderia, por favor, mudar minha cômoda de lugar?", ele pediu.

Era um pedido estranho vindo do filho gravemente enfermo, mas ela o fez. Ele lhe disse onde posicionar a cômoda, para que o espelho no alto dela refletisse o sol poente. Durante a próxima hora, o sol poente foi tudo o que Milton, de 17 anos, viu.

Na manhã seguinte, Milton estava inconsciente. E na outra também. E na outra... Quando, por fim, despertou, no quarto dia, estava quase completamente paralisado. Tudo que podia mover eram os olhos e a boca, para falar — com dificuldade. Ele tinha poliomielite e, pelo que sabia, passaria o resto de seus dias daquela maneira.

Seu corpo estava entrevado, mas por sorte sua mente não.

Curioso e sagaz, ele jogava jogos mentais. De quem eram os passos que ouvia vindos do celeiro? Como estava o humor da pessoa? Ele prestava atenção a todos os sons ao redor e inventava histórias sobre o que ouvia. Um dia, seus pais o deixaram sozinho no meio do quarto, em uma cadeira de balanço, amarrado para não cair. Milton olhava pensativo para a janela, desejando estar mais perto para poder olhar para fora, para a fazenda e para o sol. Então sua cadeira começou a balançar de leve. *O que era isso que acabava de acontecer?* Teria sido o vento, ou teria sido o desejo dele de estar perto da janela estimulando movimentos corporais que ele achava ser incapaz de fazer?

Para a maioria de nós, a experiência teria passado despercebida, mas Milton não podia parar de pensar nela — de fato, ela o lançou em um período de profunda autodescoberta. Poderia imaginar o movimento e fazê-lo acontecer? Poderia colocar o corpo em movimento com a força do desejo? Poderia lembrar-se do que no passado pudera fazer? Vasculhando a memória em busca de sensações e imagens dos movimentos de que mais gostara, ele imaginou estar subindo em uma árvore como um macaco. De que maneira as mãos e os dedos agarravam-se aos galhos? O que faziam as pernas para escalar o tronco e alcançar um galho mais alto? Muitas vezes, quando imaginava tais movimentos, ele olhava para a mão, e um dia os dedos começaram a se contrair. Ele continuou com os exercícios mentais e também observou sua irmãzinha, ainda bebê, que estava aprendendo a andar. Estudou como ela o fazia. Ele observou e lembrou-se.

Cada experiência, real ou imaginada, é recordada em fragmentos sensoriais.

Pouco a pouco esse jovem determinado ficou mais forte. O movimento retornou a seu corpo. Em menos de um ano, ele estava andando com muletas. Embora aos 17 anos estivesse completamente incapacitado, no ano seguinte realizou uma corajosa viagem solitária de canoa em meio a áreas selvagens.

O que teria ajudado esse jovem tão inspirador a se recuperar? Teria sido só uma questão de tempo? Será que seu desejo intenso e sua habilidade de recordar de modo minucioso as memórias sensoriais de fato lhe permitiram voltar a se movimentar mais rápido?

A experiência o transformou tão profundamente que Milton se tornou médico e psiquiatra. Tendo sido um dos primeiros profissionais a usar imagens mentais na medicina, Milton Erickson é hoje considerado o pai da hipnose médica. Sua percepção, persistência e imaginação mudaram mais do que sua própria vida; ele ajudou milhões de outras pessoas.[11]

Há na literatura médica diversas histórias de curas mágicas que eu poderia ter escolhido para relatar em detalhes neste capítulo. Apresento essa porque me pareceu ilustrar de maneira inspiradora a profunda conexão entre as células e a mente — um testemunho da força que têm a imaginação e a intenção para mudar a forma física e o funcionamento das células.

Numerosos estudos têm mostrado que os atletas que combinam imagens mentais com a prática física obtêm melhores resultados do que aqueles que evitam as sessões de treinamento com imagens mentais. Um de meus alunos, um treinador de *fitness*, testou esse método com vários clientes seus. Ele fez um grupo imaginar-se erguendo os pesos antes de fazer de fato o exercício; eles ganharam força com mais rapidez do que os clientes treinados da maneira tradicional, sem imagens mentais.

As imagens mentais e a cura

O psicólogo, o religioso, o cientista médico e o místico ou xamã, cada um tem uma explicação diferente de como as imagens mentais atuam em benefício da saúde. O psicólogo pode dizer que alteramos nossos pensamentos conscientes para que se alinhem com crenças mais profundas, inconscientes e norteadas por nossos propósitos. O religioso pode dizer que Deus ouve uma prece e atende a ela. O cientista pode dizer que as imagens alteram as redes de neurotransmissores, moléculas e células do corpo. O místico e o xamã podem dizer que nós alteramos a energia que envolve uma situação e que isso permite que a mudança ocorra. Apesar dessa variedade de constructos teóricos sobre os mecanismos da imaginação, de que maneira ela vai funcionar e se o fará como queremos é parte do grande Mistério. Podemos dizer que ela funciona ao dar às pessoas esperança, uma sensação de controle sobre suas vidas ou doenças. É uma técnica de enfrentamento de dificuldades que pode ser útil na solução de problemas no dia a dia. Uma coisa que sabemos é que o primeiro pré-requisito é um estado de relaxamento; o ambiente bioquímico e energético que reduz o estresse induz à cura por meio do equilíbrio do sistema nervoso autônomo.[12]

A linguagem corporal, assim como o espírito — imagem e símbolo —, alimentam nosso poder de cura. No dias de hoje, por meio da ciência, estamos começando a entender como o efeito da imaginação sobre o corpo pode ser tão profundo.

As imagens mentais ajudam a criar conexões com o sagrado, o eu e as células.

O esquecimento

Já aprendemos um pouco mais sobre a construção da memória celular, mas como podemos reduzir a força de uma lembrança negativa sobre nosso corpo e nossa mente? Podemos atenuar a forma como ela nos prende?

De acordo com o pensamento da Nova Era, existem filamentos ou fios de energia que nos ligam a outras pessoas em nossa vida, figurativa e literalmente, e há formas de cortar tais ligações se sentimos que isso é necessário. Podemos fazer um ritual com a intenção de nos desconectarmos de um relacionamento passado, por exemplo. Eu, com certeza, vivenciei a força dessa prática; os resultados duraram pouco, mas de qualquer modo algo no ritual me permitiu sentir-me livre da relação durante algum tempo. As lembranças e carências que pareciam me consumir deixaram de ocupar cada momento de meu dia.

Os praticantes xamânicos podem nos dizer que há um ponto de união em nosso corpo ou em nosso campo de energia que prende com firmeza cada recordação. Alguns dizem que esse ponto se situa entre as escápulas ou por trás delas. Podemos até sentir locais do corpo que ressoam com a tristeza ou com a fúria, com a lembrança de uma ofensa.

No entanto, como já vimos neste capítulo, nossas lembranças e obsessões não são filamentos lineares; elas têm muitas dimensões. Elas são ondas holográficas que percorrem o corpo. Assim, se queremos esquecer ou, talvez de maneira mais precisa, mudar o efeito de uma lembrança sobre a mente e o espírito, a questão passa a ser "Como podemos mudar o padrão das ondas dessa recordação?". Mensagens elétricas entre as células cerebrais viajam em ondas que, ao se encontrarem, cruzam-se como ondulações múltiplas em uma lagoa. Se quisermos reduzir as ondas de um relacionamento infeliz do passado, então por que não introduzir novas ondas que estejam levemente fora de sincronia com elas? Em outras palavras, gerar um novo conjunto de ondas para "varrer" ou diminuir o padrão anterior. Seria isso possível?

Meditei sobre essa questão com a ajuda de minha tigela tibetana "cantante" favorita. Pode-se fazer "cantar" tais tigelas tibetanas. Assim como fazemos uma taça de vinho soar ao esfregarmos o dedo em sua borda, quando se esfrega a borda de uma tigela tibetana cantante com um bastão, ela vibra e emite seus sons característicos. Tradicionalmente, essas tigelas são feitas com uma combinação de ao menos sete metais, de modo que produzem vários sobretons harmônicos. Por séculos, elas têm sido usadas em rituais budistas, para meditação e para cura. Esfregar a borda e fazer a tigela soar de forma repetida sempre me leva a um profundo estado meditativo. Lembre-se de que o som representa ondas de energia eletromagnética. Se tiver oportunidade, tente perceber como os sons ressonantes e o poder dessas tigelas podem relaxá-lo e levá-lo ao estado meditativo. Ondas de energia preenchem você.

Neste caso, usando a tigela para me ajudar a encontrar a resposta para uma questão, esfreguei sua borda com o bastão até que as ondas de som me preencheram, e então toquei-a de novo e de novo. Cada vez que eu a fazia soar, mantinha a intenção de que esse novo som suplantasse as ondas de uma recordação desagradável — e senti uma mudança. Vou continuar a testar a teoria de que preencher o corpo com novas ondas de energia pode mitigar o poder das recordações holográficas que não nos servem mais; em meu interior, já posso ver e sentir as ondas indesejáveis me abandonando.

Sei que essa parece uma solução improvável, e talvez seja. Mas se for verdade que ondas e filamentos vibratórios contêm as lembranças, será que futuros curadores nos ajudarão a sintonizar um novo estado? Será possível termos uma maior sintonia com o que as células desejam para nós e deixar de lado os ímãs ameaçadores da mente? Cada um de nós deve encontrar seu caminho, eliminando o que não nutre mais e fortalecendo o que o faz.

Memória, ritual e os sentidos: portas para o divino

A audição, o olfato e os demais sentidos são portas para invocar um senso do sagrado. Eles são parte da maioria das práticas rituais e espirituais. O som de sinos e de cânticos e o aroma da sálvia queimada são alguns dos modos de invocação do sagrado. Quando participamos de uma cerimônia, em uma igreja ou em uma tenda, podemos ouvir os cânticos e as canções que já ouvimos antes — ou que nunca ouvimos, mas que de algum modo nos soam familiares. Ondas de incenso nos envolvem. As velas que ardem e sua luz cálida nos rodeiam com uma sensação de sagrado. E por meio dos sentidos nós nos lembramos. Nossa consciência se abre para um estado "extra-ordinário". A experiência como um todo é transportada em ondas de informação, codificada em hologramas de memória e cordas que vibram. Podemos reacender a luz de um ritual sagrado usando qualquer um dos sentidos pelos quais o vivenciamos.

Na verdade, desconfio que um dos motivos pelos quais as tradições religiosas repetem ritualmente as mesmas preces é promover uma reconexão entre nós e a nossa divindade inata, e ajudar-nos a recordar nossa sacralidade. Quando nossos ancestrais desenvolveram essas tradições, eles com certeza não sabiam do impacto fisiológico delas — tal análise era irrelevante. Ainda assim, eles corporificavam a experiência. Eles viam os resultados e sabiam quais eram, e o mesmo pode acontecer com você.

EXPLORAÇÃO
Os sentidos como portas para uma percepção ampliada

Nossos sentidos são canais que recebem informações, e quando prestamos atenção neles, individualmente, também servem como portas para o sagrado. Aprendi essa meditação com Jürgen Kremer, no Instituto de Estudos Integrais da Califórnia, e desde então a vi descrita em vários textos espirituais.

Como sempre, reserve cerca de quinze minutos para realizá-la em um espaço seguro e acolhedor. Leia as instruções até o fim antes de começar a segui-las.

Feche os olhos e ouça os sons a sua volta. Receba-os sem identificá-los nem buscar por eles. Seja receptivo a tudo que ouvir.

Você também pode fazer isso na natureza, apenas caminhando e ouvindo. Vai se surpreender com o que chega até você. A "meditação do ouvir" é uma forma maravilhosa de conectar o interior e o exterior, matéria e etéreo. Tente primeiro por trinta segundos, e depois por períodos mais longos.

Se quiser não apenas ouvir, sinta seu corpo respirando. Sinta o ar tocando sua pele. Permaneça com esse sentido do toque, o que sua respiração toca por dentro e onde você toca a cadeira, o chão e assim por diante. A seguir, abra-se para ver sem colocar rótulos ou julgar. Você pode simplesmente concentrar-se em uma das impressões sensoriais ou continuar ouvindo. À medida que você se familiariza com essa meditação simples e tranquilizadora, talvez perceba que a mente e o espírito se elevam. Ao aumentarmos nosso nível de percepção, mudamos a consciência e o estado interior.

REFLEXÃO

Do que preciso me lembrar?

O que quero esquecer?

Que reações ou respostas são habituais demais ou estão entranhadas demais dentro de mim?

O que a mente do meu coração deseja?

Que nova sabedoria eu quero explorar?

Qual a maior gratidão que tenho?

Do que quero me lembrar com mais frequência?

Capítulo 8

Guardiões da sabedoria — Refletir

Desde as pinturas em cavernas da Era do Gelo até a Idade Média, a arte era uma expressão de nossa fé em um universo espiritualmente coerente. As culturas indígenas viviam mais próximas às ressonâncias caóticas da natureza, nas quais o espírito da vida se revelava.
— JOHN BRIGGS E F. DAVID PEAT, *Seven Life Lessons of Chaos*

Até aqui, em nossa viagem, vimos as células em muitas dimensões — como milagres da construção molecular e como santuários, ouvintes, mensageiras e selecionadoras. Aprendemos como funcionam, como identificam a si mesmas, como se comunicam, aprendem e recordam. E aprendemos inúmeras práticas, inspiradas pelas células, para incrementar nosso bem-estar. A cada passo do caminho entrevimos a natureza sagrada das células.

Neste capítulo vamos um passo além e apresentamos uma questão: "Poderiam as células ter servido a nossos ancestrais na busca por conhecimento espiritual?" Poderiam nossos ancestrais ter feito uma viagem interior e encontrado dimensões míticas na estrutura e no funcionamento de suas células?

Seria nossa biologia celular uma porta para a sabedoria espiritual?

Ao abordar esta questão, não estou perguntando se a sabedoria ou a ânsia espiritual poderiam estar gravadas em nossas células cerebrais. Em minhas especulações, o que tento entender é se a visualização de células e moléculas poderia ser uma fonte de sabedoria sagrada. Estou imaginando se, entranhados na arquitetura da célula, podemos encontrar moldes para os ensinamentos espirituais perenes transmitidos através das eras em culturas diferentes. Isso não significa que nossos ancestrais remotos chamavam de "célula" o que viam, mas que eles inerentemente sabiam estarem visitando seu próprio mundo interior.

A ideia de que a visão interior e a arte podem preceder as descobertas científicas não é inédita. Leonard Shlain explica, em *Art and Physics*, que artistas "viram" e expressaram conceitos que hoje consideramos estar dentro do escopo dos físicos, muito antes que os cientistas os descobrissem. Antecipando-se à ciência, eles eram videntes, visionários.[1]

Em sua investigação pioneira sobre os xamãs do Peru, o antropólogo Jeremy Narby demonstra que as visões deles da "serpente cósmica" guardam forte correspondência com a representação do DNA pela biologia molecular.[2] Durante o tempo em que morou com esses xamãs na floresta amazônica, ele viu em quase todas as suas pinturas duas serpentes enroscadas uma na outra. Ele sabia que a serpente é um símbolo arquetípico encontrado na maioria das tradições e religiões do mundo, e isso fortaleceu sua convicção de que existe um vínculo entre o DNA e o imaginário da serpente. Ele concluiu que, com uma pequena ajuda da bebida alucinógena ayahuasca, os xamãs eram capazes de entrar na consciência ou na inteligência de suas próprias células e moléculas e então pintar o que viam.

> *A serpente aparece de forma recorrente ao longo dos primeiros ciclos da mitologia, sempre como um símbolo central para a vida do universo e a continuidade da Criação. Há duas serpentes idênticas em um vaso de libação levantino de cerca de 2000 a.C., enroladas uma na outra em uma dupla hélice, representando a geração original da vida.*
>
> — Lewis Thomas, M.D., *The Lives of a Cell*

Visão interior

Antes de ler Narby, eu já tinha começado a interpretar representações de nossa biologia nas artes xamânicas e sagradas. Eu não estava em busca de simbolismos quando comecei minhas aventuras ao microscópio. Foi só depois de algum tempo habitando esse microuniverso que comecei a reconhecer seus ecos na arte antiga.

Até o livro de Narby ser publicado, porém, eu achava que os paralelos que agora parecem tão óbvios para mim podiam resultar de algum tipo de sonho — o produto de uma imaginação vívida que cientista algum aceitaria. Mas fiquei empolgada com as conexões que comecei a ver por toda parte. Talvez elas existissem porque, como afirmam alguns cientistas, Deus está programado em nosso cérebro; a necessidade de conexão espiritual é parte do sistema nervoso. Ver nossa biologia refletida na arte através dos tempos reafirmava minha crença de que a consciência humana sempre compreendeu que somos seres sagrados projetados por uma divindade. E isso me convidava a perguntar: "O que somos capazes de conhecer e saber de forma inata, sem a ajuda de ferramentas científicas, teoremas e fórmulas?".

Em tradições ancestrais, as pessoas usavam a arte, a dança e os gestos para abarcar e expressar a sabedoria sagrada. Elas desenvolveram símbolos e rituais para ensinar, honrar e tocar os deuses da Criação. Tradições místicas desenvolveram meditações, construções visuais e a arte sagrada para orientar as pessoas rumo ao contato com a essência divina da vida.

O grande mitólogo Joseph Campbell elaborou uma síntese entre ciência, mito e os vários aspectos do sagrado. Ele escreveu que as descobertas científicas nos capacitam a reconhecer no universo um reflexo da nossa própria natureza interior, e a nos reconectar com a sabedoria ancestral. Além disso, Campbell disse que estamos dando um salto rumo ao conhecimento não só da natureza exterior, mas também do profundo mistério interior.[3]

Não seria demais dizer que o mito é a abertura secreta por meio da qual as energias inesgotáveis do cosmos são lançadas nas manifestações culturais humanas.

— JOSEPH CAMPBELL

A moça dos balões se torna uma "buscadora xamânica"

Permita-me um intervalo nessa discussão para descrever minha própria experiência do sagrado e do ritual, começando com um retorno a meus dias de "moça dos balões". Quando pus de lado o jaleco de laboratório para passar algum tempo com as crianças no hospital, eu costumava desenhar com elas. Às vezes, eu pedia que fizessem um desenho representando sua doença ou tentando demonstrar como se sentiam. Elas desenhavam o que queriam, e conversávamos sobre as imagens. Eu não estava lá como cientista ou para estudar o processo de cura, mas apenas para dar-lhes alguns minutos de carinho em um ambiente desconfortável e estressante. Ainda assim, muitas vezes, eu percebia que o simples ato de desenhar trazia alívio e uma certa paz.

As imagens têm o poder de dar início à cura sem a cooperação do intelecto.

— CARL JUNG

Em minha própria jornada de cura, descobri que ao expressar meus sentimentos por meio da arte ou da dança eu liberava dentro de mim algo muito profundo. Podiam ser lágrimas, um suspiro de alívio ou um momento de descoberta. Desenhar e mover-me tornaram-se meus mestres mais poderosos. Do ponto de vista celular, as duas práticas estão conectadas como um todo, e por meio delas eu podia expressar sofrimento ou raiva, vergonha ou euforia. Esses eram sentimentos e lugares que eu não poderia alcançar por meio de palavras ou do intelecto. A cura, para mim e para muitas outras pessoas, pode ser atingida pela expressão física — manifestando-se a partir do interior.

A arte me ajudou a manter a sanidade durante o caos; ela me trouxe alegria ou tranquilidade profunda, com o simples fazer. Quando eu pintava, eu me sentia em paz; quando dançava, expressando tristeza ou alegria, eu me animava; quando caminhava ao ar livre tirando fotos nos vinhedos, eu era transportada. O processo criativo me levava a algum outro lugar — um lugar e um estado necessários para o bem-estar e a cura.

Durante algum tempo, depois que deixei a Escola de Medicina da Universidade da Califórnia, trabalhei individualmente com adultos que tinham câncer, usando imagens mentais como ferramenta de cura. As pessoas vinham até mim para aprender como meditar, como lidar com o estresse e como usar a imaginação para a cura. Elas pediam que eu "conjurasse" um roteiro de visualização para elas. Naquela época, a visualização guiada e as imagens mentais começavam a ser aceitas como cuidados médicos paliativos, e descobri que, de algum modo, eu tinha facilidade para receber informação por outras vias além do intelecto e tinha capacidade de elaborar visualizações guiadas personalizadas.

Se estivéssemos em uma cultura indígena, este trabalho teria sido considerado "xamânico", no sentido de que eu havia acessado informação ao entrar em um estado alterado de consciência. A visão xamânica é um dom ancestral de nossos antepassados que eu era capaz de usar. Na clínica, antes da chegada de um paciente, eu alterava meu estado mental por meio da meditação. Quando estava com o paciente na sala, eu me aprofundava ainda mais no relaxamento, e o conduzia também a um estado meditativo, para criar condições mais propícias à cura. Eu sabia que a pesquisa científica mostra que reduzir as ondas cerebrais para um estado alfa ou teta facilita as imagens hipnagógicas. De fato, a visualização em si requer permanecer em um estado de relaxamento profundo — é indispensável relaxar, assim como fazem os xamãs indígenas, se quisermos permitir que as imagens mentais fluam. Quando estamos em estado de contemplação, relaxamento profundo ou prece, as ondas cerebrais diminuem seu ritmo para 4 a 10 ciclos por segundo. No estado normal desperto, nós operamos com ondas cerebrais beta que vão de 12 a 38 ciclos por segundo.[4]

Meu objetivo com aquele trabalho era realizar uma "viagem xamânica" e trazer à tona imagens mentais para que as pessoas as usassem por si mesmas. Quase sempre as imagens ressoavam de forma positiva com meus pacientes. Ainda assim, eu sempre me perguntava de onde tinham vindo tais imagens. Estaria eu lendo mentes? Teria eu acessado uma "consciência cósmica"? Estaria Deus falando comigo? Estaria inventando tudo? Estaria fingindo?

No fim das contas, o fato de não saber a fonte dessas imagens mentais me deixava insegura, e parei de oferecer esse serviço. Em retrospectiva, lamento ter feito isso — aquele trabalho era realmente útil. No entanto minha mente científica estava no comando; meu intelecto estava desconfortável demais ao trabalhar no reino intuitivo do grande Mistério.

Xamanismo: a mais antiga estratégia de cura

Desde o início dos tempos documentados, as pessoas têm usado figuras, símbolos e visualizações como ferramentas de cura. Esse antigo e duradouro sistema de cura baseado na imaginação é conhecido como *xamanismo*.[5] Não sou xamã, mas passei décadas explorando os mundos interiores como aprendiz de um xamã. A palavra *xamã*, do idioma dos tungues da Sibéria, refere-se a alguém que pode penetrar intencionalmente na paisagem da imaginação e traduzi-la. O xamã pode alterar sua consciência à vontade para entrar no que com frequência é chamado de "realidade não ordinária". Portais para esses reinos misteriosos são abertos com o auxílio de tambores, cânticos, dança, plantas psicoativas, meditação, sonhos e relaxamento profundo.

Por meio de rituais, o xamã entra no reino dos espíritos em busca de informação que ajudará um indivíduo ou a tribo. Essa informação com frequência vem na forma de imagens, símbolos e músicas, que o xamã interpreta.

> *As tradições xamânicas afirmam que as imagens, metáforas e histórias são o melhor modo de transmitir o conhecimento. Os mitos são "narrativas científicas" ou contos sobre o conhecimento. O significado de ciência é saber. [...] A sabedoria requer não só a investigação de muitas coisas, mas a contemplação do mistério.*
>
> — JEREMY NARBY, *The Cosmic Serpent*

A partilha do conhecimento interior: contos, mitos, arte e símbolos

Vamos ampliar mais uma vez nossa perspectiva e analisar o papel que os contos, os mitos e a arte desempenham na transmissão da história humana. Por meio de imagens simbólicas, esculturas e mitos que sobreviveram às pessoas que os criaram, pudemos aprender muito sobre nossos antigos ancestrais. Os arqueólogos escavaram a fundo o passado humano, aprendendo antigas crenças, mitos e rituais de uma cultura por meio de sua arte, de seus templos e de seu legado escrito.

O psiquiatra Carl Jung sugeriu que levamos dentro de nós imagens e mitos inconscientes que emergem do nosso passado biológico, que nossas memórias ancestrais têm raízes em nossa natureza biológica. Ele nomeou esse conhecimento ancestral como *inconsciente coletivo*, e o imaginou como porções de experiências biologicamente herdadas. O inconsciente coletivo retém e transmite a herança psicológica comum da humanidade. Mitos, lendas e símbolos vistos através dos tempos e lugares exibem as mesmas formas como sagrados e míticos. Tais símbolos universais estão contidos no inconsciente coletivo e são denominados arquétipos; eles são imagens primordiais ou resquícios arcaicos de um passado oculto. De acordo com Jung, à medida que a evolução do corpo embrionário repete sua pré-história, a mente também se desenvolve por meio de uma série de estágios pré-históricos. *De acordo com Jung, os arquétipos têm uma base biológica.*[6]

Jung acreditava que os mitos são lembranças da espécie humana que incorporam processos evolutivos e experiências passadas. E, de algum modo, levamos dentro de nós lembranças pré-cognitivas dessas histórias, e temos acesso a esse repositório coletivo e inconsciente de signos e símbolos sagrados. Ele considerou a hipótese de que todos nós nascemos com vastos pré-conhecimentos e muitas memórias do mundo. Se assim for, onde estão armazenadas essas memórias? Em nosso DNA?

Em seu livro *Art and Physics,* Leonard Shlain relembra que a molécula de DNA é uma imensa biblioteca de esquemas para tudo, das impressões digitais até a cor do cabelo e todas as proteínas do corpo, mas nem tudo é útil. Na verdade, como vimos no Capítulo 6, os biólogos celulares revelaram que a maioria das longas cadeias de DNA não fornece informação alguma, que se saiba, para qualquer característica física ou molécula, e eles as chamaram de "lixo". Shlain questiona se esse DNA "lixo", atualmente sem um valor aparente, poderia ser uma fonte de memórias ancestrais. "Não é inconcebível que em algum lugar de sua longa e convoluta estrutura esteja uma seção de nossa história evolutiva."[7]

Talvez esse "DNA silencioso" sirva como o depósito de antigas memórias. E se Shlain estiver correto e a maior parte de nosso DNA indecifrável contiver a chave para a sabedoria de cura e o conhecimento ancestral? Será que o uso quase universal dos movimentos em espiral nas práticas corporais sagradas ancestrais bebe na própria essência de nossas moléculas espirais, nosso DNA, liberando memórias de nossa cripta inconsciente coletiva? E se, ao realizarmos os movimentos de *tai chi, qigong,* dança e movimentos de *kundalini yoga,* nós desenrolarmos e voltarmos a enovelar as memórias kármicas cósmicas contidas nas voltas e dobras das longas cadeias de DNA? Mover o corpo não apenas nos ajuda a libertar lembranças atuais e a alterar nossa expressão gênica, mas também pode nos dar acesso a sabedorias ancestrais.

Quando visualizamos símbolos, eles podem ter efeitos transformadores profundos. Símbolos nos conectam com regiões do nosso ser que estão completamente indisponíveis para nossa mente analítica [...] eles nos treinam para compreender [...] diretamente, saltando para [...] um tipo mais profundo de compreensão, que desperta a intuição. Um símbolo pode ser um reservatório real de revelação.

— PIERO FERRUCCI, *What We May Be*

A espiral

O DNA espiralado foi a primeira molécula que considerei como mítica e mística — um símbolo. Nos mitos, a espiral simboliza crescimento e transformação. Ela conecta nossas raízes na natureza e a nossa natureza interior. Do mesmo modo, a espiral foi um dos primeiros símbolos sagrados reconhecidos em muitas culturas.[8] Onde quer que fosse encontrada na natureza, ela era venerada: já nos tempos paleolíticos, o caramujo espiralado era reverenciado. A forma espiral curva e ondulada com frequência era incluída em imagens e esculturas dos símbolos mais antigos da fertilidade, a deusa mãe que dava a vida. Será que o DNA que guia nossa vida teve algum papel em conceder-nos, simbolicamente, o poder regenerativo da espiral?

Na natureza, a espiral é característica dos fluxos e do crescimento. As galáxias se formam por meio do crescimento espiralado para dentro dos gases interestelares (veja a figura 8.1). A curva das presas de um elefante, da pinha e das gavinhas são exemplos de crescimento espiralado, assim como a concha do náutilo (veja a figura 8.2). Todas são programadas, codificadas pelo DNA, sendo ele próprio uma espiral. Os movimentos do vento e da água também seguem esse padrão espiral universal.

As espirais também têm sido associadas ao passamento da alma e foram usadas para decorar câmaras mortuárias ancestrais. O ramo em espiral é um símbolo

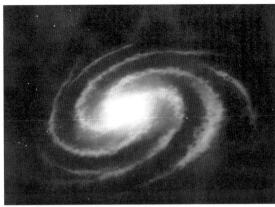
Figura 8.1 Galáxia espiral M81.

sagrado hebreu para a vida eterna e está representado até mesmo no pão ritual do Sabá judeu, o chalá.

> *Para compreender o invisível, observe com atenção o visível.*
> — O Talmude

A espiral é uma forma de transformação e de beleza. Ela não só tem presença mítica em culturas ancestrais, mas mesmo nos dias de hoje nossa cultura biotecnológica venera a sagrada espiral do código genético, que é considerada como um portal das respostas para todos os males da vida.

> *Como toda a existência na escala descendente das realidades, a espiral é um símbolo. Ela denota a eternidade, uma vez que pode prosseguir para sempre [...]. Esta ordem, reverberando para baixo até os níveis microscópico e subatômico, dá estrutura e ao mesmo tempo reflete nossa consciência.*
> — Jill Purce, *The Mystic Spiral*

O "código de três" da célula

No cerne de seu eu físico e simbólico, o DNA contém mais do que a espiral: e quanto a sua capacidade de codificação? Outro elemento da vida celular que reverberou a partir da biologia e fincou raízes em mitos e símbolos é o "código de três" do DNA. A vida em si depende de tríades: o código genético de três letras

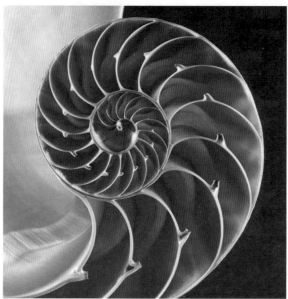

Figura 8.2 Muitas coisas crescem em espirais, como plantas, caracóis e galáxias.

necessário para criar as coisas vivas é uma espécie de Trindade. Como vimos no Capítulo 6, o DNA é constituído por quatro bases diferentes (A, T, G, C), que se agrupam em tríades, cada uma das quais codifica um aminoácido de nossas proteínas. É um código de três letras. Três estados de tensão celular regulam a expressão gênica, o crescimento celular e a morte: o tenso, o solto e o meio-termo exato. No Capítulo 4, vimos que a criação celular exige uma estrutura de 3^3 tubos (o centríolo) para orientar o caminho.

Cada um dos dois centríolos de uma célula é feito de microtúbulos "soldados" em nove grupos de três. Essas nove tríades se juntam, levemente torcidas, para formar um tubo oco. O professor de biologia molecular Guenter Albrecht-Buehler, da Universidade Northwestern, afirma que esse tipo de estrutura universal não pode ser um acidente da evolução; ele deve ter surgido para servir a um propósito.

Outras "coincidências" de estrutura incluem o fato de que, com três semanas, as células do embrião humano se dobram em três camadas diferenciadas: ectoderma, mesoderma e endoderma. E nem a cortiça (produzida pela árvore chamada sobreiro) nem as uvas para o vinho podem ser colhidas até que a planta tenha crescido e amadurecido por três anos.

A tríade é a forma da completude de todas as coisas.

— NICÔMACO DE GERASA, matemático e filósofo romano

Na biologia, outras tríades essenciais incluem nosso cérebro trino, que compreende o tronco cerebral, o cérebro límbico ou emocional e o córtex cerebral — o cérebro intelectual ou pensante.[9] O tronco cerebral reptiliano provê os mecanismos essenciais de sobrevivência; o sistema límbico proporciona as capacidades emocionais e afetivas; e a adição mais recente, o córtex externo, nos permite pensar e raciocinar.

Para além da biologia, há outras tríades. Nós, que vivemos no terceiro planeta ao redor do sol, vivemos uma vida em três dimensões. De fato, o astrônomo Johannes Kepler, personagem de destaque da revolução científica do século XVII, afirmou que existem apenas três dimensões de espaço devido à Santíssima Trindade Cristã. Ao contarmos histórias, de forma natural parecemos amar o número 3: são concedidos três desejos, existem os três ursos e os três porquinhos, e havia três reis magos no nascimento de Jesus.

O triângulo é o símbolo de divindade mais proeminente do mundo.
— MICHAEL SCHNEIDER, *A Beginner's Guide to Constructing the Universe*

Nós também somos atraídos pelo triângulo. Três linhas delimitando um espaço formam a primeira estrutura física estável, um símbolo encontrado em muitas tradições religiosas. Era um símbolo da divindade no antigo Egito; no cristianismo, é um símbolo da Trindade. Na arte cristã, o halo de Deus tradicionalmente é um triângulo; todos os outros são circulares. Era um símbolo pitagórico da sabedoria. Ele também representa o feminino (um triângulo apontando para baixo) e o masculino (apontando para cima). Na astrologia, o triângulo simboliza a Água e o Fogo, conforme a direção para a qual aponta.

Quando oramos, colocamos as mãos na posição mais natural e criamos um triângulo. As mãos na posição de prece também expressam a saudação hindu *namastê*, que significa "o divino em mim saúda o divino em você". Quando completamos a prática de energia do *qigong* taoista, formamos com as mãos um triângulo virado para baixo e as colocamos sobre a barriga para ancorar a energia. Quando meditamos, podemos nos sentar na posição do lótus, formando um triângulo com todo o corpo.

O três das tradições espirituais

O cristianismo nos deu a trindade — Pai, Filho e o Espírito Santo. O judaísmo tem as três faces de Deus — Yahveh ou YHVH (o pai), Shekinah (a face feminina do divino) e Ruach (o alento de Deus). Na tradição mística judaica da Cabala, as três colunas da Árvore da Vida representam as bases da Criação. O panteão hindu denominado Trimurti inclui Brahma (o criador), Shiva (o destruidor) e Vishnu (o preservador ou guerreiro).

> *Tríades de deuses apareceram muito cedo, no nível primitivo [...]. A disposição em tríades é um arquétipo na história das religiões, e com toda a probabilidade formou a base da Trindade Cristã.*
> — CARL JUNG, *Interpretação Psicológica do Dogma da Trindade*

Um antigo mito grego da Criação conta que três seres imortais emergiram do caos: Gaia, ou a Mãe Terra; Eros, ou Amor; e Tártaro, o Mundo Inferior. Um mito navajo da Criação fala de três raças: o coiote, o primeiro homem e a primeira mulher. Além dos Três Puros, os taoistas têm Três Reinos do Universo (Céu, Terra e o Reino do Meio, da Humanidade), enquanto os budistas têm os Três Tesouros ou a Joia Tríplice: Buda, Dharma e Sangha.[10] A tabela 8.1 lista tríades sagradas de diversas tradições. Algumas das tríades representam três qualidades de Deus ou o Espírito Santo; outras representam o panteão dos três deuses da Criação.

Tabela 8.1 Tríades sagradas de tradições espirituais.

Tradição espiritual	Tríade		
Hinduísmo	Brahma	Vishnu	Shiva
Grécia Antiga	Gaia, Mãe Terra	Eros, Amor	Tártaro, Mundo Inferior
Judaísmo	Yahveh, YHVH	Shekinah	Ruach
Cristianismo	Pai	Filho	Espírito Santo
Navajo	Primeiro homem	Primeira Mulher	Coiote
Taoismo	Joia celeste	Joia mística	Joia espiritual
Budismo	Buda	Dharma	Sangha

E assim vimos que o padrão essencial do três na biologia está no cerne da Criação — o código genético, o desenvolvimento embrionário e os três domínios da vida. Nós acolhemos esse padrão em histórias e mitos, e os incorporamos na forma como os Mistérios estão estruturados e os panteões são povoados. Ao tecermos esse padrão por intermédio das culturas e através do tempo, estaremos expressando a sabedoria inerente às células?

> *Três hábitos do coração [...] os processos de conectar, acolher e integrar todas as nossas memórias celulares para criarmos quem somos, o que precisamos e o que temos para dar.*
>
> — PAUL PEARSALL, PH.D., *The Heart's Code*

O três em sua vida: autocriação

Por que levei você por essa excursão metafísica? Porque ela une a ciência, o sagrado e a vida em si, e quero convidar você a explorar mais a fundo esse padrão. Muitas filosofias da Criação, dos tempos passados aos modernos, giram ao redor desse "três" poderoso. O que aconteceria se empregássemos o poder do três para recriar nossa própria vida? Poderíamos criar mudanças positivas mais facilmente, usando nossa "natureza tripla" para sustentar uma intenção criativa ou transformação emocional? O que aconteceria se adicionássemos a qualidade do "três" a nossa meditação ou às práticas de movimento?

EXPLORAÇÃO
Uma tríade de intenção: descubra seu próprio poder do três

Torne-se um explorador místico, um citonauta, conectando-se com os segredos das suas células. Experimente por si mesmo e verifique se a mudança criativa pode ser alcançada mais facilmente com o uso de uma tríade de intenção. Por exemplo: fazer um exercício três vezes ou dizer uma oração três vezes teria um efeito criador? Tal padrão repetitivo pode trazer uma mudança? Faça-o durante três dias, e depois durante três semanas, e veja o que acontece. Tanto nossas células quanto as tradições sagradas indicam que o três é a chave para fazer as coisas acontecerem. Imagine as possibilidades se você encaminhar sua prática nessa direção.

PRECE CORPORAL
Uma prática celular criativa

Reserve algum tempo para refletir sobre o que você gostaria de mudar em sua vida ou em seu mundo. Expresse-o de maneira simples e definida; escreva como uma intenção ou uma prece. Agora coloque essa intenção em uma série de três movimentos ou gestos. Veja o exemplo a seguir.

Estou de pé, sentindo meus pés enraizados na terra. Estou ancorada na terra. Ergo as mãos abertas acima da cabeça, estico-me e estendo-as para o céu, e expresso minha intenção, em silêncio ou em voz alta: "Sinto-me grata e estou aberta para receber sabedoria e passá-la para outros". Baixo as mãos até diante do coração, em posição de prece, e honro a divindade que está em mim, nos outros e em tudo que existe. Dedico esta prece corporal à mudança positiva no mundo. Curvando-me, toco a terra com as palmas das mãos, plantando as sementes da minha intenção, e afirmo que farei o que for necessário para conseguir isso. Repito toda a sequência três vezes.

Ligação: Sinta a terra sob seus pés. Sinta a conexão.

Alinhamento: Conecte a respiração, as ideias, os sentimentos e o corpo. Se quiser, faça movimentos espirais e o som *hum* ao entrar em sintonia com sua intenção.

Ação: Plante a semente da intenção. Ouça e aja.

É tão simples quanto um, dois, três. O três faz com que um processo se complete.

> *Sem perceber, nós "extrapolamos a polaridade" sempre que contamos "um, dois, três". (...)[Isto] reflete um grande salto de consciência. Dá a nós a habilidade de transcender laços polares e perceber o ilimitado.*
>
> — MICHAEL SCHNEIDER, *A Beginner's Guide to Constructing the Universe*

A sabedoria celular na arte sagrada

Vamos examinar como o triângulo e o padrão de três se repetem na arte sagrada. Eis o Sri Yantra hindu usado em meditação, que é tido como símbolo de todo o cosmos ou do útero da Criação (veja a figura 8.3). Os triângulos que apontam para baixo representam o princípio dinâmico feminino da energia (Shakti). Os que apontam para cima representam o princípio estático masculino da sabedoria (Shiva). Construído a partir de nove triângulos entrelaçados e rodeados por círculos, esse "cosmograma" simboliza o espaço sagrado para todas as divindades hindus. No centro do círculo menor há um ponto conhecido como *bindu*, o ponto no qual a Criação começa e o uno se torna múltiplo.

Essa foi uma das primeiras mandalas ancestrais que vi como um símbolo apropriado para a célula; a arquitetura me pareceu notavelmente semelhante. Há um centro preenchido com trios de triângulos (código de DNA?) e uma borda circular externa como uma membrana celular com "receptores" na borda. Simbolicamente, para aqueles que meditam sobre ela, cada uma das características fornece informação e um local onde focalizar a intenção.

Agora examine uma vez mais o domo geodésico de Buckminster Fuller (veja a figura 4.2 na página 101). Pode-se perceber que os triângulos são fundamentais para sua estrutura estável, assim como o são no Sri Yantra — da mesma forma que a trama das células.

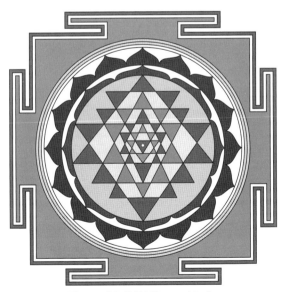

Figura 8.3 O Sri Yantra hindu.

Sabemos que tudo está conectado — nossas células e moléculas; a mente, o corpo e o espírito; a ciência moderna e a sabedoria ancestral — em um grandioso projeto. Albert Einstein disse: "Vemos o universo organizado de forma maravilhosa e obedecendo a certas leis, mas mal as compreendemos". Sempre pensei que isso significava que ele via Deus como a fonte do projeto. Todas as formas de vida compartilham os mesmos códigos secretos e a mesma magia misteriosa. Nós somos totalmente sagrados, em todos os níveis, até nossas moléculas. Na evolução da nova ciência, a ênfase na física quântica, na energia e no sagrado assumiu o papel central. Mas leve em conta que a energia amorfa do *quantum* teve de tomar forma em nossas células e moléculas — e considere as formas divinas, signos e símbolos nos quais nós mesmos nos tornamos.

Para encerrar este capítulo, deixarei dois símbolos para que você reflita sobre eles, um antigo e outro moderno. O símbolo antigo que originou minha noção de que a sabedoria das células estava oculta em plena vista, em estruturas e arte ancestrais, foi a Roda da Medicina que mencionei no prefácio. Vi esse pictograma como a representação de uma célula e também da vida como um todo. Mais tarde, interpretei as três linhas colocadas em cada uma das quatro direções como representantes dos centríolos, as tríades mágicas que dirigem as células e, portanto, a vida (veja a prancha 4 no encarte colorido).

O segundo símbolo, um produto da ciência e da tecnologia moderna, também atiçou minha imaginação nos primeiros tempos. É a imagem de computador da estrutura atômica do DNA que vimos no prefácio (veja a prancha 5 no encarte colorido). Ela foi criada pelo professor emérito Robert Langridge, que foi fundador e diretor do Laboratório de Computação Gráfica da UCSF [Universidade da Califórnia em São Francisco]. A maioria das pessoas que a vê acha que é a pintura de uma mandala. Teria essa estrutura básica fornecido a inspiração interior para as mandalas? Muito tempo atrás, as pessoas costumavam usar mandalas circulares para ajudá-las a focalizar suas mentes e conectá-las com o divino. Olhando para essa imagem, nós com certeza podemos fazer o mesmo.

Então as pessoas olharam para além de suas habitações e fogueiras e viram algo infinitamente maior do que o mundo tangível. Elas viram que o reino espiritual é o espelho do cosmos. O que é visto reflete a essência das coisas que não são visíveis no mundo tangível [...] Assim, de vez em quando entro no reino espiritual, onde ele se origina [...] E meu próprio espírito plana bem alto!

— ANNA LEE WALTERS, *The Spirit of Native America*

Neste capítulo, apresentei a ideia instigante de que a arte sagrada emerge do conhecimento direto do projeto divino da vida. Passei a acreditar que ela o faz. Também neste capítulo, convidei você a testar em sua própria vida o "código de três" das células, a tentar incorporar o poder criativo da natureza em seu próprio crescimento e em sua transformação.

No próximo capítulo, concluiremos essa viagem, revisitando o caminho sinuoso que percorremos juntos à medida que adquiríamos um conhecimento íntimo dos diminutos santuários da vida que são comuns a todos nós.

Capítulo 9

Conexão — Celebrar

É inevitável que nos assombremos ao contemplar os mistérios da eternidade, da vida, da maravilhosa estrutura da realidade. Basta apenas tentar compreender um pouco deste mistério a cada dia. Nunca perca a sagrada curiosidade.

— ALBERT EINSTEIN

Neste livro nós usamos o termo *citonauta* — navegante da célula —, do bioquímico Christian de Duve, ganhador do Prêmio Nobel de Medicina, para referir-nos àqueles de nós que estão dispostos a explorar o interior da célula.[1] Nós nos aventuramos dentro da célula e descobrimos alguns de seus mistérios bioquímicos. Também deixamos de lado o microscópio para obter uma visão mais ampla da vida, descobrindo as maiores lições que as células reservam para nós. Espero que tenha sido uma aventura inspiradora para você. Aqui vamos revisitar algumas das explorações celulares significativas que fizemos, para recordar e celebrar as maravilhas contidas nesse pequenino receptáculo sagrado.

Interconexão

A célula, nosso mais antigo ancestral vivo, é o ancestral comum para *toda* a vida. Além de compartilharmos com todas as outras criaturas vivas o mesmo sistema codificado do DNA, usamos os mesmos elementos químicos como base para a vida: carbono, hidrogênio, oxigênio, nitrogênio, enxofre e fósforo. Nossos processos bioquímicos dinâmicos também são semelhantes, tendo se iniciado nos mais diminutos e antigos micro-organismos.

Muitas vezes me perguntei: se admitirmos o simples fato de que partilhamos "ingredientes" e atividades e o aceitarmos como a realidade na qual todos nós existimos, será que isso nos ajudará a reconhecer e respeitar a interconexão e a santidade de toda a vida? Este foi sempre um dos meus objetivos para este livro — recordar-nos da conexão com todos os demais seres com os quais compartilhamos este planeta. Somos unidos pela partilha da mesma elusiva física quântica, do mesmo DNA molecular e da mesma essência da vida celular.

Todas as coisas vivas exigem ar limpo, alimento e água. As belas florestas tropicais, todas as outras "populações" de árvores no mundo e nossos cultivos e jardins geram o oxigênio vital que respiramos, enquanto nós exalamos o dióxido de carbono que as plantas transformam em alimento — esse é o ambiente de reciclagem perfeito. Aquilo que é o resíduo produzido por uma espécie (oxigênio das plantas, dióxido de carbono dos animais) é essencial para a vida de outras espécies. Para mim, isso parece uma parceria planejada de forma divina.

Infelizmente, muitos de nós não veem a conexão com pessoas de áreas remotas do planeta, com florestas distantes e animais que vivem na tundra — e nem mesmo com os vizinhos da porta ao lado. Assistimos horrorizados às catástrofes que se desenrolam ao redor do mundo: o terremoto e o *tsunami* de 2011 no Japão, e a ameaça de um desastre nuclear, a devastação criada pelos tornados no centro-oeste dos Estados Unidos, o sofrimento indizível trazido pelo furacão Katrina, a assombrosa tragédia da fome na Somália. Não importa a distância geográfica a que esses eventos se situem, nossas células e nossos campos energéticos são afetados. Os próprios átomos viajam através do tempo e do espaço, e dizem que podemos conter átomos que no passado estiveram nos corpos de Jesus e do Buda. Não é de surpreender que, depois do desastre no Japão, moléculas radioativas tenham viajado desde a província japonesa de Sendai até a cidade de Nova York. Compartilhamos o mesmo ar, a mesma água e o mesmo mundo. Tudo está conectado, mesmo que não possamos ver ou sentir o vínculo.

Se o que você aprendeu neste livro o ajudar a amparar sua vida e suas próprias células, será que vai ajudá-lo também a cuidar melhor de outras criaturas e das células delas? Que outras contribuições em favor da vida cada um de nós pode dar para o mundo que habitamos juntos? Começaremos a ver as células, nossas e de outros seres vivos, com mais reverência?

A bênção original: casamentos moleculares

O universo químico, que teve início há cerca de 4 bilhões de anos, proporciona a base para toda a vida. Moléculas incríveis são portadoras de informações e dos meios de sobrevivência. Os defensores do *design* inteligente acertam em pelo menos uma coisa — nossas moléculas e células têm inteligência. Inteligência é informação. A evolução molecular é parte de nossa herança.

Se as moléculas nunca tivessem se desenvolvido e encontrado umas às outras, não haveria vida: talvez Deus seja um bioquímico. Considere uma ideia da qual já falamos antes — o "abraço molecular". O doutor Christian de Duve fala da complementaridade molecular, o abraço que é a própria essência de como nossas moléculas e nossa biologia trabalham. O reconhecimento biológico é baseado em uma relação essencial, dinâmica, entre as moléculas. Para tomarem parte em uma resposta celular, as moléculas devem se encaixar muito bem entre si, de modo que possam moldar-se uma à outra. Sua união é uma troca íntima, necessária na maioria das interações moleculares das células. Um projeto verdadeiramente cooperativo está entranhado em nós num nível microcósmico, para que a vida possa vicejar.

O fenômeno universal do abraço molecular é a essência do funcionamento celular no nível químico — do modo como as enzimas controlam as reações químicas das células. Ele é fundamental para o reconhecimento imunológico, a transferência de informação, as respostas hormonais, as reações a drogas e, claro, as parcerias do DNA. Um padrão tão básico na natureza indica o quão essencial o abraço e o toque são para a vida — não apenas para as células e moléculas, mas para nós e para as outras criaturas com as quais compartilhamos o planeta. Bebês humanos não sobrevivem sem o toque; aprendemos isso do modo mais difícil, décadas atrás. Nos berçários de hospitais onde os bebês órfãos não eram pegos no colo e não recebiam carinho, eles morriam. Foi somente quando as pessoas que cuidavam dos bebês descobriram que eles necessitavam do contato físico para se desenvolver que começamos a aprender como esse gesto simples é fundamental para a vida. Quando gatas, cadelas, corças e ovelhas lambem suas crias recém-

-nascidas, estimulam o desenvolvimento do sistema nervoso dos filhotes. Necessitamos do toque, até mesmo no nível de átomos e moléculas. Acima (nosso eu pleno), como abaixo (nossa vida celular), essa ideia hermética ancestral é revelada por tudo o que somos.

Abraçar a vida

No Capítulo 1, aprendemos que nossas moléculas se abraçam e se fundem umas com as outras, criando um receptáculo sagrado para os intrincados processos da vida e para a centelha divina. Elas partilham ou doam seus elétrons, outra faceta da cooperação no nível molecular.

Nós abraçamos quem amamos, nossa mãe, nossos filhos e amigos. Abraçamos ideias que se encaixam em nossos valores. Abraçamos o ar que nos cerca para podermos desfrutar a vida de dentro para fora. Quando abraçamos a natureza como parte essencial da existência, transformamos quem e o que somos. Reconhecemos que a natureza pode ser um santuário para nós.

Só depois que me mudei para um ambiente rural e me juntei a um grupo que trabalhava em uma horta comunitária foi que comecei a sentir mais profundamente a natureza. Ao plantar sementes na terra logo após o nascer do sol, descobri o sagrado no mundo natural, o contraponto macrocósmico aos mistérios que eu havia encontrado ao microscópio. O desenrolar mágico da vida dentro de uma sementinha me despertou de novo para o assombro que sentia enquanto observava as células vivas. Recentemente orientei programas escolares de hortas e fiquei impressionada com a facilidade com que as crianças abraçam a natureza quando aprendem a cultivar uma parte de sua alimentação, por menor que seja — uma cenourinha pode ser suficiente. Existe um fascínio em tal atividade. Podemos honrar nossas células nos reconectando com a natureza. Quando ensinamos às crianças de onde vêm os alimentos, nós as ajudamos a criar suas próprias raízes e conexões. Com hortas escolares e de outras maneiras criativas, podemos demonstrar como o mundo natural é parte de nós, não algo separado.

REFLEXÃO

O que é que você abraça por completo?

O que ou quem abraça você ou suas ideias?

Quem você pode abraçar neste exato momento?

EXPLORAÇÃO
Abraçar

Use alguns minutos para se sintonizar com seu citonauta interior e perceber que, trabalhando juntos, seus trilhões de células o abraçam e o acolhem.

Perceba, com os olhos da mente, que as moléculas e células cooperam nesse toque amoroso. Elas não competem umas com as outras para ver quem abraça mais você; elas partilham entre si ao criar o receptáculo da vida para seu espírito, seu eu e sua consciência. Reserve um momento ou dois para sentir gratidão por tudo o que fazem.

Se a única prece que você disse ao longo de toda a sua vida foi "Obrigado", já é o suficiente.

— MEISTER ECKHART

Reconhecer o EU SOU

O Capítulo 2, "EU SOU — Reconhecer", convida-o a descobrir que você é um ser sagrado. Isto é verdadeiro mesmo que a religião não seja parte do seu modo de pensar ou de vida — sua natureza física é em si sagrada. Seu corpo e sua mente, suas moléculas e células podem ser reverenciados e considerados como sua expressão exclusiva da vida. Só haverá um de você, sempre; você é único.

Parecemos ter mais facilidade em reconhecer nossas falhas e equívocos do que aquilo que temos de correto — as dádivas que trazemos ao mundo, nosso sorriso, nosso amor, nossa criatividade. Esforce-se para perceber e aceitar *tudo* o que você é e foi — talvez você tenha percorrido um caminho pouco usado, talvez tenha seguido a multidão, ou quem sabe tenha escolhido uma trilha que não deveria ter tomado. Há um tempo de aceitar tudo que fez parte de sua formação como você é. Cada decisão lhe ensinou algo e, quem sabe, trouxe-lhe mais sabedoria.

Recentemente, ministrei um *workshop* "As Células e o Sagrado" em um centro de retiros, uma experiência sobre a qual já falei no Capítulo 7, e senti alguma dificuldade. Foi difícil, para mim, integrar meu eu científico com meu lado mais sensível e espiritual. Senti-me dividida. Antes da sessão final, fui para o jardim do centro para me acalmar, para meditar. E a essa altura não será surpresa para você saber que minhas células me trouxeram bem rápido para o *agora*. Agradeci a elas com todo o meu coração por aquela dádiva e, quando o fiz, ouvi uma voz misteriosa dizer "*Finalmente você entendeu — você* de fato *está se sentindo agradecida!*".

Fazia tempo que eu havia desenvolvido o hábito de agradecer a minhas células, e achava que estava sendo sincera todas as vezes, mas dessa vez eu tinha a vantagem do estado alterado de consciência: não estava nem de longe em meu estado mental científico, e isso fez a diferença.

O maior momento de descoberta ainda estava por vir. Ao ouvir essa mensagem, *Finalmente você entendeu*, uma forte vertigem me invadiu, e fez com que a voz prosseguisse. Era como se de repente eu estivesse recebendo uma transmissão de minhas células. E foi isso o que ouvi:

> Somos seus ancestrais mais antigos. Sobrevivemos milhões de anos, e, sim, como você diz, sabemos muito bem como viver e prosperar. As lições que você compartilha descrevem o que devemos fazer como seres sagrados. Afinal de contas, estamos mantendo a chama da vida que Deus nos entregou para que carregássemos. Você traz um pouco dessa centelha que reside em cada um de nós. Vá ao lugar, dentro de você, que nos permite ser os guias espirituais de suas células. Use-nos à vontade. Pergunte-nos como pode cuidar de nós, o que pode fazer por nós, e o que podemos fazer por você.

De uma só vez, todas as minhas partes desconectadas se uniram — conhecimento científico e busca espiritual. Eu soube que o que eu vinha ensinando — e que eu sempre pensei que fosse a minha imaginação extrapolando a vida biológica celular para fazer uma reflexão mais poética da vida humana — era na verdade uma reflexão sobre a realidade celular. Havia uma sensação de saber, e tinha um sabor de verdade. Era a voz do EU SOU O QUE SOU.

Então a cientista em mim saiu de seu silêncio e entrou em ação, tentando desprezar o que eu havia acabado de vivenciar. Não me deixei enganar. Se, através dos tempos, as pessoas têm sido capazes de "falar" com plantas e obter informações a partir das visões resultantes, por que nossas células não poderiam transmitir informações por meio de visões? Por que não poderia eu receber a sabedoria celular diretamente de minhas próprias células? Para um cientista que não acredita em um lado mais holístico, feminino e prático da ciência, isso sem dúvida soaria como maluquice ou bobagem do tipo Nova Era. No entanto os citonautas que viajaram por meio deste livro talvez estejam dispostos a aceitar essa possibilidade. Nossos palpites, nossa voz interior, Deus e intuição são todos parte de quem somos. Como — e se — expressamos o que vem desses espaços interiores é uma parte da grande aventura a que chamamos vida.

REFLEXÃO

Reconheça que EU SOU O QUE SOU.

Ouvir

No Capítulo 3, vimos como as células ouvem umas às outras e como é importante ouvir os outros em vez de reagir em silêncio — em vez de discutir, julgar, criticar e menosprezar. Também precisamos ouvir nossa própria voz interior, como aprendi uma vez mais no jardim do centro de retiros, sobretudo quando buscamos uma orientação. Lembre-se de que as células ouvem toda nossa tagarelice, recebendo uma imensidão de mensagens moleculares, e como resultado elas decidem que ação tomar. Muitos cientistas dizem que só os neurônios podem interpretar informações, mas essa é apenas uma parte do panorama. Todas as células precisam ser capazes de responder a mensagens recebidas, e fazem isso com a velocidade de um raio, agindo em nanossegundos — *bilionésimos* de segundo — e até em picossegundos, trilionésimos de segundo, muito além do alcance de nossa percepção consciente. Na verdade, as células aparentemente funcionam em realidades quânticas, cada uma delas conduzindo 1 milhão de manobras em escalas temporais insondáveis à mente humana. Elas estão no *agora* a cada momento: fluidas, flexíveis e em constante mudança.

Quando permanecemos no momento presente e ouvimos sem reagir, as células recebem mensagens consistentes e são capazes de fazer uma escolha sábia. Elas não precisam gastar energia em discussões interiores ou estimular umas às outras sem necessidade. E isso nos dá a oportunidade de progredir.

REFLEXÃO

Lembre-se de que suas células ouvem tudo o que acontece em seu mundo. Quando você sente medo, elas coordenam entre si as atividades que executam para ajudá-lo a lidar com a situação, seja ela real ou imaginária. Sua escolha — fugir, ficar imóvel ou se esconder, ou mudar de ideia quanto a qualquer que seja o desafio que tem diante de si — altera suas células. Será que o desafio vale o preço de deixar suas células agitadas, ou você está imaginando um perigo que não existe?

Transforme em um hábito perguntar a si mesmo: que mensagens minhas células estão ouvindo? Estou cuidando delas ou fazendo-as trabalhar demais sem necessidade? Poderia eu criar uma parceria mais afetuosa com elas? Mesmo que você encare como metafóricas as lições celulares de vida, as células que o carregam durante a vida têm muito a lhe ensinar.

Dedilhar as cordas da vida

O Capítulo 4 revelou os segredos da inteligência contida na arquitetura celular. Aprender sobre a trama e os poderosos filamentos das células marcou um ponto de virada em meu reconhecimento da natureza sagrada delas. Mesmo que estratégias ancestrais de cura, como a medicina energética, som e preces, não sejam aceitas como parte da medicina tradicional, sem o saber elas se baseiam na arquitetura celular. Por fim, somos capazes de identificar no interior das células estruturas anatômicas que podem responder a essas modalidades de cura: entoar cânticos, fluxo de energia, o movimento da respiração.

Podemos considerar nossas células como xamãs? Será que a própria trama da célula altera sua forma e se move nesse novo estado, para nosso bem maior? Haverá alguma forma de consciência de fato contida naqueles túbulos e tirantes que podemos ver ao microscópio? Meu entendimento da estrutura das células permitiu-me ver e reconhecer as origens sagradas de práticas de movimento como *tai chi, yoga,* dança, *qigong* — até mesmo o caminhar. Todas elas ampliam e suavizam o ambiente do interior celular e do entorno da célula. Podemos não perceber de maneira consciente do que a mente deve se desapegar para curar-se, mas as células são sábias, e movê-las pode ajudar no processo de cura. Desapegar-se é uma abordagem fundamental tanto para a cura física quanto para a espiritual. Na verdade, proponho que uma das lições práticas mais importantes vindas das células seja a infindável variedade de formas pelas quais podemos nos desapegar — o movimento, estar no momento presente, produzir o som *hum*, escrever nossa verdade.

Os físicos quânticos falam entusiasmados sobre a teoria das cordas que moldam e dão forma ao Universo, um conceito que está muito além de minha capacidade de descrever de maneira adequada ou mesmo de compreender.[2] Mas, dado o que pudemos aprender sobre a trama das células, talvez as cordas ou os filamentos do Universo, e os filamentos das células, ressoem quando nos sentimos em um estado de bem-estar, ou quem sabe quando passamos por transformações, ou quando o mundo enfrenta uma crise. É instigante tentar descobrir se outro modo pelo qual nós e nossas células estamos conectados a toda a vida do planeta se dá por meio das tais cordas. Sabemos que a inteligência das células depende de seus filamentos para agir. Talvez algum dia isso venha a ser adicionado como mais uma camada da teoria das cordas. Abaixo, como acima; no exterior, como também no interior.

REFLEXÃO

Do que desejo desapegar-me?

O que me leva adiante, transformando-me rumo à expressão máxima de minha vida?

Quem puxa as cordas que me ligam ao Universo?

Manter a energia

No Capítulo 5 aprendemos que as células só podem se expressar plenamente quando têm a energia para fazê-lo. Os trilhões de células que formam nosso corpo têm uma grande capacidade de gerar toda a energia molecular que necessitamos para sustentar-nos, mas o que acontece quando nossas necessidades superam os recursos celulares?

Considere que as células geram cerca de um quilo e meio de ATP (trifosfato de adenosina) todo dia, que usamos para ver, respirar, bombear sangue, mover-nos, pensar, manter a força imunológica, repor ou reparar peças avariadas e ler este livro. Como podemos garantir que não vamos ficar sem energia? Que devemos fazer — ou não fazer — para equilibrar o fluxo de entrada e saída da energia que move a vida? Nós e as células precisamos descansar e nos reabastecer, e devemos usar com sabedoria nosso estoque de energia.

REFLEXÃO

Certifique-se de que você não desperdiça energia. Escolha com quem quer passar seu tempo, optando pelas pessoas de sua vida que são mais acolhedoras e estimulantes. Aprenda como reconhecer quem e o que gasta sua energia. Elimine desperdícios de seus recursos energéticos.

Há muitos anos, um amigo querido que estava com câncer me disse que uma das primeiras mudanças que teve de fazer — sabendo que sua energia era limitada — foi dizer "não" para pessoas que eram "escoadouros de energia". Cada um de nós deve também responder a estas questões: Como podemos administrar de maneira mais sábia nossos recursos energéticos, tanto o fornecimento interno de energia quanto a energia que usamos no mundo externo? Que tipos de alimento nós devemos escolher? Quem serão nossos amigos? Quais serão nosso trabalho e nossa diversão?

Em minha vida diária, tento imitar a forma inteligente como minhas células usam a energia. Sempre apago as luzes ao sair de um cômodo da casa. Não deixo a torneira aberta enquanto escovo os dentes ou lavo os pratos. Reciclo o lixo e apoio o máximo que posso os agricultores orgânicos locais; sempre que possível, adquiro alimentos que foram cultivados sem agrotóxicos. E continuo a tentar descobrir o que pode manter e aumentar minha energia, além do *qigong*, que pratico há tantos anos. Sentar-me e escrever em meu jardim, entre árvores frutíferas e as aves que cantam, alimenta minha energia. E partilhar a energia com outras pessoas é mais uma forma de gerar energia para mim mesma. Com cada um de nós prestando atenção ao sustento de nossas células e de nós mesmos, e com o uso inteligente dos recursos, ajudamos a manter o planeta para as gerações futuras.

REFLEXÃO

Descubra o que mantém e aumenta sua energia e melhora seu humor.

Reduza o estresse fazendo menos.

Torne-se consciente dos resquícios, inclusive de carbono, que você deixa atrás de si.

Crie um legado

No Capítulo 6, exploramos a expressão gênica, e ao final refletimos sobre a expressão do propósito de nossa vida. Comecei a escrever este livro há cerca de vinte anos, e agora cheguei a um ponto em que já vivi mais anos do que os que me restam — uma perspectiva interessante de ter. Quando entramos na terceira idade, nós naturalmente refletimos sobre os caminhos que tomamos e as bênçãos que trouxemos para o planeta. Um amigo uma vez aconselhou: "Deixe o lugar melhor depois de ter estado nele". Meu primeiro legado é o amor — meus filhos e netos. Por intermédio deles continuo a aprender como compartilhar o amor.

Outro legado que deixo é este livro, um recurso para que você consiga ampliar seu próprio conhecimento à medida que formula e reformula seu legado. Se você compartilha minha crença de que todos nós estamos aqui com um propósito, agora já terá percebido que suas células estão aqui para ajudar você a cumpri-lo.

Qual é seu propósito para estar aqui? De que maneira vai deixar o mundo melhor, após seu tempo aqui? O que está fazendo nesse momento para alcançar esse objetivo, e o que quer deixar aqui? A cada um de nós foram concedidos os dons da energia vital e dos genes — como podemos cuidar deles para o bem maior? Para nosso próprio contentamento e o de outros?

Seus genes — simples códigos químicos — contêm os padrões de informação que constroem você. Espalhe um punhado de sementes de flores ou de espinafre;

esses pequenos receptáculos contêm toda a informação genética necessária para criar a planta. Porém, mesmo que os genes sejam tão importantes, as sementes não podem fazer tudo sozinhas. Elas precisam de cuidados, de água e de solo para manifestar toda sua majestade. O ambiente fala aos genes delas enquanto estes, por sua vez, comunicam suas instruções, e pequenas mudanças no ambiente podem fazer muita diferença. Aprendi de novo essa lição quando semeei beterraba em dois recipientes distintos. Embora ambos os recipientes tivessem o mesmo tipo de terra e recebessem a mesma quantidade de sol, as beterrabas estavam crescendo de modo bem diferente graças ao formato e ao tamanho de cada recipiente. Depois de semanas, o grupo de plantas de um recipiente mal havia brotado, enquanto o outro acenava com suas grandes folhas para todo mundo que passava por ali. Assim como as sementes, suas células e seu eu precisam ser nutridos e encorajados em um ambiente saudável para manifestar o melhor de você.

Os cientistas estão agora nos mostrando a possibilidade de que o ambiente possa influenciar quais genes são expressados. O mesmo ocorre com as sementes. Podemos expressar nosso destino, nosso legado e nossos genes, desde que estejamos no ambiente certo. Reconhecer que os genes não "mandam em nós" por certo pode nos conferir poder.

REFLEXÃO

Que legado você gostaria de deixar para a geração presente e as gerações futuras?

O que você pode fazer ou ser hoje que o levará a realizar esse propósito?

Aprender e relembrar

O Capítulo 7 analisou a criação da memória celular e de hábitos. Nós aprendemos com a repetição mental e física de uma atividade, seja ela escrever, correr, tocar piano, nadar, rir ou amar. Cada atividade fica programada nos neurônios, moldada nos músculos e armazenada na trama das células. Podemos romper com velhos hábitos e criar novos, tudo com a ajuda das "células do prazer sensorial". Estamos programados para a dor e o prazer; os dois são necessários para nossa sobrevivência, e nossos sentidos nos ajudam a lembrar de ambos. Para aprender comportamentos e hábitos novos e positivos, podemos envolver os sentidos que nos proporcionam prazer; o sabor de uma maçã apetitosa, o aroma da lavanda ou da gardênia, um toque suave na pele nua — todos podem ajudar a ancorar uma nova lição entre nossas células. As lembranças celulares dependem dos caminhos mais percorridos. As células que aprendem juntas criam uma trilha que depois voltam a percorrer com maior facilidade. Ao reconhecer que podemos envolver intencionalmente nossas células na criação de novas recordações e forças, ampliamos a sensação de autocontrole. Podemos ensinar às células e a nós mesmos novos truques.

Muitas vezes tenho de me esforçar para manter um programa regular de exercícios. *Saber* que isso é bom para mim não é o suficiente. Uma vez que começo, posso mantê-lo por algum tempo, mas até que minhas células gostem ou mesmo anseiem pelo que estou fazendo, preciso de muito comprometimento e muita disciplina — nenhum desses fatores é meu forte. Minha crença — ainda não provada, e talvez você queira participar desse experimento — é que, se executamos uma ação em ciclos de três, podemos gravá-la em nossas células e em nosso comportamento, e pavimentar o caminho para o sucesso. O uso das propriedades do "três" pode nos ajudar a criar a mudança. Os sentidos nos ajudam a realizar e a manter o propósito e a ação.

Uma amiga praticante de esportes me visitou em um final de semana recente, e durante os dois dias saímos para fazer longas caminhadas. Fiz outra caminhada longa no dia seguinte — num total de três dias de caminhadas consecutivas. Meu humor melhorou, tive muito mais energia e minha concentração foi intensa. Meu corpo-mente *gostou* de caminhar três dias seguidos, e gostou dos momentos, do ar livre e da chance de desfrutar a natureza. Tente estabelecer seu próprio desafio moderado por três dias seguidos. Então tente durante 6, 9 e 21 dias. Lembre-se: dizem que leva-se 21 dias para mudar um hábito; você mesmo pode testar. Afinal de contas, qualquer prática que tente por si mesmo irá revelar como *suas* células cooperaram com *você*. Minhas palavras não são suficientes. Deixe seu eu citonauta explorar o rico potencial de aprendizagem e conhecimento que existe em seu interior.

Cada célula tem habilidades incríveis e características arquitetônicas fascinantes, mas a colaboração entre as células e a formação de uma rede excedem muito o que cada uma pode fazer separadamente. A complexidade do universo celular ultrapassa de maneira extraordinária a capacidade dos computadores. As habilidades celulares são fenomenais, e as redes de apoio que constroem permitem a expressão de nossa humanidade. Temos muito pelo que sermos gratos, uma célula por vez.

Os sentidos são portais entre nosso corpo e o mundo. Através deles temos contato com o meio externo e o interiorizamos.

— JAY MICHAELSON, *God in Your Body*

Manter a sabedoria

As células são ao mesmo tempo santuários e guardiãs da sabedoria — este segundo tópico foi examinado no Capítulo 8. As estruturas delicadas das moléculas formam padrões tão sofisticados e belos quanto uma pintura de Rembrandt ou de Kandinsky, uma *thangka* tibetana (pinturas religiosas budistas que representam divindades, cosmologia ou mandalas) ou uma Roda da Medicina.

Quando criamos um lar, uma amizade ou um altar, este é um lugar sagrado do qual as células desfrutam. Levamos dentro de nós nosso sentimento de santidade.

Quando nos damos ao trabalho de abrir de fato os olhos, quais padrões vemos repetidos na natureza, em nossa própria casa e nos santuários que visitamos? Poderíamos supor que tudo pode conter ou revelar sabedoria? Existiria alguma possibilidade de que formas e padrões reverenciados durante séculos reflitam formas que as células assumem?

Por um tempo, conduzi grupos de apoio ao câncer, que eu chamava de Jornada em Espiral. No primeiro dia do encontro, ninguém no grupo reconhecia que o padrão da espiral tivesse algum significado ou alguma relevância especial em sua vida. Só quando abriam os olhos para a miríade de locais onde a forma em espiral era encontrada é que atentavam para a presença dela. Alguns participantes ficavam surpresos e encantados ao descobrir que os quadros que tinham em suas paredes ou as estampas de seus lençóis — itens que haviam escolhido por serem agradáveis ou significativos — continham espirais. Do mesmo modo, só quando olhamos e *vemos* é que podemos reconhecer a beleza, a sabedoria e a sacralidade de cada um de nós.

◇◇

REFLEXÃO

O que contém a sabedoria dentro de você e a sua volta? Por um momento, olhe a seu redor e repare nos padrões da natureza. Olhe as folhas e as árvores, as pétalas das folhas, o formato das rochas. Imagine as formas de suas células e de seus padrões intrincados. Observe uma borboleta, um beija-flor, uma planta que cresce. Encante-se com as estruturas que todos nós compartilhamos. Com que formas sagradas você ressoa?

◇◇

Celebrar

Dizem que, no fim das contas, todo nosso trabalho, os livros que escrevemos e as descobertas científicas que fizemos não são importantes; o que importa é a intensidade com que pudemos amar e nos conectar. Escrevi este livro para compartilhar o reconhecimento de que somos amados por nossas células mágicas e poderosas, e espero que você passe adiante essa mensagem. Nunca estamos sozinhos quando nos lembramos que as células estão sempre conosco, minúsculos receptáculos de vida recordando-nos da santidade da vida. As células estão sempre no agora. Desfrute a grande sabedoria delas e rejubile-se com elas — e então coloque-as em movimento. Podemos mudar o futuro e transformar o presente ao nos mover — dançando, cantando, compartilhando, seguindo em frente —, ao pedir bênçãos, e ao entrar em ação.

Agora, como o citonauta que é, você entende que você *é* suas células. Você sabe que, se imitar as ações sábias delas e suas instruções de funcionamento, pode se livrar da tagarelice mental desnecessária, e em vez disso ser transportado para desfrutar tudo o que há de bom na vida. A mente pode me dar todos os tipos de razão para *não* agir — e eu sei que você sabe do que estou falando. Mas quando penso, de fato, em minhas células com compaixão, a mente diminui seu apego a *não*, *não posso* ou *não quero*; as células assumem dimensão e importância maiores em meu bem-estar. Quando penso nas consequências de meus hábitos sobre as células, faço escolhas melhores. Não faço isso apenas porque "devo" — pois eu realmente quero cuidar de minhas células, meus receptáculos para a centelha divina de Deus. Por essa perspectiva, fazer escolhas melhores diz mais respeito a "posso".

Que você também possa descobrir-se igualmente motivado a honrar e acalentar a centelha sagrada que há dentro de si, enquanto leva para o futuro seu novo conhecimento quanto aos segredos das suas células.

Agora, eu gostaria de compartilhar um pedido de bênção:

> Grande espírito, mãe-pai-Deus, ajuda-me a cuidar melhor dos trilhões de santuários que me levam em seus corações. Guia-me de modo que eu tenha consciência dos outros, que compreenda que somos todos parte do sagrado, que estamos todos conectados e que cada um de nós faz sua parte para cuidar, amar e garantir, da melhor forma possível, que o amanhã estará aqui para as futuras gerações — que nós, como ancestrais delas, responderemos de maneira correta e deixaremos legados de afeto e de sabedoria. Amém.

Faça este pedido de bênção com sinceridade e presente no *agora*, como deve ser com todos os pedidos de bênção. Uma vez por dia, pare e esteja *presente* com suas células; faça disto uma prática espiritual.

Quando me deixo vaguear pela matriz de minhas moléculas e meus filamentos, sou abraçada pelas possibilidades infinitas de sermos seres quânticos existindo em um espaço energético que vibra e que é ocupado de modo especial por nossa energia, nossas moléculas e células. Nossas configurações energéticas são únicas; só existe *um* você em todo o Universo. Quanta sorte você tem por ter o papel de *você* nesta vida presente. De que forma quer desempenhar esse papel?

Exploração
Lições de nossas células:
Manual de instruções para a vida, tão fácil como 1, 2, 3

Deixo a você uma última exploração; faça-a agora e leve-a consigo para o futuro. Faça uma cópia da seguinte lista de instruções que você recebeu de suas células, fixe-a a uma parede pela qual você passa com frequência, e cada dia veja qual lição pode guiá-lo. Lembre-se de que você pode sempre voltar a essas lições para explorar os mistérios e ensinamentos de suas células.

Abraçar o santuário

Reconhecer o eu e o outro

Ouvir

Escolher

Prender-se e se desapegar

Manter a energia

Criar um propósito

Aprender e relembrar

Manter e reconhecer a sabedoria

Conectar e celebrar

Agradecimentos

As pessoas a quem quero agradecer por guiar meu caminho até este livro abrangem uma vida inteira de professores, artistas, cientistas, colegas, familiares e amigos. Vocês me proporcionaram compreensão e curiosidade, e às vezes apoio e encorajamento involuntário para que eu desenvolvesse meu lado explorador. Levei toda uma vida para alcançar esse ponto. Minha profunda e eterna gratidão a todos vocês.

Agradeço aos cientistas sobre cujos ombros subi. Explorei seu trabalho para encontrar o meu: meu "avô" espiritual Albert Einstein, bem como Christian de Duve, Watson e Crick, Donald Ingber e todos os bioquímicos que estudaram a fundo as células para descobrir como elas funcionam.

Sou muito grata aos "construtores de pontes" que proporcionaram a união da ciência e da espiritualidade: David Suzuki, Ph.D., que funde o conhecimento das Primeiras Nações e da biologia celular com a sabedoria da natureza e o conhecimento nativo; David Sobel, M.D., e David Spiegel, M.D., que demonstraram como a mente, o amparo social e nossos sentidos são parte do caminho da cura; Dean Ornish, M.D., que compilou práticas ancestrais de cura para a medicina moderna, e Mark Wexman, M.D., que me incluiu em uma equipe envolvida com a cura de corações; Bruce Lipton, Ph.D., que encarou as células como professores inteligentes e as tornou compreensíveis para os não cientistas; e Deepak Chopra, M.D., o primeiro a levar a célula aos profundos reinos da consciência e da energia — sou grata a vocês pelo conhecimento que proporcionaram a todos nós.

A Larry Hershman, que me trouxe para o mundo mágico e crescente das plantas no santuário do jardim; a Kristi Moya, que me recebeu em sua vida para que eu aprendesse sobre o poder curativo das refeições compartilhadas; e a meus pais, Natalie e Perk, que me ampararam com seu amor, alimento e vida familiar e passaram para mim os genes de escritor de Perk.

Agradeço a meus professores

A Max Rafelson, Ph.D., que já se foi desta Terra, meu mentor de ciência e orientador na pós-graduação à época em que eu lutava para aprender bioquímica, nos laboratórios da Escola de Medicina da Universidade de Illinois. Obrigada por me ajudar a encontrar meu caminho como pesquisadora e a aprender a fazer perguntas.

A Marshal Kadin, M.D., hoje professor na Universidade de Harvard, que me ensinou a usar o microscópio e a olhar para as células humanas que mudaram minha vida e minha percepção do mundo.

Aos Institutos Nacionais de Saúde, à American Cancer Society [Sociedade Americana do Câncer] e à Universidade da Califórnia, por financiarem minha pesquisa médica. Vocês me ajudaram a descobrir que eu era de fato uma cientista.

A Anna Halprin, a primeira professora que me ajudou a aprender que o corpo pode expressar emoções e vivenciar a cura por meio dos movimentos, do som e da arte.

À comunidade de *aikido* de George Leonard, Richard Heckler, Richard Moon, e Wendy Palmer. Vocês me ajudaram, antes de tudo, a penetrar em meu corpo, a me tornar mais do que um "cérebro".

A Tomas Pinkson, Ph.D., pelas décadas de afetuoso apoio e orientação na exploração de outras formas de saber e ensinamentos de povos indígenas. Obrigada por servir de exemplo e por mostrar-me a verdade de ser um guerreiro do coração. A meus amigos em Wakan que compartilharam seu caminho xamânico comigo em nossas viagens para tornar-nos plenos.

A Eli Jaxon Bear e Toni Varner (Gangaji), que naqueles começos de manhã me ensinaram *tai chi chi kung* e a importância de uma prática diária em grupo.

A DaJin e Charlotte Sun, que me abriram para a profunda experiência do *qi* e me ajudaram a saber que havia, de fato, uma força invisível de energia.

E a Shirley Dockstader, que me ensinou, me ajudou a ensinar a partir do coração e fez perguntas sobre as células que me fizeram pensar sobre elas de maneiras que eu nunca havia pensado antes. Este livro nasceu de compartilharmos nosso conhecimento e de aprendermos juntas.

Obrigada a meus amigos queridos, que me apoiaram e me deram carinho

A Elson Haas, M.D., cujo Centro de Medicina Preventiva de Marin me forneceu o primeiro espaço para trabalhar com pacientes adultos, e assim descobrir mais sobre quem sou eu. Sua amizade e o amparo financeiro ao me pedir que o ajudasse com seus livros e com a extensão educativa me deram o apoio de que eu necessitava para escrever este livro. Eu não teria conseguido fazê-lo sem você.

A Mark Krigbaum, pelas conversas constantes e por ter sido "chamado" para o trabalho com nossas células. Você tem produzido vídeos e fotos incríveis, e seu apoio e sua amizade significaram mais do que você poderia imaginar.

A Jacki Fromme, Marilena Redfern e Marcia Starck, cujos anos de amizade ampararam-me e nutriram-me, especialmente durante os períodos passados em isolamento, terminando este livro. Estou ansiosa por mais comemorações e diversão. À outra Rainha de Copas, Beverley Kane, e a Ruben Kleiman, que compartilharam muitas celebrações, revisões editoriais, reflexões e aventuras gastronômicas.

A Bethany Argisle, que tem sido uma amiga querida e a mentora para que eu conseguisse terminar a primeira versão desse material uma década atrás, e que me recebeu como hóspede em sua casa, quiséssemos nós ou não. As palavras não podem agradecer-lhe o suficiente por seu apoio e suas preces, por se assegurar de que eu estivesse a salvo quando estava assustada, e por ser minha companheira de caminhada. Obrigada.

A John Harris, inspiração e amigo, cuja conexão emocional levou-me a questionar minhas crenças, viver com mais intensidade e assumir riscos, aventurar-me em territórios emocionais que eu não sabia que existiam e articular o que é sagrado.

A David Freed e ao rabino David White, que me ajudaram a reacender minhas raízes judaicas e a explorar a Cabala mística.

A todas as pessoas que, em todos esses anos, têm vindo a minhas palestras, aulas e meus *workshops*: por meio de suas questões e de sua vontade de aprender vocês são meus maiores professores. A todas as pessoas que têm feito parte de meus grupos de apoio, agradeço a vocês por abrirem meu coração para ser humana e por me ajudarem a vislumbrar o que realmente acontece quando alguém se defronta com uma doença que ameaça ou reduz a vida. Vocês têm sido os guias e benfeitores deste trabalho.

A Matthew Fox e Brian Swimme, que me convidaram para desenvolver este material e a usá-lo em aulas, logo no início. A todos os outros locais que deram as boas-vindas a mim e a meu trabalho, sobretudo IONS e EarthRise Retreat Center, que acabou trazendo até mim a Sounds True.

A Jennifer Y. Brown, da Sounds True, a editora que anteviu este livro como uma obra influente, que inspirará as pessoas no que se refere à ciência e ao sagrado. Obrigada por ajudar-me a criar uma proposta que funcionou e por seu apoio constante. A Haven Iverson, Tami Simon e todo o pessoal na Sounds True que fizeram este livro "cantar". Obrigada por sua fé em mim e neste material.

A Sheridan McCarthy, minha editora, que se tornou mais do que uma colaboradora, fazendo a sintonia fina e melhorando minhas palavras. Sou muito grata pela forma como se tornou minha parceira, com suas perguntas, fazendo-me desenvolver as partes que faltavam, acrescentando suas próprias palavras e ajudando-me a fazer deste livro muito mais do que sonhei que poderia ser.

A meus filhos, Ted e Heather, que questionavam minhas afirmações. Diariamente vocês me enchem de orgulho pelo que se tornaram, pela forma como criaram suas famílias e trouxeram sua mente criativa e seu coração para dentro de seus próprios trabalhos. Obrigada por me ouvirem choramingar e tentar articular minhas ideias "doidas". Seu amor e sua presença fazem toda a minha batalha valer a pena.

A meus netos — Ethan, Harper, Benny e Micah —, a vocês ofereço uma visão do mundo que, quando tiverem idade bastante para entender, poderá alimentá-los, ajudá-los a crescer e inspirá-los.

E, claro, a minhas células, por me trazerem até aqui com uma saúde razoavelmente boa e por me ampararem para completar este trabalho mesmo quando eu duvidava — por me mostrarem o caminho.

E a Deus Hashem, pois é com você que tenho tido a maior batalha e a maior conexão. Foi em minha busca por você que minhas células se tornaram sagradas e o amor se tornou o ingrediente mais essencial da minha vida.

Apêndice 1

Gráfico de mapeamento de energia

Notas e observações _____

_____

_____

_____

_____

	6	8	10	12	14	16	18	20	22	24	2
10											
9											
8											
7											
6											
5											
4											
3											
2											
1											
Hora	6	8	10	12	14	16	18	20	22	24	2

Mapeie seus ritmos de energia: 10 — o mais alto; 1 — o mais baixo. Anote ao menos cinco vezes por dia.

Energia ■ Humor O Tensão ▲ Escolha seus próprios símbolos ou suas cores

Apêndice 2

Séries de preces corporais do *qigong*

Espero que você tenha apreciado envolver suas células nas preces corporais do *qigong* enquanto avançava na leitura do livro. Aqui está uma série completa de movimentos do *qigong* (que também aparece no Capítulo 5). Quero ressaltar, porém, a importância de se fazer nem que seja apenas uma das sequências. É fácil aprender e recordar uma de cada vez e ensinar a seus filhos, amigos e familiares. Além disso, pode ser que em algumas ocasiões você sinta vontade de fazer apenas uma ou duas dessas sequências. Será a hora de dar ouvidos ao que você necessita de fato, e ir adiante na melhor direção. Suas células vão amar todas elas.

Ao preparar-se para qualquer prática de *qigong*, use o bom senso e evite o ar livre se estiver ventando muito ou frio demais. Vista roupas soltas, confortáveis. Quando praticar dentro de casa, tire os sapatos e sinta o piso sob os pés. Você pode fazer o mesmo ao ar livre, se o local for seguro para as solas e os dedos dos pés, muito delicados. Relaxe e esteja preparado para presentear as suas células.

Quanto mais você praticar, mais será capaz de desfrutar a energia calma e revigorante que está cultivando. Recomendo que faça cada sequência ao menos três vezes. Os taoistas que criaram esses movimentos consideravam o 3 um número sagrado (veja só!), e assim você pode fazê-los em séries de três. Quando aprendi muitos desses movimentos, fazíamos 18 ou 36 vezes cada um.

Reserve para si mesmo ao menos de dez a vinte minutos para a prática. Quando executo todo o ciclo, como descrito aqui, faço um mínimo de três repetições de cada, exceto os Movimentos Circulares com a Cintura; destes, faço quantos quiser. Com frequência vejo-me automaticamente fazendo Movimentos Circulares com a Cintura onde quer que esteja em pé, esperando minha vez — na fila do cinema, por exemplo. Tente.

Postura Básica: Alinhamento em Pé

Sinta os pés na terra, firmes e ancorados. Posicione-os separados, alinhados na largura dos ombros, paralelos um ao outro. Você pode imaginar que há raízes saindo das solas, penetrando fundo na terra. Para ajudar a encontrar uma posição sólida e centrada nos pés, oscile o corpo para a frente e para trás, e então para os lados, até sentir-se firme sobre a terra. Você pode ganhar força a partir da energia da terra quando sente os pés sobre ela. Pode ainda perceber ou imaginar que está absorvendo a energia da terra por meio deles.

Flexione de leve os joelhos; encaixe as nádegas. Mantenha os ombros baixos e relaxados, os braços pendendo soltos ao lado do corpo. A língua repousa levemente no céu da boca, por trás dos dentes (esse é o chamado *sorriso interior*, e você pode praticá-lo a qualquer momento). Mantenha o queixo paralelo ao chão; você pode imaginar que um cordão dourado conecta sua cabeça ao céu, um vínculo com outra fonte de energia.

Oscile o corpo um pouco até sentir-se sólido sobre o chão.

Todos os movimentos dessa série começam com essa postura básica.

Outra opção de Alinhamento em Pé é assumir essa postura, e então flexionar os cotovelos e colocá-los ao lado do corpo à altura da cintura. As mãos ficam abertas, as palmas, voltadas uma para a outra pouco abaixo da altura do umbigo. A postura agora se transforma na Estaca em Pé, uma meditação em pé na qual você começa a gerar *qi*. Lembre-se de manter os joelhos levemente flexionados, e quando quiser explorar essa posição, faça-o por alguns minutos. Com alguns professores, essa é a primeira prática que o aluno irá aprender. Eles trabalharão até ficar na postura durante trinta minutos. Com certeza isso fortalece as pernas, o corpo e a determinação.

Enraizar e Espiralar: Movimentos Circulares com a Cintura

Esta prática é semelhante à que foi incluída no Capítulo 2, e outra variação aparece no Capítulo 6. A partir da Postura Básica, comece a traçar círculos com a cintura, girando a barriga e os quadris como se você fosse uma corda esticada entre a terra e o céu, movendo-se como se estivesse girando um bambolê, e mantendo os ombros e o queixo paralelos ao chão. Continue espiralando a cintura até sentir-se ancorado e então mude de direção. Você pode descobrir que ir em uma direção parece mais fácil e mais natural do que ir na outra. Nesse ponto, para uma prática simples, comece a produzir o som *hum*. Você pode parar aqui ou seguir adiante.

Expandir a Respiração

Você pode ficar em pé na Postura Básica ou sentar-se e colocar as mãos diante da barriga (*dan tien*). Junte as costas das mãos uma com a outra, as palmas voltadas para fora e os dedos apontando para baixo, diante da barriga. Mantenha os cotovelos flexionados e as mãos relaxadas. Relaxe os ombros.

Com suavidade, empurre as mãos para os lados, como se estivesse abrindo as cortinas. Você está criando um espaço em sua barriga para mais respiração ou *qi*. Inspire enquanto faz esse movimento.

Quando os pulmões estiverem cheios, vire as mãos e volte as palmas uma para a outra, com os dedos apontando para longe do corpo. Enquanto expira, junte-as diante do seu *dan tien* até que estejam a uma distância de uns 15 centímetros uma da outra.

Mais uma vez, junte as costas das mãos e empurre, abrindo as cortinas, e então traga as mãos de volta sobre a barriga. Repita esta sequência ao menos mais uma vez.

Quando começar a praticar esta sequência, não se preocupe com a respiração; apenas respire naturalmente. Os movimentos seguirão sua respiração. O ritmo é separar as mãos para fora enquanto inspira e, ao trazer as mãos de volta para o centro, expirar com suavidade.

Esta é uma prática particularmente relaxante, e uma boa minissequência para fazer é postura básica, enraizar, espiralar, fazer o som *hum* e expandir a respiração.

Onda de Energia

Esta parte da sequência é perfeita para fazer quando você quer aliviar a mente de pensamentos indesejáveis ou do estresse.

Fique em pé, enraizado, com os braços soltos ao lado do corpo. Erga os braços em direção às laterais do corpo, com os cotovelos levemente flexionados e as palmas das mãos voltadas para cima, as pontas dos dedos apontando para longe do corpo. Inspire quando estiver erguendo os braços, até que estejam acima da cabeça. As palmas das mãos agora estão voltadas uma para a outra; os cotovelos, levemente flexionados. Quando as mãos estão acima da cabeça, os dedos ficam levemente curvados, voltados para o céu.

Faça uma pausa e exale enquanto imagina a si mesmo recebendo *qi* dos céus ou do universo.

Quando estiver pronto, inspire e volte as palmas das mãos para baixo, na direção do alto da cabeça. Abra bem os dedos e, com as palmas voltadas para baixo, abaixe lentamente as mãos ao longo da linha mediana de seu corpo, imaginando o *qi* renovado e limpo fluindo da ponta dos dedos enquanto a energia de que você não precisa está sendo lavada para fora. Você pode imaginar que a energia nova está sendo enviada para cada célula. Demore o quanto precisar para baixar as mãos enquanto se "banha".

Se encontrar algum lugar onde não consiga sentir a energia ou ela pareça densa demais, mantenha as mãos nesse ponto até sentir uma diferença. E você também pode não sentir absolutamente nada.

Quando as mãos chegarem às coxas, visualize o banho prosseguindo para baixo, pelas pernas e pelos pés, e então chacoalhe as mãos, enviando toda a energia "usada" de volta para a terra, para ser reciclada.

Você pode repetir esta sequência com a frequência que precisar. Recomendo ao menos três vezes por sessão. Ela é especialmente útil quando você se sente ansioso ou cansado, ou tem um excesso de burburinho mental indesejado. Outro bom momento para um banho de energia é pouco antes de alguma reunião ou apresentação importante.

Sorver o *Qi*

Esta série é igual a uma reversão da Onda de Energia.

Suas mãos estão diante da barriga, com as palmas em concha, voltadas para cima. Erga-as lentamente seguindo a linha mediana do corpo até os lábios.

Com os cotovelos flexionados, vire as mãos de modo que elas fiquem como se estivessem empurrando para cima enquanto você ergue os braços acima da cabeça; mantenha as palmas das mãos voltadas para cima até que os cotovelos fiquem retos.

Agora abra os braços, estendendo-os para os lados, com as palmas voltadas para baixo. Baixe os braços ao lado do corpo. Feche a mão em concha na altura da barriga e comece de novo. Repita no mínimo mais duas vezes.

Uma combinação de Onda de Energia e Sorvendo o *Qi* é uma boa sequência revigorante, que remove o que você não precisa e o completa com energia renovada. Sempre se lembre de permanecer solto e relaxado enquanto faz qualquer uma das séries. Bom proveito!

Onda Central

Talvez você reconheça esse movimento básico do *tai chi*. Ele também pode ser feito por si só, para o relaxamento.

Comece com a Postura Básica. Lembre-se de criar o sorriso interior. Os braços estão dos lados do corpo.

Em um movimento suave, como uma onda, erga os braços lentamente a sua frente, separados à largura dos ombros, pulsos relaxados. Mova os braços em movimentos circulares, como ondas. Erga as mãos e os braços somente até a altura do peito. Os pulsos permanecem soltos, os cotovelos estão descaídos e relaxados, e as palmas das mãos estão voltadas para baixo.

Agora abaixe os braços com as palmas das mãos voltadas para baixo.

Permita que todo o corpo se envolva nesse movimento, e não apenas os braços. Você pode sentir como se estivesse bombeando energia de baixo para cima, dos pés para as costas, à medida que ergue os braços. Sinta a si mesmo como ondas de água que passam, sinta-se fluido como as águas dentro de você. Lembre-se de respirar.

Onda Coração-Timo

Este é um bom movimento de tensegridade que alonga o corpo e ajuda a fortalecer o timo, um dos maiores órgãos do sistema imunológico e local de origem das células T. Quando terminar esta sequência, você pode bater levemente no peito com as pontas dos dedos, acima do esterno. Você pode também produzir o som *hum* para seu timo. Ambos os procedimentos são considerados boas estratégias preventivas durante a temporada de gripes e resfriados.

Prosseguindo a partir da Onda Central, quando os braços e as mãos chegam à altura do peito, estenda-os para os lados com as palmas das mãos voltadas para a frente. Vire a cabeça para um lado e flexione os pulsos para trás.

Leve as palmas das mãos em direção uma à outra, em uma onda suave, fluida, e então estenda de novo, virando a cabeça para o outro lado, uma vez mais flexionando os pulsos.

Conduza as palmas das mãos em direção uma à outra e baixe os braços, com as palmas voltadas para baixo. Repita mais duas vezes.

Integração: Equilibrar o Yin e o Yang, Hemisférios Direito e Esquerdo

Este é outro movimento de tensegridade. Ele também equilibra os hemisférios direito e esquerdo do cérebro e equivale à respiração por narinas alternadas do *yoga*.

Começando com a mesma Postura Básica, de todas as outras posições, leve a mão direita para diante da barriga, com a palma voltada para baixo e o cotovelo levemente flexionado. A mão esquerda pende estendida, não rígida, ao lado do corpo, a palma voltada para baixo.

Erga os braços simultaneamente. Estenda o braço esquerdo para o lado enquanto o direito ergue-se ao longo da linha média do seu corpo. Continue até que ambos cheguem acima da cabeça, totalmente estendidos, as palmas das mãos voltadas uma para a outra. Faça uma pausa.

Vire ambas as palmas das mãos para baixo, com a esquerda agora descendo ao longo da linha média e o braço direito estendido para o lado. Lentamente, abaixe ambos os braços.

Agora inverta a sequência. Quando os braços atingirem o nível de sua barriga, erga o braço esquerdo pelo centro enquanto o direito ergue-se para o lado. Repita três vezes de cada lado ou até encontrar o ritmo do movimento.

Demorei *semanas* para aprender esta sequência, então seja tolerante consigo mesmo. Recentemente, quando ensinei essa série, a maioria dos alunos pegou logo da primeira vez, enquanto uma pessoa não conseguiu de maneira alguma.

Dica: Este é um exercício no qual você deve deixar o corpo aprender sem que a mente tente entendê-lo.

Colher e Armazenar o *Qi*: Fechando os Circuitos

Ao terminar de praticar o *qigong*, sempre recolha o *qi* e "feche os circuitos".

Assuma a Postura Básica e coloque as mãos em concha diante de seu *dan tien* inferior, sua barriga. Agora estenda bem os braços e alcance atrás de você e à sua volta, recolhendo o *qi* em um abraço circular. Abrace esse *qi* diante de sua barriga e então pressione as palmas das mãos perto do corpo, formando com elas um V invertido. Fique nessa posição por alguns instantes. Essa é outra posição em que você pode permanecer em pé, relaxado, com os joelhos levemente flexionados e um sorriso interior. Feche os olhos e deixe que o *qi* mova você, preencha seu corpo e reabasteça suas células. Essa pode ser outra forma de meditação em pé.

Se você nunca praticou *tai chi* ou *qigong*, é sempre útil trabalhar com um professor experiente. Você também pode achar que vale a pena manter um diário e ocasionalmente mapear sua energia e ver o que acontece. Quando Shirley Dockstader e eu estávamos desenvolvendo essa série para as aulas que ministrávamos no California Pacific Medical Center, em São Francisco, o mapa de energia dela mostrava um nível de energia relativamente estável e alto, enquanto o meu mostrava picos e vales extremos, que foram se equilibrando aos poucos à medida que eu praticava com mais regularidade. Shirley era praticante de longa data do *qigong*, enquanto eu era uma iniciante na época, quase vinte anos atrás.

Para acompanhar seu próprio nível de energia, faça cerca de dez cópias do modelo do gráfico de energia do Apêndice 1. Mapeie sua energia diariamente e observe se há algum padrão consistente de altos e baixos. Para uma primeira tentativa, recomendo prestar atenção a suas qualidades de energia pelo menos por uma semana, até que surja um padrão ou que você perceba uma hora do dia com uma baixa consistente. Então você pode tentar uma de duas abordagens com a prática do *qigong*. A primeira é escolher uma hora para praticar a sequência diariamente, durante ao menos dez minutos. Mapeie sua energia para ver se o seu padrão mudou ou se sua energia aumentou depois do *qigong*. A segunda abordagem é ainda mais simples. Use um gráfico de energia para avaliar seu nível de energia tanto antes quanto depois de sua prática do *qigong*. Anote no gráfico seu nível de energia antes dos exercícios, pratique a série do *qigong* e então avalie sua energia de novo e anote no gráfico. Você pode usar uma página apenas para anotar sua energia, seu humor e a tensão antes e depois da prática. Os resultados serão bem evidentes se você "cultivar a energia" em um ponto do dia em que ela é baixa.

Notas

Capítulo 1   Santuário — Abraçar

1. Lauterwasser, *Water Sound Images,* 12, pp. 38-42.
2. Hart e Stevens, *Drumming at the Edge of Magic,* p. 11.
3. Teilhard de Chardin, *The Phenomenon of Man,* p. 113. [*O Fenômeno Humano,* publicado pela Editora Cultrix, São Paulo, 1988.]

Capítulo 2   EU SOU — Reconhecer

1. Vincent e Revillard, "Characterization of Molecules Bearing HLA".
2. American Autoimmune Related Diseases Association, "The Cost Burden of Autoimmune Disease".
3. Rose, "Mechanisms of Autoimmunity".
4. Weinshenker, "Natural History of Multiple Sclerosis".
5. Macfarlane, "Olfaction in the Development of Social".
6. Wedekind, "MHC-Dependent Mate Preferences in Humans".
7. Laurance, "Why Women Can't Sniff".
8. German *et al.*, "Olfaction: Where Nutrition, Memory".
9. Demarquay, Ryvlin e Royet, "Olfaction and Neurological Diseases".
10. Lafreniere e Mann, "Anosmia: Loss of Smell".
11. Cheney, "Chronic Fatigue, Mycotoxins, Abnormal"; e Cheney, "New Insights into the Pathophysiology".
12. Reichlin, "Neuroendocrine-Immune Interactions".
13. Haffner, "The Metabolic Syndrome: Inflammation".
14. Stoll e Bendszus, "Inflammation and Atherosclerosis".
15. Rood *et al.*, "The Effects of Stress and Relaxation".
16. Bartrop *et al.*, "Depressed Lymphocyte Function".
17. Mahlberg, "Therapeutic Healing with Sound".
18. Doutora Angeles Arrien, comunicação pessoal em um curso ministrado por ela.

Capítulo 3 Receptividade — Ouvir

1. de Duve, *Vital Dust.*
2. Siegel *et al.*, *Basic Neurochemistry.*
3. Stapleton, "Sir James Black and Propranolol".
4. Hassett, "The Sweat Gland".
5. Sapolsky, *Why Zebras Don't Get Ulcers.*
6. Kabat-Zinn, *Wherever You Go, There You Are.*
7. Pennebaker, Kiecolt-Glaser e Glaser, "Disclosure of Traumas and Immune Function".
8. Smyth *et al.*, "Effects of Writing About Stressful".
9. Berkman e Syme, "Social Networks, Host Resistance and Mortality".
10. Bruhn, "An Epidemiological Study of Myocardial Infarctions".
11. Astin *et al.*, "Mind-Body Medicine".
12. Cohen, Tyrell e Smith, "Psychological Stress and Susceptibility".
13. Heinrichs *et al.*, "Social Support and Oxytocin Interact".
14. Taylor, *The Tending Instinct.*
15. Kroeger, "Oxytocin: Key Hormone".
16. Naber *et al.*, "Intranasal Oxytocin Increases Fathers'".
17. Byrd, "Positive Therapeutic Effects".
18. Harris *et al.*, "A Randomized, Controlled Trial".
19. Dossey, "The Return of Prayer".

Capítulo 4 A trama da vida — Escolher

1. Ingber, "The Architecture of Life".
2. Caspar, "Movement and Self-Control".
3. Ingber, "Cellular Tensegrity".
4. Fuller, "Tensegrity".
5. Castañeda, "Magical Passes".
6. Horgan, "Consciousness, Microtubules, and the Quantum".
7. Desai and Mitchison, "Microtubule Polymerization Dynamics".
8. Ron Nadeau, comunicação pessoal, Fort Bragg, Califórnia.
9. Ainsworth, "Stretching the Imagination".
10. Paszek *et al.*, "Tensional Homeostasis and the Malignant Phenotype".
11. Evans, "Substrate Stiffness Affects Early Differentiation".
12. Winkelman, *Shamanism.*
13. Castañeda, "Magical Passes".
14. Albrecht-Buehler, "Autonomous Movements of Cytoplasmic Fragments".
15. Albrecht-Buehler, "A Rudimentary Form of Celular 'Vision'".
16. Albrecht-Buehler, "Does the Geometric Design of Centrioles".
17. Penrose, *The Emperor's New Mind.*

Capítulo 5   Energia — Manter

1. Einstein, "Ist die Trägheit".
2. Cohen, *The Way of Qigong.*
3. Margulis e Sagan, *Microcosmos,* pp. 31, 33, 128-36.
4. Palomaki *et al.*, "Ubiquinone Supplementation During Lovastatin Treatment".
5. Moons, Eisenberger e Taylor, "Anger and Fear Responses to Stress", pp. 24, 215-19.
6. Thayer, "Energy, Tiredness, and Tension", p. 119.
7. Barrett, *Molecular Messages of the Heart.*
8. Wolf *et al.*, "Reducing Frailty and Falls in Older Persons".
9. Sheldrake, *The Rebirth of Nature.* [*O Renascimento da Natureza*, publicado pela Editora Cultrix, São Paulo, 1993.]

Capítulo 6   Propósito — Criar

1. Barrett, "Induction of Differentiation Markers".
2. The GDB Human Genome Database Hosted by RTI International [*on-line*], Carolina do Norte, gdbreports/CountGeneByChromosome.html
3. Elgar e Vavouri, "Tuning in to the Signals".
4. "Genes and Chromosomes", Centre for Genetics Education. Internet: genetics.edu.au.
5. Se você está intrigado pela numerologia, veja Angeles Arrien, *The Tarot Handbook: Practical Applications of Ancient Visual Symbols* (Nova York: Tarcher/Putnam, 1997.)
6. Misteli e Spector, orgs., *The Nucleus.*
7. Crick, "The Genetic Code".
8. Watters, "DNA Is Not Destiny".
9. Waterland e Jirtle, "Transposable Elements".
10. Lipton, *The Biology of Belief.* [*A Biologia da Crença.*]
11. Li e Ho, "p53-Dependent DNA Repair and Apoptosis".
12. Hardy, "Apoptosis in the Human Embryo".
13. Eisenberg, "An Evolutionary Review of Human Telomere Biology".
14. Vogelstein e Kinzler, "The Multistep Nature of Cancer".
15. Kadouri *et al.*, "Cancer Risks in Carriers".
16. Bennett, "Molecular Epidemiology of Human Cancer Risk".
17. Selivanova, "p53: Fighting Cancer".
18. Pfeifer *et al.*, "Tobacco Smoke Carcinogens".
19. Ming *et al.*, "Stress-Reducing Practice of *Qigong*".
20. Oh *et al.*, "A Critical Review of the Effects".
21. Syrjala *et al.*, "Relaxation and Imagery and Cognitive-Behavioral Training".

Capítulo 7   Memória — Aprender

1. Barrett, *Molecular Messengers of the Heart.*
2. Bartolomeo, "The Relationship between Visual Perception and Visual Mental Imagery".
3. Childre e Martin, *The Heartmath Solution* [*A Solução HeartMath*, publicado pela Editora Cultrix, São Paulo, 2001.]

4. Pribram, *Languages of the Brain.*
5. Rossi, *The Psychobiology of Mind-Body Healing.*
6. Você pode condicionar o cão de Pavlov *on-line*; veja "Pavlov's Dog", Nobelprize.org, 14 de agosto de 2011, nobelprize.org/educational/medicine/pavlov/.
7. Ader e Cohen, "Behaviorally Conditioned Immunosuppression".
8. Ader, "Conditioned Immunopharmocological Effects in Animals".
9. Barrett, "Psychoneuroimmunology: Bridge between Science and Spirit".
10. Slagter, "Mental Training as a Tool".
11. Rosen, *My Voice Will Go with You.*
12. Sheikh, *Imagination and Healing.*

Capítulo 8   Guardiões da sabedoria — Refletir

1. Shlain, *Art and Physics.*
2. Narby, *The Cosmic Serpent.*
3. Campbell e Moyers, *The Power of Myth.*
4. Fell, Axmacher e Haupt, "From Alpha to Gamma".
5. Harner, *The Way of the Shaman* [*O Caminho do Xamã*, publicado pela Editora Cultrix, São Paulo, 1989.] (fora de catálogo)
6. Jung, *Man and His Symbols.*
7. Shlain, *Art and Physics,* pp. 413-14.
8. Purce, *The Mystic Spiral.*
9. MacLean, "The Triune Brain in Conflict".
10. Beliefnet.com, "The Three Jewels of Buddhism".

Capítulo 9   Conexão — Celebrar

1. de Duve, *Vital Dust.*
2. Capra, *The Hidden Connections.* [*As Conexões Ocultas*, publicado pela Editora Cultrix, São Paulo, 2002.]

Referências

Aaron, Rabbi David. *The God-Powered Life: Awakening to Your Divine Purpose.* Boston: Trumpeter, 2009.

Achterberg, Jeanne. *Imagery in Healing: Shamanism and Modern Medicine.* Boston: Shambhala, 2002.

Achterberg, Jeanne, Barbara Dossey e Leslie Kolkmeier. *Rituals of Healing: Using Imagery for Health and Wellness.* Nova York: Bantam, 1994.

Ader, R. "Conditioned Immunopharmocological Effects in Animals: Implications for Conditioning Model of Pharmacotherapy." Em *Placebo: Theory, Research and Mechanisms,* organizado por L. White, B. Tursky e G. Schwartz, pp. 306-23. Nova York: Guilford Press, 1985.

_____. *Psychoneuroimmunology.* Nova York: Academic Press, 1991.

Ader, R. e N. Cohen, orgs. "Behaviorally Conditioned Immunosuppression." *Psychosomatic Medicine* 37 (1975): 333-40.

Ader, R., D. Felten e N. Cohen. *Psychoneuroimmunology.* Nova York: Academic Press, 2001.

Ainsworth, Claire. "Stretching the Imagination." *Nature* 456 (dezembro de 2008): 696-99.

Albrecht-Buehler, G. "Autonomous Movements of Cytoplasmic Fragments." *Proceedings of the National Academy of Sciences of the United States of America* 77 (1980): 6639-643.

_____. "Cell Intelligence." basic.northwestern.edu/g-buehler/FRAME.HTM.

_____. "The Cellular Infrared Detector Appears to Be Contained in the Centrosome." *Cell Motility and the Cytoskeleton* 27 (1994): 262-71.

_____. "Changes of Cell Behavior by Near-Infrared Signals." *Cell Motility and the Cytoskeleton* 32 (1995): 299-304.

_____. "Does the Geometric Design of Centrioles Imply Their Function?" *Cell Motility* 1 (1981): 237-65.

_____. "Role of Cortical Tension in Fibroblast Shape and Movement." *Cell Motility and the Cytoskeleton* 7 (1987): 54-67.

_____. "A Rudimentary Form of Cellular 'Vision.'" *Proceedings of the National Academy of Sciences of the United States of America* 89 (1992): 8288-292.

American Autoimmune Related Diseases Association (AARDA) and National Coalition of Autoimmune Patient Groups (NCAPG). Relatório de estudo, 2011: "The Cost Burden of Autoimmune Disease."

Amundson, S. A., T. G. Myers e A. J. Fornace Jr. "Roles for p53 in Growth Arrest and Apoptosis: Putting on the Brakes after Genotoxic Stress." *Oncogene* 17, nº 25 (dezembro de 1998): 3287-299.

Apanius, V. *et al.* "The Nature of Selection on the Major Histocompatibility Complex." *Critical Reviews in Immunology* 17 (1997): 179-224.

Argüelles, José. *The Mayan Factor.* Santa Fé, Novo México: Bear & Company, 1987. [*O Fator Maia*, publicado pela Editora Cultrix, São Paulo, 1991.]

Arrien, Angeles. *The Tarot Handbook: Practical Applications of Ancient Visual Symbols.* Nova York: Tarcher/Putnam, 1997.

Astin, J. A. *et al.* "Mind-Body Medicine: State of the Science, Implications for Practice." *Journal of the American Board of Family Practice* 16 (2003): 131-47.

Aubert, G. e P. M. Lansdorp. "Telomeres and Aging." *Physiological Reviews* 88, nº 2 (abril de 2008): 557-79.

Barrett, S. "Induction of Differentiation Markers on Human Acute Leukemia Cells." *Blood* 51 (1978): 625a.

_____. *Molecular Messengers of the Heart.* KABA, 2002. *CD.*

_____. "Psychoneuroimmunology: Bridge between Science and Spirit." Em *Silver Threads: Twenty-Five Years of Parapsychology Research,* organizado por B. Kane, J. Millay e D. Brown, pp. 170-80. Nova York: Praeger, 1993.

_____. "Psychoneuroimmunology: Bridge between Science and Spirit." Em *Radiant Minds: Scientists Explore the Dimensions of Consciousness,* organizado por Jean Millay, pp. 65-79. Doyle, Califórnia: Millay, 2010.

Bartolomeo, P. "The Relationship between Visual Perception and Visual Mental Imagery: A Reappraisal of the Neuropsychological Evidence." *Cortex* 38 (2002): 357-78.

Bartrop, R. W. *et al.* "Depressed Lymphocyte Function after Bereavement." *Lancet* 1 (1977): 834-36.

Beliefnet.com. "The Three Jewels of Buddhism." Excerto de Robert Thurman, *The Jewel Tree of Tibet* (Nova York: Free Press, 2005). beliefnet.com/Faiths/Buddhism/2005/04/The-Three--Jewels-Of-Buddhism.aspx#ixzz1VDhHWS9r.

Bennett, Mary Payne e Cecile A. Lengache. "Humor and Laughter May Influence Health: I. History and Background." *Evidence-Based Complementary and Alternative Medicine* 3, nº 1 (março de 2006): 61-3.

Bennett, William P. "Molecular Epidemiology of Human Cancer Risk: Gene-Environment Interactions and p53 Mutation Spectrum in Human Lung Cancer." Número especial, *Journal of Pathology* 187, nº 1 (janeiro de 1999): 8-18.

Benson, H., com Marg Stark. *Timeless Healing: The Power and Biology of Belief.* Nova York: Simon & Schuster, 1996.

Benson, H. *et al.* "The Relaxation Response." *Psychiatry* 37 (1974): 3746.

Berk, L. *et al.* "Humor Associated Laughter Decreases Cortisol and Increases Spontaneous Lymphocyte Blastogenesis." *Clinical Research* 36 (1988): 435A.

Berk, L. *et al.* "Eustress of Mirthful Laughter Modifies Natural Killer Cell Activity." *Clinical Research* 37 (1989): 115A.

Berk, L. *et al.* "Modulation of Neuroimmune Parameters During the Eustress of Humor-Associated Mirthful Laughter." *Alternative Therapies in Health and Medicine* (2001): 62-72, 74-6.

Berkman, L. F. e S. I. Syme. "Social Networks, Host Resistance and Mortality: A Nine-Year Follow-up Study of Alameda County Residents." *American Journal of Epidemiology* 109 (1979): 186-204.

Besedovsky, H. O. *et al.* "Hypothalamic Changes during the Immune Response." *European Journal of Immunology* 7 (1977): 323-25.

Biémont, C. e C. Vieira. "Genetics: Junk DNA as an Evolutionary Force." *Nature* 443, nº 7111 (2006): 521-24.

Bishop, J. M. "The Molecular Genetics of Cancer." *Science* 235, nº 4786 (janeiro de 1987): 305-11.

Boorstin, Daniel J. *The Discoverers: A History of Man's Search to Know His World and Himself.* Nova York: Random House, 1983.

Braun, W. E. "HLA Molecules in Autoimmune Diseases." *Clinical Biochemistry* 25 (1992): 187-91.

Brill *et al.* "The Role of Apoptosis in Normal and Abnormal Embryonic Development." *Journal of Assisted Reproduction and Genetics* 16, nº 10 (1999): 512-19.

Bruhn, J. G. "An Epidemiological Study of Myocardial Infarctions in an Italian-American Community." *Journal of Chronic Diseases* 18 (1965): 353-65.

Bulloch, K. "Neuroanatomy of Lymphoid Tissues: A Review." Em *Neural Modulation of Immunity,* organizado por R. Guillemin *et al.*, pp. 49-85. Nova York: Raven Press, 1985.

Butcher, Darci T., Tamara Alliston e Valerie M. Weaver. "A Tense Situation: Forcing Tumour Progression." *Nature Reviews Cancer* 9 (fevereiro de 2009): 108-22.

Byrd, R. C. "Positive Therapeutic Effects of Intercessory Prayer in a Coronary Care Unit Population." *Southern Medical Journal* 81, nº 7 (1988): 826-29.

Campbell, Joseph e Bill Moyers. *The Power of Myth.* Organizado por Betty Sue Flowers. Nova York: Doubleday, 1988.

Campeau, P. M. *et al.* "Hereditary Breast Cancer: New Genetic Developments, New Therapeutic Avenues." *Human Genetics* 124, nº 1 (2008): 31-42.

Capra, Fritjof. *The Hidden Connections: Integrating the Biological, Cognitive e Social Dimensions of Life into a Science of Sustainability.* Nova York: Doubleday, 2002. [*As Conexões Ocultas*, publicado pela Editora Cultrix, São Paulo, 2002.]

Caspar, Donald. "Movement and Self-Control in Protein Assembly." *Biophysical Journal* 32 (outubro de 1980): 103-38.

Castañeda, Carlos. "Magical Passes." *Yoga Journal* (janeiro/fevereiro de 1998): 74-84.

_____. *Magical Passes: The Practical Wisdom of the Shamans of Ancient Mexico.* Nova York: HarperPerennial, 1998.

Castillo-Davis, C. I. "The Evolution of Noncoding DNA: How Much Junk, How Much Func?" *Trends in Genetics* 21, nº 10 (outubro de 2005): 533-36.

Chen, Christopher *et al.* "Geometric Control of Cell Life and Death." *Science* 276 (1997): 1425-428.

Cheney, Paul. "Chronic Fatigue, Mycotoxins, Abnormal Clotting and Other Notes." *Townsend Letter for Doctors and Patients.* tldp.com/issue/157-8/157pub.htm.

_____. "New Insights into the Pathophysiology and Treatment of CFS." Apresentação ao CFIDS and FMS Support Group de Dallas-Fort Worth, outubro de 2001. Sumário de Linda Sleffel. cfs-ireland.com/cheney2.htm.

Childre, Doc e Howard Martin, com Donna Beech. *The Heartmath Solution.* São Francisco: HarperCollins, 1999. [*A Solução HeartMath*, publicado pela Editora Cultrix, São Paulo, 2001.]

Clarke, A. R. *et al.* "Thymocyte Apoptosis Induced by p53-Dependent and Independent Pathways." *Nature* 362 (abril de 1993): 849-52.

Cohen, Kenneth S. *The Way of Qigong.* Nova York: Ballantine, 1997.

Cohen, S. e S. L. Symeeds. *Social Support and Health.* Nova York: Academic Press, 1985.

Cohen, S., D. A. Tyrell e A. P. Smith. "Psychological Stress and Susceptibility to the Common Cold." *New England Journal of Medicine* 325: (1991): 606-12.

Cohen, S. *et al.* "Human Relationships and Infectious Disease." *Journal of the American Medical Association* 277 (1997): 1940-945.

Cong, Y. S. *et al.* "Human Telomerase and Its Regulation." *Microbiology and Molecular Biology Review* 66, nº 3 (setembro de 2002): 407-25.

Cousins, Norman. *Anatomy of an Illness as Perceived By the Patient.* Toronto: Bantam, 1979.

_____. *Head First: Biology of Hope and Healing Power of the Human Spirit.* Nova York: Penguin, 1989.

Crick, Francis. "The Genetic Code." Em *What Mad Pursuit: A Personal View of Scientific Discovery*, pp. 89-101. Nova York: Basic Books, 1988.

Cross, R. J. *et al.* "Hypothalamic-Immune Interactions." *Brain Research Journal* 196 (1980): 79-87.

Davidson, R. J. *et al.* "Alterations in Brain and Immune Function Produced by Mindfulness Meditation." *Psychosomatic Medicine* 65 (2003): 564-70.

de Duve, Christian. *Life Evolving: Molecules, Mind e Meaning.* Nova York: Oxford University Press, 2002.

_____. *Vital Dust: Life as a Cosmic Imperative.* Nova York: Basic Books, 1995.

De Volder, A. G. *et al.* "Auditory Triggered Mental Imagery of Shape Involves Visual Association Areas in Early Blind Humans." *Neuroimage* 14 (julho de 2001): 129-39.

Deamer, David W. "How Did It All Begin? The Self-Assembly of Organic Molecules and the Origin of Cellular Life Evolution: Investigating the Evidence." *Paleontological Society Special Publication* 9 (1999).

Demarquay, G., P. Ryvlin e J. P. Royet. "Olfaction and Neurological Diseases: A Review of the Literature." *Revue Neurologie (Paris)* 163 (2007): 155-67.

Denton, Michael. *Nature's Destiny: How the Laws of Biology Reveal Purpose in the Universe.* Nova York: Simon & Schuster, 1998.

Desai, A. e T. J. Mitchison. "Microtubule Polymerization Dynamics." *Annual Review of Cell Biology* 13 (1997): 83-117.

Dong, Seung Myung. "Detecting Colorectal Cancer in Stool with the Use of Multiple Genetic Targets." *Journal of the National Cancer Institute* 93, nº 11 (2001): 858-65.

Dossey, L. "The return of prayer." *Alternative Therapies in Health and Medicine* 3, nº 6 (1997):10-7, 113-20.

_____. "How Healing Happens: Exploring the Nonlocal Gap." *Alternative Therapies in Health and Medicine* 8, nº 2 (2002): 12-6, 103-10.

_____. *Meaning and Medicine.* Nova York: Bantam, 1991.

Einstein, Albert. "Ist die Trägheit eines Körpers von seinem Energieinhalt abhängig?" *Annalen der Physik* 18 (1905): 639-43.

Eisenberg, D. T. "An Evolutionary Review of Human Telomere Biology: The Thrifty Telomere Hypothesis and Notes on Potential Adaptive Paternal Effects." *American Journal of Human Biology* 23, nº 2 (2011): 149-67.

Eisenberg, David, com T. Wright. *Encounters with Qi: Exploring Chinese Medicine.* Nova York: Penguin, 1985.

Elgar, G. e T. Vavouri. "Tuning In to the Signals: Noncoding Sequence Conservation in Vertebrate Genomes." *Trends in Genetics* 24, nº 7 (julho de 2008): 344-52.

Epel, E. S. *et al.* "Dynamics of Telomerase Activity in Response to Acute Psychological Stress." *Brain, Behavior e Immunity* 24, nº 4 (2010): 531-39.

Eremin, Oleg *et al.* "Immuno-modulatory Effects of Relaxation Training and Guided Imagery in Women with Locally Advanced Breast Cancer Undergoing Multimodality Therapy: A Randomised Controlled Trial." *The Breast* 18, nº 1 (fevereiro de 2009): 17-25.

Erickson, M. H. "Further Clinical Techniques of Hypnosis: Utilization Techniques." *American Journal of Clinical Hypnosis* 51, nº 4 (abril de 2009): 341-62.

_____. "Special Inquiry with Aldous Huxley into the Nature and Character of Various States of Consciousness." *American Journal of Clinical Hypnosis* 8 (julho de 1965): 14-33.

Erickson, M. H. e E. L. Rossi. "Autohypnotic Experiences of Milton H. Erickson." *American Journal of Clinical Hypnosis* 20, nº 1 (julho de 1977): 36-54.

Evans, N. D. "Substrate Stiffness Affects Early Differentiation Events in Embryonic Stem Cells." *European Cells and Materials* 18 (21 de setembro de 2009): 1-14.

Fearon, Eric R. "Human Cancer Syndromes: Clues to the Origin and Nature of Cancer." *Science* 278, nº 5340 (novembro de 1997): 1043-050.

Fell, J., N. Axmacher e S. Haupt. "From Alpha to Gamma: Electrophysiological Correlates of Meditation-Related States of Consciousness." *Medical Hypotheses* 75, nº 2 (agosto de 2010): 218-24.

Fenech, M. "Chromosomal Damage Rate, Aging and Diet." *Annals of the New York Academy of Sciences* 854 (1998): 23-36.

Florez, H. *et al.* "C-Reactive Protein Is Elevated in Obese Patients with the Metabolic Syndrome." *Diabetes Research and Clinical Practice* 71, nº 1 (2006): 92-100.

Fontani, G. *et al.* "Effect of Mental Imagery on the Development of Skilled Motor Actions." *Perceptual and Motor Skills* 105, nº 3, parte 1 (dezembro de 2007): 803-26.

Francis, M. e J. W. Pennebaker. "Putting Stress into Words: The Impact of Writing on Physiological, Absentee, and Self-Reported Emotional Well-Being Measures." *American Journal of Health Promotion* 6 (1992): 280-87.

Frankenhaeuser, M. *et al.* "Sex Differences in Psychoneuroendocrine Reactions to Examination Stress." *Psychosomatic Medicine* 40, nº 4 (1978): 334-43.

Fuller, Buckminster. "Conceptuality of Fundamental Structures." Em *Structure in Art and in Science*, organizado por G. Kepes, pp. 66-88. Nova York: Braziller, 1965.

_____. "Tensegrity." *Portfolio Artnews Annual* 4 (1961): 112-27.

Furlow, F. Bryant. "The Smell of Love: How Women Rate the Sexiness and Pleasantness of a Man's Body Odor Hinges on How Much of Their Genetic Profile Is Shared." *Psychology Today* 29 (1996): 38.

Gardner, Russell e Gerald A. Cory. *The Evolutionary Neuroethology of Paul MacLean: Convergences and Frontiers.* Nova York: Praeger, 2002.

Garfield, C. A., com H. Z. Bennet. *Peak Performance: Mental Training Techniques from the World's Greatest Athletes.* Nova York: Warner Books, 1984.

GDB Human Genome Database Hosted by RTI International [*on-line*]. Carolina do Norte. Disponível em: gdb.org/gdbreports/CountGeneByChromosome.html

"Genes and Chromosomes." Centre for Genetics Education. Internet: genetics.edu.au/factsheet/ fs1.

German, J. Bruce *et al.* "Olfaction: Where Nutrition, Memory and Immunity Intersect." Em *Flavors and Fragrances*, organizado por Ralf Berger, pp. 25-32. Berlim: Springer-Verlag, 2007.

Ghanta, V. *et al.* "Neural and Environmental Influences on Neoplasia and Conditioning of NK Activity." *Journal of Immunology* 135 (1985): 848-52.

Goh, A. M., C. R. Coffill e D. P. Lane. "The Role of Mutant p53 in Human Cancer." *Journal of Pathology* 223, nº 2 (janeiro de 2011): 116-26.

Gordon, Ilanit *et al.* "Oxytocin and the Development of Parenting in Humans." *Biological Psychiatry* 68 (2010): 377-82.

Gregory, T. R. "Genome Size Evolution in Animals." Em *The Evolution of the Genome*, organizado por T. R. Gregory, pp. 4-71. San Diego, Califórnia: Elsevier, 2005.

Håberg, S. E. *et al.* "Folic Acid Supplements in Pregnancy and Early Childhood Respiratory Health." *Archives of Disease in Childhood* 94 (2009): 180-84.

Haffner, S. M. "The Metabolic Syndrome: Inflammation, Diabetes Mellitus, and Cardiovascular Disease." *American Journal of Cardiology* 97 (2006): 3A-11A.

Hainaut, P. e M. Hollstein. "p53 and Human Cancer: The First Ten Thousand Mutations." *Advances in Cancer Research* 77 (2000): 82-137.

Hameroff, Stuart R. "Ch'i: A Neural Hologram? Microtubules, Bioholography, and Acupuncture." *American Journal of Chinese Medicine* 2, nº 2 (1974): 163-70.

_____. "The Entwined Mysteries of Anesthesia and Consciousness: Is There a Common Underlying Mechanism?" *Anesthesiology* 105 (2006): 400-12.

Hameroff, Stuart R. e Roger Penrose. "Conscious Events as Orchestrated Spacetime Selections." *Journal of Consciousness Studies* 3, nº 1 (1996): 36-53.

_____. "Orchestrated Reduction of Quantum Coherence in Brain Microtubules: A Model for Consciousness?" Em *Toward a Science of Consciousness: The First Tucson Discussions and Debates*, organizado por S. R. Hameroff, A. W. Kaszniak e A. C. Scott, pp. 507-40. Cambridge, Massachusetts: MIT Press, 1996.

Hameroff, Stuart *et al.* "Conduction Pathways in Microtubules, Biological Quantum Computation, Consciousness." *Biosystems* 64, nos 1-3 (2002): 149-68.

Hardy, K. "Apoptosis in the Human Embryo." *Reviews of Reproduction* 4 (1999): 125-34.

Harner, Michael. *The Way of the Shaman: A Guide to Power and Healing.* Nova York: Bantam, 1980. [*O Caminho do Xamã*, publicado pela Editora Cultrix, São Paulo, 1989.] (fora de catálogo)

Harold, Franklin M., "Molecules into Cells: Specifying Spatial Architecture." *Microbiology and Molecular Biology Reviews* 69 (2005): 544-64.

Harris, W. S. *et al.* "A Randomized, Controlled Trial of the Effects of Remote, Intercessory Prayer on Outcomes in Patients Admitted to the Coronary Care Unit." *Archives of Internal Medicine* 159 (outubro de 1999): 2273-278.

Hart, Mickey, com Jay Stevens. *Drumming at the Edge of Magic: A Journey into the Spirit of Percussion.* São Francisco: HarperSanFrancisco, 1990.

Hassett, James. "The Sweat Gland." Em *A Primer of Psychophysiology*, pp. 32-46. São Francisco: W. H. Freeman, 1978.

Hazum, E., K. J. Chang e P. Cuatrecasas. "Specific Non-opiate Receptors for β-Endorphins on Human Lymphocytes." *Science* 205 (1970): 1033-035.

Heinrichs, Markus *et al.* "Social Support and Oxytocin Interact to Suppress Cortisol and Subjective Responses to Psychosocial Stress." *Biological Psychiatry* 54 (2003): 1389-398.

Hoffman-Goetz, Laurie e Bente Klarlund Pedersen. "Exercise and the Immune System: A Model of the Stress Response?" *Immunology Today* 15 (1994): 382-87.

Holden, C. "Paul MacLean and the Triune Brain." *Science* 204, nº 4397 (8 de junho de 1979): 1066-068.

Hooper, J. e D. Teresi. *The Three-Pound Universe.* Londres: Macmillan, 1986.

Horgan, Bonnie. "Consciousness, Microtubules and the Quantum World: Interview with Stuart Hameroff, MD." *Alternative Therapies* 3 (maio de 1997): 70-9.

House, J. S., K. R. Landis e D. Umberson. "Social Relationships and Health." *Science* 241 (1988): 540-45.

Huang, Sui e Donald E. Ingber. "Cell Tension, Matrix Mechanics, and Cancer Development." *Cancer Cell* 8, nº 3 (setembro de 2005): 175-76.

Iggo, R. "Increased Expression of Mutant Forms of p53 Oncogene in Primary Lung Cancer." *Lancet* 335, nº 8691 (março de 1990): 675-79.

Ingber, Donald E. "The Architecture of Life." *Scientific American* 278, nº 1 (janeiro de 1998): 47-57.

_____. "Cellular Tensegrity: Defining the New Rules of Biological Design that Govern the Cytoskeleton." *Journal of Cell Science* 104 (1993): 613-27.

_____. "Tensegrity I. Cell Structure and Hierarchical Systems Biology." *Journal of Cell Science* 116 (2003): 1157-173.

_____. "Tensegrity: The Architectural Basis of Cellular Mechanotransduction." *Annual Review of Physiology* 59 (1997): 575-99.

_____. "Tensegrity-Based Mechanosensing from Macro to Micro." *Progress in Biophysics and Molecular Biology* 97 (2008): 163-79.

Irwin, M. *et al.* "Partial Sleep Deprivation Reduces Natural Killer Cell Activity in Humans." *Psychosomatic Medicine* 56 (1994): 493-98.

Jung, Carl. *Collected Works.* Vol. 11, *Psychology and Religion: East and West.* Princeton, NJ: Princeton University Press, 1969.

_____. *Man and His Symbols.* Nova York: Doubleday, 1964.

_____. *Memories, Dreams and Reflections.* Nova York: Alfred A. Knopf, 1961.

Kabat-Zinn, Jon. *Wherever You Go, There You Are: Mindfulness Meditation in Everyday Life.* Nova York: Hyperion, 1994.

Kadouri, L. *et al.* "Cancer Risks in Carriers of the BRCA1/2 Ashkenazi Founder Mutations." *Journal of Medical Genetics* 44, no. 7 (2007): 467-71.

Kenfield, S. A. *et al.* "Smoking and Smoking Cessation in Relation to Mortality in Women." *Journal of the American Medical Association* 299, nº 17 (maio de 2008): 2037-047.

Khajavinia, A. e W. Makalowski. "What Is Junk DNA, and What Is It Worth?" *Scientific American* 296, nº 5 (maio de 2007): 104.

Kiecolt-Glaser, J. *et al.* "Marital Quality, Marital Disruption, and Immune Function." *Psychosomatic Medicine* 49 (1987): 13-34.

_____. "Psychosocial Modifiers of Immunocompetence in Medical Students." *Psychosomatic Medicine* 46 (1984): 7-14.

_____. "Slowing of Wound Healing by Stress." *Lancet* 346 (1995): 1194-196.

Koshland, D. E. "Molecule of the Year." *Science* 262, nº 5142 (dezembro de 1993): 1953.

Kosslyn, Stephen M. *et al.* "Topographic Representations of Mental Images in Primary Visual Cortex." *Nature* 378 (1995): 496-98.

_____. "Two Types of Image Generation: Evidence from PET." *Cognitive, Affective & Behavioral Neuroscience* 5 (2005): 41-53.

Kroeger, M. "Oxytocin: Key Hormone in Sexual Intercourse, Parturition, and Lactation." *The Birth Gazette* 13 (1996): 28-30.

la Fougère, C. *et al.* "Real Versus Imagined Locomotion: A [18F]-FDG PET-fMRI Comparison." *Neuroimage* 50, nº 4 (1º de maio de 2010): 1589-598.

Lafreniere, D. e N. Mann. "Anosmia: Loss of Smell in the Elderly." *Otolaryngologic Clinics of North America* 42 (2009): 123-31.

Laurance, Jeremy. "Why Women Can't Sniff Out Mr. Right When They Take the Pill." *The Independent Health News*, agosto de 2008.

Lauterwasser, Alexander. *Water Sound Images.* New Market, New Hampshire: Macromedia, 2006.

Lee, D. A. *et al.* "Stem Cell Mechanobiology." *Journal of Cellular Biochemistry* 112, nº 1 (janeiro de 2011): 1-9.

Leonard, George. *The Silent Pulse.* Nova York: Bantam, 1981.

Levental, Kandice R. *et al.* "Matrix Crosslinking Forces Tumor Progression by Enhancing Integrin Signaling." *Cell* 139, nº 5 (25 de novembro de 2009): 891-906.

Li, G. e V. C. Ho. "p53-Dependent DNA Repair and Apoptosis Respond Differently to High- and Low-Dose Ultraviolet Radiation." *The British Journal of Dermatology* 139, nº 1 (julho de 1998): 3-10.

Lipton, Bruce H. *The Biology of Belief: Unleashing the Power of Consciousness, Matter and Miracles.* Santa Rosa, Califórnia: Mountain of Love/Elite Books, 2005.

Lloyd, A, O. Brett e K. Wesnes. "Coherence Training in Children with Attention-Deficit Hyperactivity Disorder: Cognitive Functions and Behavioral Changes." *Alternative Therapies in Health and Medicine* 16, nº 4 (julho/agosto de 2010): 34-42.

Locke, S. e L. Kraus. "Modulation of Natural Killer Cell Activity by Life Stress and Coping Ability." Em *Biological Mediators of Behavior and Disease: Neoplasia*, organizado por S. Levy, pp. 3-28. Nova York: Elsevier, 1982.

Loeb, Lawrence A, K. Loeb e J. Anderson. "Multiple Mutations and Cancer." *Proceedings of the National Academy of Sciences of the United States of America* 100, nº 3 (4 de fevereiro de 2003): 776-81.

Lusis, A. J. "Atherosclerosis." *Nature* 407, nº 6801 (2000): 233-41.

Lyles, Jeanne N. *et al.* "Efficacy of Relaxation Training and Guided Imagery in Reducing the Aversiveness of Cancer Chemotherapy." *Journal of Consulting and Clinical Psychology* 50, nº 4 (agosto de 1982): 509-24.

Macfarlane, A. "Olfaction in the Development of Social Preferences in the Human Neonate." *Ciba Foundation Symposium* 33 (1975): 103-17.

MacLean, Paul. "The Triune Brain in Conflict." *Psychotherapy and Psychosomatics* 28, nᵒˢ 1-4 (1977): 207-20.

Mahlberg, Arden. "Therapeutic Healing with Sound." Em *Music and Miracles*, compilado por Don Campbell, pp. 219-29. Wheaton, Illinois: Quest Books, 1992.

Margulis, Lynn e Dorion Sagan. *Microcosmos: Four Billion Years of Microbial Evolution.* Berkeley, Califórnia: University of California Press, 1986.

Marks, D. F. "New Directions for Mental Imagery Research." *Journal of Mental Imagery* 19 (1995): 153-67.

Maslinski, W., E. Grabczewska e J. Ryzewski. "Acetylcholine Receptors of Rat Lymphocytes." *Biochimica et Biophysica Acta* 663 (1980): 269-73.

May, P. e E. May. "Twenty Years of p53 Research: Structural and Functional Aspects of the p53 Protein." *Oncogene* 18 (1999): 7621-636.

Mayo Clinic. "Loss of Smell (Anosmia)." 8 de fevereiro de 2011. mayoclinic.com/health/loss-of--smell/MY00408/DSECTION=causes.

McCraty, R. "Coherence: Bridging Personal, Social, and Global Health." *Alternative Therapies in Health and Medicine* 16, nº 4 (julho/agosto de 2010): 10-24.

Ming, Ye *et al.* "Stress-Reducing Practice of *Qigong* Improved DNA Repair in Cancer Patients." Shanghai *Qigong* Institute, 2nd World Conference on Academic Exchange of Medical *Qigong*, 1993.

Misteli, Tom. "The Inner Life of the Genome." *Scientific American* 304, nº 2 (fevereiro de 2011): 66-73.

Misteli, Tom e David Spector, orgs. *The Nucleus*. Cold Spring Harbor, Nova York: Cold Spring Harbor Laboratory Press, 2010.

Molinoff, P. B. e J. Axelrod. "Biochemistry of Catecholamines." *Annual Review of Biochemistry* 40 (1971): 465-500.

Moons, W. G., N. I. Eisenberger e S. E. Taylor. "Anger and Fear Responses to Stress Have Different Biological Profiles." *Brain, Behavior, and Immunity* 24 (2010): 215-19.

Naber, Fabienne *et al.* "Intranasal Oxytocin Increases Fathers' Observed Responsiveness during Play with Their Children: A Double-Blind Within-Subject Experiment." *Psychoneuroendocrinology* 35 (2010): 1583-586.

Narby, Jeremy. *The Cosmic Serpent: DNA and the Origins of Knowledge*. Nova York: Tarcher/Putnam, 1998.

National Center for Complementary and Alternative Medicine. National Institutes of Health. nccam.nih.gov.

Newman, John D. e James C. Harris. "The Scientific Contributions of Paul D. MacLean (1913-2007)." *Journal of Nervous and Mental Disease* 197, nº 1 (2009): 1-2.

Newman, M. G. "Can an Immune Response Be Conditioned?" *Journal of the National Cancer Institute* 82 (1990): 1543-545.

Ng, Mei Rosa e Joan S. Brugge. "A Stiff Blow from the Stroma: Collagen Crosslinking Drives Tumor Progression." *Cancer Cell* 16, nº 8 (2009): 455-57.

Nobelprize.org. "The Cell and its Organelles." 14 de agosto de 2011. nobelprize.org/educational/medicine/cell/.

Oh, B. *et al.* "A Critical Review of the Effects of Medical *Qigong* on Quality of Life, Immune Function, and Survival in Cancer Patients." *Integrative Cancer Therapies* 11 (28 de junho de 2011): 101-10.

_____. "Impact of Medical *Qigong* on Quality of Life, Fatigue, Mood and Inflammation in Cancer Patients: A Randomized Controlled Trial." *Annals of Oncology* 21, nº 3 (março de 2010): 608-14.

Ornish, Dean *et al.* "Changes in Prostate Gene Expression in Men Undergoing an Intensive Nutrition and Lifestyle Intervention." *Proceedings of the National Academy of Sciences of the United States of America* 105 (junho de 2008): 8369-374.

Palomaki, A. *et al.* "Ubiquinone Supplementation during Lovastatin Treatment: Effect on LDL Oxidation Ex Vivo." *Journal of Lipid Research* 39 (1998): 1430-437.

Parham, P. e T. Ohta. "Population Biology of Antigen Presentation by MHC Class 1 Molecules." *Science* 272 (1996): 67-74.

Paszek, Matthew J. *et al.* "Tensional Homeostasis and the Malignant Phenotype." *Cancer Cell* 8 (setembro de 2005): 241-54.

Pearsall, Paul. *The Heart's Code: Tapping the Wisdom and Power of Our Heart Energy.* Nova York: Broadway Books, 1998.

Pearsall, Paul, Gary E. Schwartz e Linda G. Russek. "Organ Transplants and Cellular Memories." *Nexus Magazine* 12, nº 3 (abril/maio de 2005).

Pennebaker, James. *Opening Up: The Healing Power of Expressing Emotions.* Nova York: Guilford Press, 1991.

Pennebaker, James *et al.* "Confronting Traumatic Experiences and Health among Holocaust Survivors." *Advances* 6 (1989): 14-7.

Pennebaker, James, Kiecolt-Glaser, J. K. e R. Glaser. "Disclosure of Traumas and Immune Function: Health Implications." *Journal of Consulting and Clinical Psychology* 56 (1988): 239-45.

Pennisi, Elizabeth. "DNA Study Forces Rethink of What It Means to Be a Gene." *Science* 316, nº 5831 (2007): 1556-557.

Penrose, Roger. *The Emperor's New Mind.* Oxford, Reino Unido: Oxford University Press, 1989.

Pert, C. B. *et al.* "Neuropeptides and Their Receptors: A Psychosomatic Network." *Journal of Immunology* 135 (1985): 118-22.

Pfeifer, G. P. *et al.* "Tobacco Smoke Carcinogens, DNA Damage and p53 Mutations in Smoking--Associated Cancers." *Oncogene* 21 (2002): 7435-451.

Pribram, Karl. *Languages of the Brain: Experimental Paradoxes and Principles in Neuropsychology.* Englewood Cliffs, Nova Jersey: Prentice-Hall, 1971.

Pribram, Karl, org. *Rethinking Neural Networks: Quantum Fields and Biological Data.* Hillsdale, Nova Jersey: Erlbaum, 1993.

Pribram, Karl e Donald Broadbent, orgs. *Biology of Memory.* Nova York: Academic Press, 1970.

Pribram, Karl *et al.* "The Holographic Hypothesis of Memory Structures in Brain Function and Perception." Em *Contemporary Developments in Mathematical Psychology*, vol. II, organizado por R. C. Atkinson *et al.* São Francisco: W.H. Freeman, 1974.

Purce, Jill. *The Mystic Spiral: Journey of the Soul.* Londres: Thames & Hudson, 1980.

Rapaport, M. H., P. Schettler e C. Bresee. "A Preliminary Study of the Effects of a Single Session of Swedish Massage on Hypothalamic-Pituitary-Adrenal and Immune Function in Normal Individuals." *Journal of Alternative and Complementary Medicine* 16 (2010): 1079-088.

Reichlin, Seymour. "Neuroendocrine-Immune Interactions." *New England Journal of Medicine* 329 (1993): 1246-253.

Rensberger, Boyce. *Life Itself: Exploring the Realm of the Living Cell.* Nova York: Oxford University Press, 1996.

Roitt, Ivan, David Male e Jonathan Brostoff. *Immunology.* 4ª ed. St. Louis, Missouri: Mosby Year Book, 1996.

Rood, Y. R. *et al.* "The Effects of Stress and Relaxation on the In Vitro Immune Response in Man: A Meta-Analytic Study." *Journal of Behavioral Medicine* 16 (1993): 163-81.

Rose, N. R. "Mechanisms of Autoimmunity." *Seminars in Liver Disease* 22 (2002): 387-94.

Rosen, Sidney, org. *My Voice Will Go with You: The Teaching Tales of Milton H. Erickson*. Nova York: Norton, 1991.

Rossi, Ernest. *The Psychobiology of Mind-Body Healing: New Concepts of Therapeutic Hypnosis*. Edição revisada. Nova York: Norton, 1993.

Sachs, L. "The Adventures of a Biologist: Prenatal Diagnosis, Hematopoiesis, Leukemia, Carcinogenesis, and Tumor Suppression." *Advances in Cancer Research* 66 (1995): 1-40.

_____. "The Control of Hematopoiesis and Leukemia: From Basic Biology to the Clinic." *Proceedings of the National Academy of Sciences of the United States of America* 93 (1996): 4742-749.

Schleifer, S. *et al.* "Lymphocyte Function in Major Depressive Disorder." *Archives of General Psychiatry* 41 (1984): 484-86.

Schneider, Michael S. *A Beginner's Guide to Constructing the Universe: The Mathematical Archetypes of Nature, Art e Science*. Nova York: HarperPerennial, 1994.

Selivanova, Galina. "p53: Fighting Cancer." *Current Cancer Drug Targets* 4, nº 5 (agosto de 2004): 385-402.

Seyle, H. *The Stress of Life*. Nova York: McGraw-Hill, 1956.

Sheikh, Anees, org. *Imagination and Healing*. Farmingdale, Nova York: Baywood Publishing, 1984.

Sheldrake, Rupert. "Morphic Resonance and Morphic Fields — An Introduction." Fevereiro de 2005. sheldrake.org/Articles&Papers/papers/morphic/morphic_intro.html.

_____. *The Rebirth of Nature: The Greening of Science and God*. Nova York: Bantam, 1991. [*O Renascimento da Natureza*, publicado pela Editora Cultrix, São Paulo, 1993.]

Shlain, Leonard. *Art and Physics*. Nova York: HarperPerennial, 1991.

Siegel, G. J. *et al.*, org. *Basic Neurochemistry: Molecular, Cellular and Medical Aspects*. 6ª edição. Filadélfia: Lippincott-Raven, 1999.

Singh, R. B. *et al.* "Randomized, Double-Blind Placebo-Controlled Trial of Coenzyme Q10 in Patients with Acute Myocardial Infarction." *Cardiovascular Drugs and Therapy* 12 (1998): 347-53.

Slagter, H. A., R. J. Davidson e A. Lutz, "Mental Training as a Tool in the Neuroscientific Study of Brain and Cognitive Plasticity." *Frontiers in Human Neuroscience* 5 (fevereiro de 2011): 1-12.

Smyth, J. K. *et al.* "Effects of Writing About Stressful Experiences on Symptom Reduction in Patients with Asthma or Rheumatoid Arthritis." *Journal of the American Medical Association* 281 (1999): 1304-309.

Sobel, D. "Rethinking Medicine: Improving Health Outcomes with Cost-Effective Psychosocial Interventions." *Psychosomatic Medicine* 57 (1995): 234-37.

Spiegel, David. "Imagery and Hypnosis in the Treatment of Cancer Patients." *Oncology* 11, nº 8 (1997): 1-15.

Spiegel, D. *et al.* "Psychological Support for Cancer Patients." *Lancet* 2 (1989): 1447-449.

Stanford University. "The Equivalence of Mass and Energy." Stanford Encyclopedia of Philosophy online. Primeira publicação, 12 de setembro de 2001; revisão, 23 de junho de 2010. plato.stanford.edu/entries/equivME/.

Stapleton, M. P. "Sir James Black and Propranolol: The Role of the Basic Sciences in the History of Cardiovascular Pharmacology." *Texas Heart Institute Journal* 24 (1997): 336-42.

Stoll, G. e M. Bendszus. "Inflammation and Atherosclerosis: Novel Insights into Plaque Formation and Destabilization." *Stroke* 37 (2006): 1923-932.

Strous, Raul D. e Yehuda Shoenfeld. "To Smell the Immune System: Olfaction, Autoimmunity and Brain Involvement." *Autoimmunity Reviews* 6 (2006): 54-60.

Stryer, Lubert. *Biochemistry.* 5ª ed. Nova York: W. H. Freeman, 2002.

Sullivan, Regina M. e Paul Toubas. "Clinical Usefulness of Maternal Odor in Newborns: Soothing and Feeding Preparatory Responses." *Biology of the Neonate* 74 (1998): 402-08.

Syrjala, Karen L. *et al.* "Relaxation and Imagery and Cognitive-Behavioral Training Reduce Pain during Cancer Treatment: A Controlled Clinical Trial." *Pain* 63, nº 2 (novembro de 1995): 189-98.

Talbot, Michael. *The Holographic Universe.* Nova York: HarperCollins, 1991.

Taylor, S. E. *The Tending Instinct: Women, Men, and the Biology of Relationships.* Nova York: Holt, 2003.

Taylor, S. E., S. Saphire-Bernstein e T. E. Seeman. "Are Plasma Oxytocin in Women and Plasma Vasopressin in Men Biomarkers of Distressed Pair Bond Relationships?" *Psychological Science* 21 (2010): 3-7.

Teilhard de Chardin, Pierre. *The Phenomenon of Man.* Tradução de Bernard Wall. Nova York: Harper and Row, 1961. [*O Fenômeno Humano,* publicado pela Editora Cultrix, São Paulo, 1988.]

Thayer, Robert E. "Energy, Tiredness, and Tension Effect of a Sugar Snack Versus Moderate Exercise." *Journal of Personality and Social Psychology* 52 (1987): 119-25.

_____. *The Origin of Everyday Moods: Managing Energy, Tension, and Stress.* Nova York: Oxford University Press, 1996.

Thomas, Lewis. *The Lives of a Cell: Notes of a Biology Watcher.* Nova York: Bantam, 1974.

Thorsby, E. e B. A. Lie. "Certain HLA Patterns Signify the Likelihood of Developing an Autoimmune Disease." *Transplant Immunology* 14 (2005):175-82.

Thurman, Robert. *The Jewel Tree of Tibet.* Nova York: Free Press, 2005.

Tobias, L. "A Briefing Report on Autoimmune Diseases and AARDA: Past, Present, and Future." Detroit, Michigan: American Autoimmune Related Diseases Association, 2010.

Turner, D. D. "Just Another Drug? A Philosophical Assessment of Randomised Controlled Studies on Intercessory Prayer." *Journal of Medical Ethics* 32 (2006): 487-90.

Uchino, B. N., J. T. Cacioppo e J. K. Kiecolt-Glaser. "The Relationship between Social Support and Physiological Processes: A Review with Emphasis on Underlying Mechanisms." *Psychological Bulletin* 119 (1996): 488-531.

United States National Institutes of Health. "The p53 Tumor Suppressor Protein." Em *Genes and Disease.* Bethesda, Maryland: National Center for Biotechnology Information, 1998. ncbi. nlm.nih.gov/books/NBK22183/.

Van Over, Raymond. *Sun Songs: Creation Myths from Around the World.* Nova York: Signet Books, 1980.

Vaughan, Christopher. *How Life Begins: The Science of Life in the Womb.* Nova York: Dell, 1997.

Ventura, A. *et al.* "Restoration of p53 Function Leads to Tumour Regression in Vivo." *Nature* 445, nº 7128 (2007): 661-65.

Vincent, C. e J. P. Revillard. "Characterization of Molecules Bearing HLA Determinants in Serum and Urine." *Transplantation Proceedings* 11 (1979): 1301-302.

Vogelstein, Bert e Kenneth W. Kinzler. "The Multistep Nature of Cancer." *Trends in Genetics* 9, nº 4 (abril de 1993): 138-41.

Waterland, R. A. e R. L. Jirtle. "Transposable Elements: Targets for Early Nutritional Effects on Epigenetic Gene Regulation." *Molecular and Cell Biology* 23 (2003): 5293-300.

Watson, J. D. *et al. Molecular Biology of the Gene.* São Francisco: Pearson/Benjamin Cummings, 2008.

Watters, Ethan. "DNA Is Not Destiny: The New Science of Epigenetics Rewrites the Rules of Disease, Heredity e Identity." *Discover,* novembro de 2006, pp. 33-7, 75.

Wedekind, Claus *et al.* "MHC-Dependent Mate Preferences in Humans." *Proceedings of the Royal Society of London* 260 (1995): 245-49.

Weinshenker, B. G. "Natural History of Multiple Sclerosis." *Annals of Neurology* 36 (1994): S6-S11.

White, Ray. "Inherited Cancer Genes." *Current Opinion in Genetics & Development* 2, nº 1 (fevereiro de 1992): 53-7.

Wickramasekera, I. "A Conditioned Response Model of the Placebo Effect." Em *Placebo: Theory, Research and Mechanisms,* organizado por L. White *et al.,* pp. 255-87. Nova York: Guilford Press, 1985.

Winkelman, Michael. *Shamanism: The Neural Ecology of Consciousness and Healing.* Westport, CT: Bergin & Garvey, 2000.

Wolf, S. L. *et al.* "Reducing Frailty and Falls in Older Persons: An Investigation of Tai Chi and Computerized Balance Training. Atlanta FICSIT Group. Frailty and Injuries: Cooperative Studies of Intervention Techniques." *Journal of the American Geriatrics Society* 44, nº 5 (maio de 1996): 489-97.

Wu, Ge. "Evaluation of the Effectiveness of Tai Chi for Improving Balance and Preventing Falls in the Older Population — A Review." *Journal of the American Geriatrics Society* 50 (abril de 2002): 746-54.

Yan, Johnson F. *DNA and the I Ching: The Tao of Life.* Berkeley, Califórnia: North Atlantic Books, 1991.

Zeidan, F. *et al.* "Mindfulness Meditation Improves Cognition: Evidence of Brief Mental Training." *Consciousness and Cognition* 19, nº 2 (junho de 2010): 597-605.

Zeisel, Steven H. "Importance of Methyl Donors During Reproduction." *American Journal of Clinical Nutrition* 89 (fevereiro de 2009): S673-S677.

Leituras sugeridas

Corpo-mente, textos essenciais

Pearsall, Paul. *The Heart's Code: Tapping the Wisdom and Power of Our Heart Energy*. Nova York: Broadway Books, 1998.

Seligman, Martin. *What You Can Change and What You Can't*. Nova York: Ballantine, 1995.

Sternberg, Esther. *The Balance Within: The Science Connecting Health and Emotions*. Nova York: W. H. Freeman, 2000.

DNA e genes

DNA Learning Center Blog. "Blackburn, Greider and Szostak Share Nobel for Telomeres." blogs. dnalc.org/dnaftb/2009/10/05/blackburn-greider-and-szostak-share-nobel-for-telomeres=2/.

Lipton, Bruce H. *The Biology of Belief: Unleashing the Power of Consciousness, Matter and Miracles*. Santa Rosa, Califórnia: Mountain of Love/Elite Books, 2005.

Energia, estresse e relaxamento

Becker, Robert. *The Body Electric: Electromagnetism and the Foundation of Life*. Nova York: William Morrow, 1985.

Benson, Herbert, com Miriam Z. Klipper. *The Relaxation Response*. Nova York: William Morrow, 1975.

Gerber, Richard. *Vibrational Medicine*. Santa Fe, NM: Bear & Company, 1988. [*Medicina Vibracional — Uma Medicina para o Futuro*, publicado pela Editora Cultrix, São Paulo, 1992.]

Hameroff, Stuart. Quantum Consciousness. quantumconsciousness.org/.

Sapolsky, Robert. *Why Zebras Don't Get Ulcers: A Guide to Stress, Stress-Related Diseases, and Coping*. Nova York: W. H. Freeman, 1998.

Wolf, Fred Alan. *The Body Quantum*. Nova York: Macmillan, 1986.

Biologia geral

de Duve, Christian. *Life Evolving: Molecules, Mind, and Meaning*. Nova York: Oxford University Press, 2002.

_____. *Vital Dust: Life as a Cosmic Imperative*. Nova York: Basic Books, 1995.

Denton, Michael. *Nature's Destiny: How the Laws of Biology Reveal Purpose in the Universe*. Nova York: Simon & Schuster, 1998.

Hoagland, Mahlon e Bert Dodson. *The Way Life Works*. Nova York: Times Books, 1995.

Rensberger, Boyce. *Life Itself: Exploring the Realm of the Living Cell*. Nova York: Oxford University Press, 1996.

Thomas, Lewis. *The Lives of a Cell: Notes of a Biology Watcher*. Nova York: Bantam, 1974.

Vaughan, Christopher. *How Life Begins: The Science of Life in the Womb*. Nova York: Dell, 1997.

Sistema imunológico

Nobelprize.org. "Blood Typing." 16 de setembro de 2011. nobelprize.org/educational/medicine/landsteiner/.

Nobelprize.org. "The Immune System—In More Detail." 16 de setembro de 2011. nobelprize.org/educational/medicine/immunity/immune-detail.html.

Sabedoria indígena e xamânica

Narby, Jeremy. *The Cosmic Serpent: DNA and the Origins of Knowledge*. Nova York: Tarcher/Putnam, 1998.

Pinkson, Tom. *The Shamanic Wisdom of the Huichol: Medicine Teachings for Modern Times*. Rochester, Vermont: Destiny Books, 2010.

Suzuki, David e Peter Knudtsen. *Wisdom of the Elders: Honoring Sacred Native Visions of Nature*. Nova York: Bantam, 1992.

Winkler, Gershon. *Magic of the Ordinary: Recovering the Shamanic in Judaism*. Berkeley, CA: North Atlantic Books, 2003.

Cura por sons

David, William. *The Harmonics of Sound, Color and Vibration: A System for Self-Awareness and Soul Evolution*. Marina del Rey, Califórnia: DeVorss, 1980.

Dewhurst-Maddock, Olivia. *The Book of Sound Therapy*. Nova York: Simon & Schuster, 1993.

Goldman, Jonathan, *Healing Sounds: The Power of Harmonics*. Rockport, Massachusetts: Element, 1992.

Mahlberg, Arden. The Integral Psychology Center. integralpsychology.com.

Os sentidos e as imagens mentais

History of Hypnosis. historyofhypnosis.org/milton-erickson/.

Pribram, Karl. Studies of the Brain. karlhpribram.net/.

Samuels, Michael e Nancy Samuels. *Seeing with the Mind's Eye: The History, Techniques and Uses of Visualization*. Nova York: Random House, 1975.

Simbolismo

Joseph Campbell Foundation. jcf.org/new/index.php.

Nozedar, Adele. *The Illustrated Signs & Symbols Sourcebook: An A to Z Compendium of over 1000 Designs*. Nova York: Metro Books, 2010.

Schneider, Michael S. *A Beginner's Guide to Constructing the Universe: The Mathematical Archetypes of Nature, Art, and Science*. Nova York: HarperPerennial, 1994.

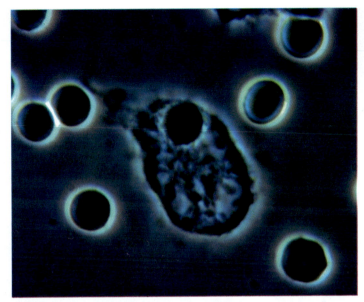

Prancha 1 A primeira fotografia de célula: leucócito — ou glóbulo branco — do sangue humano ao descobrir e reconhecer células menores de outra espécie.

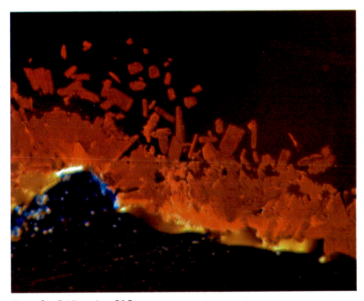

Prancha 2 Vitamina B12.

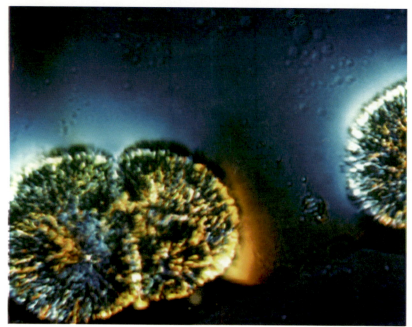
Prancha 3a Terra, arredondada, feminina — fosfato de cálcio, associado com Capricórnio.

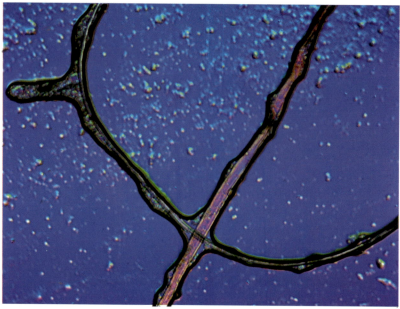
Prancha 3b Água, fluida, feminina — fluoreto de cálcio, associado com Câncer.

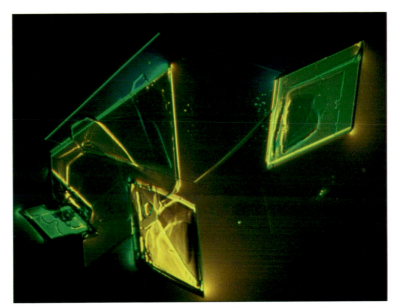

Prancha 3c Ar, linear, masculino — fosfato de sódio, associado com Libra.

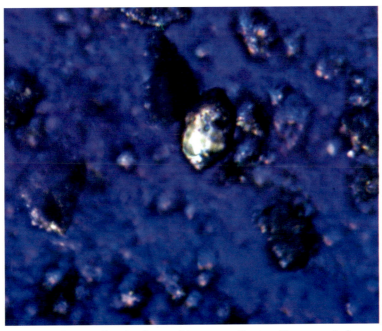

Prancha 3d Fogo, iluminação, espírito, masculino — sílica, associada com Sagitário.

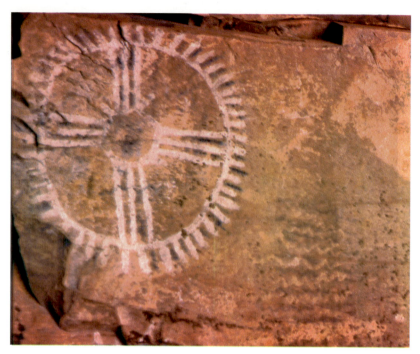

Prancha 4 Pictograma da Roda da Medicina.

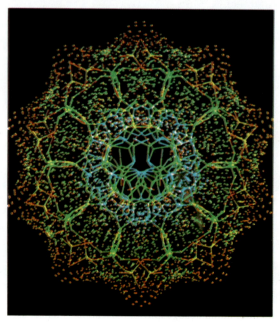

Prancha 5 Imagem do DNA gerada por computador; de Robert Langridge.

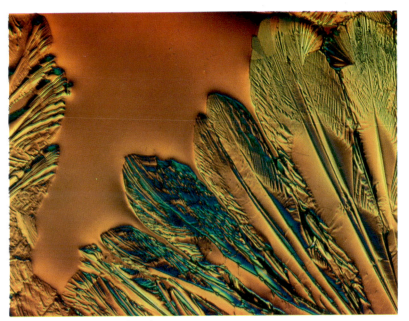

Prancha 6 Sacarose, sabor doce.

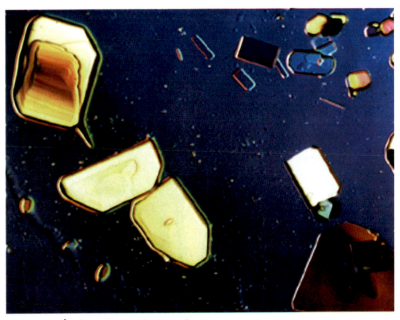

Prancha 7 Ácido málico, sabor azedo.

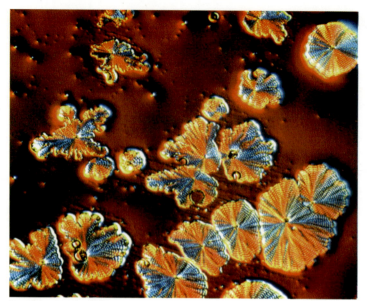
Prancha 8 Adrenalina.

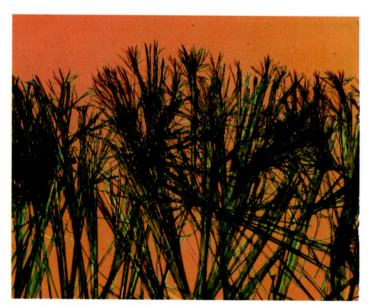
Prancha 9 Cafeína, sabor amargo.

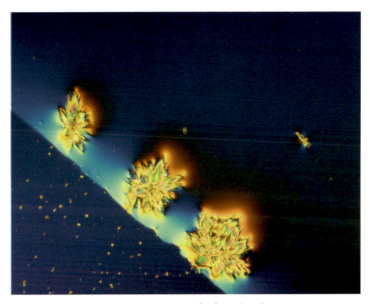

Prancha 10 A molécula do ATP — trifosfato de adenosina.

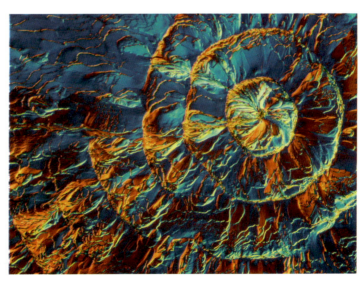

Prancha 11 Fosfato de creatina — armazena energia em nossas células.